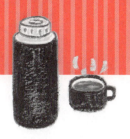

らくらく突破

管理栄養士

過去問 ここだけ丸暗記

城西大学薬学部医療栄養学科［著］

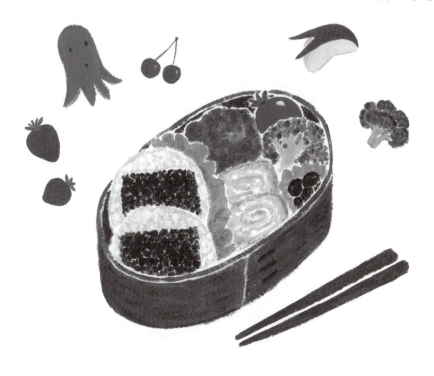

技術評論社

はじめに

　本書は、管理栄養士国家試験合格を目指す人のためのサブテキストです。管理栄養士国家試験で出題された頻出問題を分析し、「ここだけは覚えてほしい」という最重要ポイントを出題分野別にまとめました。本書の特長は、以下の通りです。

1. 3段階のステップ学習
　①重要問題を解く
　②重要事項（ここだけ丸暗記）、関連重要事項（＋One）を覚える
　③解いてみよう（○×問題）で理解度をチェック

2. 効率的な学習が可能
　最初に、実際の過去問題や類似問題を解く形の学習方法なので、試験でよく問われる知識を、自然な形で効率的に覚えることができます。
　また、数年後の管理栄養士国家試を目指し、勉強を始めようとする方には、何を覚える必要があるのかの指針になります。

3. 新管理栄養士国家試験出題基準を反映
　平成27年2月に公表された「管理栄養士国家試験出題基準（ガイドライン）改定検討会報告書」に準じて、新基準により出題された、第30回国家試験の内容を盛り込み、新しいタイプの問題にも対応できるように構成しました。
　また、過去に頻出の問題を分析し、過去問を組み合わせた問題やオリジナル問題を作成し、試験で問われやすい知識を網羅するように努めました。

　ぜひ、本書を活用して、管理栄養士国家試験合格を勝ち取ってください！

本書の使い方

1テーマは、基本的に2ページです。的を絞った学習が可能です。

出題頻度です。

過去問が課題です。過去に出題された問題から良問をセレクトして掲載しています。また、オリジナル問題を掲載している節もあります。

問題の出題のねらいと、学習のポイントを解説しています。

各問の解答です。

出題に沿って、選択肢ごとにポイントを解説しています。ここに書かれている内容は、覚えておきましょう。

---

001 健康と公衆衛生の概念
重要度 ★★☆

問1 公衆衛生に関する記述である。誤っているのはどれか。1つ選べ。
（2013年・問1「1B 公衆衛生の概念」）
(1) 疾病の治療よりも、予防を重視する。
(2) 疫学的手法により、調査研究が行われる。
(3) 組織的なコミュニティの努力による。
(4) 法律など社会的制度の整備を含む。
(5) 病人は対象から除く。

問2 健康や予防の概念に関する記述である。正しいのはどれか。1つ選べ。
（2014年・問1「1A 健康の概念、1B 公衆衛生の概念」）
(1) プライマリヘルスケアとは、患者が最初に接する医療の段階を指す。
(2) 食育活動は、特異的一次予防を目的としている。
(3) 二次予防とは、個人が自らの努力で健康を改善することを指す。
(4) WHOの健康の定義には、宗教的な概念が含まれている。
(5) 疾病に罹患して病状が進行した段階でも、予防の概念を適用することができる。

問題のポイント

問1は、公衆衛生の目的、方法などを問う問題です。最近では、公衆衛生活動の進め方（PDCAサイクル、ポピュレーションアプローチ、リスクアナリシスなど）の出題がみられます。問2は、健康の概念と予防医学に関する問題です。予防医学の概念は公衆栄養学など他の分野でも出題されていますので、確実に理解しましょう。

解答 → 問1 **(5)** 問2 **(5)**

問1 (1) ○ 疾病の予防は公衆衛生の目的の1つです。
(2) ○ 公衆衛生活動の手法として疫学的手法による調査研究が行われます。
(3) ○ 公衆衛生活動は、組織的な地域社会の努力を必要とします。
(4) ○ 法律など社会的制度の整備は、公衆衛生活動に必須の事項です。
(5) × 傷病者を公衆衛生活動の対象から除くことはありません。

過去5年間の国家試験の全出題問題と解答・解説、マークシートの答案用紙をPDF形式でダウンロード提供しています。
　http://gihyo.jp/book/2016/978-4-7741-8527-9/support
　アクセスID：ratkemar　パスワード：ckb72zr4t
上記URLにて注意事項をお読みになり、ご自身の責任でご利用ください。
また、このサービスを予告なく停止することもございますので、あらかじめご了承ください。

本書は管理栄養士国家試験の試験科目を問題数と同じ200テーマに分けてまとめたものです。頭から順に学習しても構いませんし、苦手科目から学習しても構いません。自分のスタイルで、できるところから、やりたいところから始めてください。なかなか時間が取れない人も、ちょっとした空き時間を活用して、問題を解き、要点を覚え、学習を進めていきましょう。

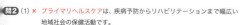

目次

管理栄養士国家試験とは ………………………………………… 13

第1章 社会・環境と健康

1	健康と公衆衛生の概念 ………………………………………	16
2	環境汚染と健康影響 …………………………………………	18
3	環境衛生 ………………………………………………………	20
4	人口静態統計と人口動態統計 ………………………………	22
5	人口動態統計と傷病統計 ……………………………………	24
6	疫学指標と根拠に基づいた医療(EBM) ……………………	26
7	疫学の方法 ……………………………………………………	28
8	スクリーニング ………………………………………………	31
9	生活習慣の現状と対策(1)喫煙と飲酒行動 ………………	34
10	生活習慣の現状と対策(2)運動と休養 ……………………	36
11	主要部位のがんの疫学と予防対策 …………………………	38
12	主要疾患の疫学 ………………………………………………	40
13	骨・関節疾患と歯科・口腔疾患 ……………………………	42
14	主要感染症とその予防 ………………………………………	44
15	社会保障、医療制度 …………………………………………	46
16	介護保険制度・高齢者保健 …………………………………	48
17	地域保健 ── 保健所と保健センター ……………………	50
18	母子保健への取り組み ………………………………………	52
19	労働と健康・労働安全衛生対策 ……………………………	54
20	学校保健・国際保健の概要 …………………………………	56
21	応用力問題 ── 疫学研究 …………………………………	58
22	応用力問題 ── 公衆栄養と疫学指標 ……………………	60
	解いてみよう　解答・解説 …………………………………	62

第2章 人体の構造と機能及び疾病の成り立ち

| 23 | 細胞の構造と機能(1) ……………………………………… | 64 |
| 24 | 細胞の構造と機能(2) ……………………………………… | 67 |

25	たんぱく質の構造と機能	70
26	糖質の構造と機能	72
27	脂質の構造と機能	74
28	たんぱく質・アミノ酸の代謝	76
29	糖質の代謝	79
30	脂質の代謝	82
31	酵素の性質と機能	85
32	生体エネルギーと代謝	88
33	核酸と遺伝子	91
34	情報伝達の機構	94
35	免疫と生体防御	96
36	筋骨格系の構造と機能	98
37	循環器系の構造と機能(1)	101
38	循環器系の構造と機能(2)	104
39	消化器系の構造と機能	107
40	泌尿器系の構造と機能	109
41	生殖器の構造と機能	112
42	呼吸器の構造と機能	114
43	ホルモンの分類と作用機序(1)	117
44	ホルモンの分類と作用機序(2)	120
45	神経系の構造と機能	123
46	疾患による細胞・組織の変化	126
47	疾患の診断・治療の概要	128
48	栄養と代謝疾患の成因・病態・診断・治療	130
49	消化器疾患の成因・病態・診断・治療	132
50	循環器疾患の成因・病態・診断・治療	134
51	腎・尿路疾患の成因・病態・診断・治療	136
52	神経・精神系疾患の成因・病態・診断・治療	138
53	血液・造血器・リンパ系疾患の成因・病態・診断・治療	140
54	感染症の成因・病態・診断・治療	142
55	悪性腫瘍の成因・病態・診断・治療	144
	解いてみよう　解答・解説	146

第3章 食べ物と健康

| 56 | 食糧と環境問題 | 150 |

57	植物性食品	152
58	動物性食品	154
59	油脂・調味料・香辛料・嗜好飲料食品	156
60	微生物利用食品	158
61	食品成分表	160
62	たんぱく質	162
63	水分	164
64	三次機能	166
65	食品衛生と法規	168
66	食品の変質	170
67	食中毒	172
68	食品による感染症・寄生虫症	174
69	食品中の汚染物質	176
70	食品添加物	178
71	食品の衛生管理	180
72	表示の種類	182
73	健康や栄養に関する表示の制度(1)	184
74	健康や栄養に関する表示の制度(2)	186
75	安全性に関わる基準	188
76	食品加工と栄養、加工食品とその利用	190
77	食品流通・保存と栄養	192
78	器具と容器包装	194
79	調理の基本(1)熱の伝わり方	196
80	調理の基本(2)ゆでる調理	198
81	調理操作と栄養	200
	解いてみよう　解答・解説	202

第4章 基礎栄養学

82	栄養の概念と健康・疾患の関わり	204
83	遺伝形質と栄養の相互作用	206
84	摂食の調節、食事の日内リズムと栄養補給	208
85	栄養素の消化・吸収と体内動態	210
86	食後と空腹時の代謝変化	212
87	たんぱく質の体内代謝と調節	214
88	糖質の体内代謝と血糖調節	216

89	脂質の体内代謝と臓器間輸送	219
90	脂溶性ビタミンの構造と栄養学的機能	222
91	水溶性ビタミンの構造と栄養学的機能	225
92	カルシウムと鉄の栄養学的機能	228
93	ミネラルの生理機能の調節作用	230
94	水の出納と電解質代謝	232
95	エネルギー代謝の概念と測定法	234

解いてみよう　解答・解説 ……… 236

第5章　応用栄養学

96	栄養ケア・マネジメントの概念とその詳細	238
97	栄養アセスメントの指標	240
98	「日本人の食事摂取基準(2015年版)」の策定と活用の基礎理論	242
99	「日本人の食事摂取基準(2015年版)」：エネルギー、栄養素別摂取基準	244
100	成長・発達・加齢の概念とその詳細	246
101	妊娠期の生理的特徴と栄養ケア、妊娠期特有の疾病	248
102	母乳の分泌機序と成分の特徴	250
103	「授乳・離乳の支援ガイド」(厚生労働省、平成19年)	252
104	新生児、乳児期の生理的特徴と栄養ケア	254
105	幼児期の生理的特徴と栄養状態	256
106	学童期と思春期の生理的特徴と栄養	258
107	成人期と更年期の栄養アセスメントと栄養ケア	260
108	高齢期の身体的・生理的特徴	262
109	高齢期の病態および栄養ケア	264
110	運動時の生理的特徴と栄養ケア	266
111	ストレス応答時の生理的特徴と栄養ケア	268
112	特殊環境(暑熱・寒冷・高圧・低圧・無重力)と栄養ケア	270

解いてみよう　解答・解説 ……… 272

第6章　栄養教育論

113	栄養教育の概念	274
114	行動科学理論とモデル(1)	276
115	行動科学理論とモデル(2)	278
116	行動変容技法	280

117 栄養カウンセリング ……………………………………… 282
118 栄養教育と地域・組織づくり …………………………… 284
119 栄養教育と食環境 ………………………………………… 286
120 栄養アセスメント ………………………………………… 288
121 栄養教育と目標設定 ……………………………………… 290
122 栄養教育における教材・媒体 …………………………… 292
123 栄養教育の学習形態 ……………………………………… 294
124 栄養マネジメントの計画と実施 ………………………… 296
125 栄養教育の評価 …………………………………………… 298
126 ライフステージ別の栄養教育(1) ……………………… 300
127 ライフステージ別の栄養教育(2) ……………………… 302
　　解いてみよう　解答・解説 ……………………………… 304

第7章 臨床栄養学

128 医療と臨床栄養 …………………………………………… 306
129 医療・介護制度(1)栄養指導 …………………………… 308
130 医療・介護制度(2)栄養管理 …………………………… 310
131 医療・福祉・介護と臨床栄養 …………………………… 312
132 傷病者・要介護者の栄養ケア・マネジメント ………… 314
133 栄養アセスメントの意義と方法 ………………………… 316
134 栄養・食事療法と栄養補給法(1)経口栄養法 ………… 318
135 栄養・食事療法と栄養補給法(2)経腸栄養法 ………… 320
136 栄養・食事療法と栄養補給法(3)経静脈栄養法 ……… 322
137 薬と栄養・食事の相互作用 ……………………………… 324
138 栄養ケアの記録 …………………………………………… 326
139 栄養障害の栄養アセスメントと栄養ケア ……………… 328
140 肥満と代謝疾患の栄養アセスメントと栄養ケア ……… 330
141 消化器疾患の栄養アセスメントと栄養ケア …………… 332
142 循環器疾患の栄養アセスメントと栄養ケア …………… 334
143 腎・尿路疾患の栄養アセスメントと栄養ケア ………… 336
144 内分泌疾患の栄養アセスメントと栄養ケア …………… 338
145 神経疾患の栄養アセスメントと栄養ケア ……………… 340
146 摂食障害の栄養アセスメントと栄養ケア ……………… 342
147 呼吸器疾患の栄養アセスメントと栄養ケア …………… 344
148 血液系疾患の栄養アセスメントと栄養ケア …………… 346

- **149** 筋・骨格疾患の栄養アセスメントと栄養ケア ………… 348
- **150** 免疫・アレルギー疾患の栄養アセスメントと栄養ケア ………… 350
- **151** 感染症の栄養アセスメントと栄養ケア ………… 352
- **152** がんの栄養アセスメントと栄養ケア ………… 354
- **153** 手術・周術期患者の栄養アセスメントと栄養ケア ………… 356
- **154** クリティカルケアの栄養アセスメントと栄養ケア ………… 358
- **155** 摂食機能障害の栄養アセスメントと栄養ケア ………… 360
- **156** 身体・知的障害の栄養アセスメントと栄養ケア ………… 362
- **157** 乳幼児・小児疾患の栄養アセスメントと栄養ケア ………… 364
- **158** 妊産婦・授乳婦疾患の栄養アセスメントと栄養ケア ………… 366
- **159** 老年症候群の栄養アセスメントと栄養ケア ………… 368
- **160** 応用力問題 ………… 370
  - 解いてみよう　解答・解説 ………… 372

第8章　公衆栄養学

- **161** 公衆栄養の概念と公衆栄養活動 ………… 376
- **162** 健康・栄養問題(1)健康状態の変化 ………… 378
- **163** 健康・栄養問題(2)食事と食生活の変化 ………… 380
- **164** 健康・栄養問題(3)食環境の変化 ………… 382
- **165** 公衆栄養関連法規(1)食育基本法と健康増進法 ………… 384
- **166** 公衆栄養関連法規(2)地域保健法他 ………… 386
- **167** 管理栄養士・栄養士制度 ………… 388
- **168** 国民健康・栄養調査 ………… 390
- **169** 国の栄養政策 ── 実施に関連する指針、ツール ………… 392
- **170** 国の健康増進基本方針と地方計画(1)健康日本21(第2次) ………… 394
- **171** 国の健康増進基本方針と地方計画(2)食育推進基本計画 ………… 396
- **172** 諸外国の健康・栄養問題と栄養政策 ………… 398
- **173** 栄養疫学 ………… 400
- **174** 食事摂取量の測定方法 ………… 402
- **175** 食事摂取量の評価方法 ………… 404
- **176** 公衆栄養アセスメント ………… 406
- **177** 公衆栄養プログラムの課題と目標設定 ………… 408
- **178** 公衆栄養プログラムの計画、実施、評価 ………… 410
- **179** 公衆栄養プログラムの展開(1)地域特性への対応 ………… 412
- **180** 公衆栄養プログラムの展開(2)特定健康診査・特定保健指導 ………… 414

解いてみよう　解答・解説 …………………………………………… 416

第9章 給食経営管理論

- **181** 給食施設の概要と給食システム ……………… 418
- **182** 給食の栄養管理と健康増進法 ………………… 420
- **183** 学校・児童福祉施設の給食運営 ……………… 422
- **184** 医療施設の給食運営 …………………………… 424
- **185** 介護保険制度と栄養関連サービス …………… 427
- **186** 給食業務の外部委託と院外調理 ……………… 429
- **187** 給食経営管理の概要 …………………………… 432
- **188** マーケティングの原理と活用 ………………… 434
- **189** 給食経営と組織管理 …………………………… 436
- **190** 給食の栄養・食事管理 ………………………… 439
- **191** 食事摂取基準と給食・栄養計画 ……………… 441
- **192** 給食の品質管理・品質保証 …………………… 444
- **193** 給食の原価管理と財務諸表 …………………… 446
- **194** 損益分岐点分析と費用 ………………………… 448
- **195** 食材の流通と購買管理 ………………………… 450
- **196** 給食の生産管理 ………………………………… 453
- **197** 給食施設と設備管理 …………………………… 455
- **198** 給食の安全・衛生管理 ………………………… 458
- **199** 危機管理と事故・災害対策 …………………… 460
- **200** 給食施設の人事・労務管理 …………………… 462

　　解いてみよう　解答・解説 ……………………… 464

　　索引 ……………………………………………………… 465
　　著者紹介 ………………………………………………… 478

管理栄養士国家試験とは

1 管理栄養士国家試験の概要

　管理栄養士免許は、栄養士免許を有する方が管理栄養士国家試験を受験して取得します。管理栄養士国家試験は厚生労働省が実施する試験で、年に1回、例年3月の日曜日の1日で実施され、5月上旬に合格発表が行われます。国家試験合格後に都道府県庁や保健所など管理栄養士免許申請受付窓口（都道府県によって異なることがあります）に申請する必要があります。

　管理栄養士国家試験を受験するには、各地方厚生（支）局、都道府県庁、保健所（一部を除く）の受付窓口あるいは厚生労働省のホームページから願書を入手し、必要書類を添えて受験希望地の地方厚生局に提出します。受付期間は例年1月上旬から中旬の1週間となっています。

　試験の日程など詳細については、厚生労働省ホームページの「資格・試験情報」のページから確認できますので、ご覧ください。

2 試験科目と出題数

　管理栄養士国家試験出題基準に従い、出題数は200問で、出題形式は、正しいもの（5つの選択肢から1つないし2つの正解肢）を問う方式を原則とします。また、4つの選択肢から、最も適切なのはどれかを問う形式もあります。

　出題科目と出題数は、出題順に①社会・環境と健康17問、②人体の構造と機能及び疾病の成り立ち27問、③食べ物と健康25問、④基礎栄養学14問、⑤応用栄養学16問、⑥栄養教育論15問、⑦臨床栄養学28問、⑧公衆栄養学18問、⑨給食経営管理論20問および⑩応用力試験20問の合計200問となります。午前99問で試験時間は150分、午後101問で試験時間は155分となります。

3 受験資格

（1）修業年限が2年である栄養士養成施設を卒業して栄養士の免許を受けた後、次のアからオまでに掲げる施設において3年以上栄養の指導に従事した者
　　ア　寄宿舎、学校、病院等の施設であって、特定多数人に対して継続的に食事を供給するもの
　　イ　食品の製造、加工、調理又は販売を業とする営業の施設

ウ　学校教育法（昭和22年法律第26号）第1条に規定する学校、同法第124条に規定する専修学校及び同法第134条に規定する各種学校
　エ　栄養に関する研究施設及び保健所その他の栄養に関する事務を所掌する行政機関
　オ　アからエまでに掲げる施設のほか、栄養に関する知識の普及向上その他の栄養の指導の業務が行われる施設

(2) 修業年限が3年である栄養士養成施設（(5)に該当する養成施設を除く。）を卒業して栄養士の免許を受けた後、(1)のアからオまでに掲げる施設において2年以上栄養の指導に従事した者

(3) 修業年限が4年である栄養士養成施設を卒業して栄養士の免許を受けた後、(1)のアからオまでに掲げる施設において1年以上栄養の指導に従事した者

(4) 修業年限が4年である管理栄養士養成施設を卒業して栄養士の免許を受けた者

(5) 修業年限が3年である栄養士養成施設であって、厚生労働大臣が栄養士法及び栄養改善法の一部を改正する法律（昭和60年法律第73号）による改正前の栄養士法第5条の4第3号の規定に基づき指定したものを卒業して栄養士の免許を受けた者

4　合格基準と合格率

　合格基準は、6割の得点が必要です。合格率は、約47％と、比較的難関の国家試験となっています。

5　試験問題の傾向

　出題の傾向として科目ごとの基礎知識の理解のみならず科目間の横断的な知識の応用が要求されます。たとえば「人体の構造と機能及び疾病の成り立ち」では解剖学、生理学、生化学の基礎知識が要求されますが、それらの知識は当然「基礎栄養学」や「応用栄養学」に応用されることになりますし、さらに「臨床栄養学」では疾患や病態に基づいた栄養マネジメントに重きが置かれますので、疾患の成り立ちを理解するために重要です。「応用力試験（状況設定問題）」は、分野をまたぐ設定で、2分野の内容が出題されています。したがって、科目間の関連性を理解しながらの学習が必要となります。また、制度・法律の改正や、各種調査結果など最新の内容が順次出題対象となりますので、最新の情報や、ガイドライン、時世のトピックスなどを積極的に取り入れた学習が必要となります。

1章

社会・環境と健康

健康と公衆衛生の概念

問1 公衆衛生に関する記述である。**誤っている**のはどれか。1つ選べ。

(2013年・問1「1B　公衆衛生の概念」)

(1) 疾病の治療よりも、予防を重視する。
(2) 疫学的手法により、調査研究が行われる。
(3) 組織的なコミュニティの努力による。
(4) 法律など社会的制度の整備を含む。
(5) 病人は対象から除く。

問2 健康や予防の概念に関する記述である。正しいのはどれか。1つ選べ。

(2014年・問1「1A　健康の概念、1B　公衆衛生の概念」)

(1) プライマリヘルスケアとは、患者が最初に接する医療の段階を指す。
(2) 食育活動は、特異的一次予防を目的としている。
(3) 二次予防とは、個人が自らの努力で健康を改善することを指す。
(4) WHOの健康の定義には、宗教的な概念が含まれている。
(5) 疾病に罹患して病状が進行した段階でも、予防の概念を適用することができる。

問題のポイント

問1は、公衆衛生の目的、方法などを問う問題です。最近では、公衆衛生活動の進め方（PDCAサイクル、ポピュレーションアプローチ、リスクアナリシスなど）の出題がみられます。問2は、健康の概念と予防医学に関する問題です。予防医学の概念は公衆栄養学など他の分野でも出題されていますので、確実に理解しましょう。

解答 → 問1 (5)　問2 (5)

問1
(1) ○　疾病の予防は公衆衛生の目的の1つです。
(2) ○　公衆衛生活動の手法として疫学的手法による調査研究が行われます。
(3) ○　公衆衛生活動は、組織的な地域社会の努力を必要とします。
(4) ○　法律など社会的制度の整備は、公衆衛生活動に必須の事項です。
(5) ×　傷病者を公衆衛生活動の対象から除くことはありません。

問2 (1) × **プライマリヘルスケア**は、疾病予防からリハビリテーションまで幅広い地域社会の保健活動です。
(2) × 食育活動は**一般的予防**です。**特異的予防**は予防接種などを指します。
(3) × **二次予防**は、早期発見・早期治療で死亡率の減少を目指します。
(4) × 健康の定義に、宗教的な概念は含まれません。
(5) ○ **三次予防**は、病気に罹患した段階の患者の機能障害の防止等を目指します。

ここだけ丸暗記

予防の種類	目的	具体例
一次予防 （一般的予防） （特異的予防）	**罹患率の減少**を目指す	健康診査での集団保健指導 職場施設内の禁煙 感染症流行地への移動中止
二次予防	**早期発見、早期治療**による生存期間の延長を目指す	アルコール依存症の相談会 がん検診、集団検診 糖尿病患者に対する服薬指導
三次予防	**機能回復、社会復帰、日常生活動作の向上**を目指す	精神障害者の作業療法 脳梗塞患者のリハビリテーション

+One

☑ **日本国憲法第25条（生存権、国の社会的使命）**
①すべて国民は、健康で文化的な最低限度の生活を営む権利を有する。
②国は、すべての生活部面について、社会福祉、社会保障及び公衆衛生の向上及び増進に努めなければならない。

☑ **プライマリヘルスケア実施上の4原則**
①住民のニーズに基づく、②地域資源の有効活用、③住民参加、④他分野間の協調と統合

☑ **ヘルスプロモーション**
オタワ憲章で提唱。目標実現のための活動目標は、①健康な公共政策づくり、②健康を支援する環境づくり、③地域活動の強化、④個人技術の開発、⑤ヘルスサービスの方向転換

解いてみよう

Q1 ポリオワクチン接種により、世界からポリオは根絶された。
Q2 腎不全患者に対する人工透析は二次予防である。

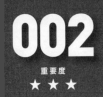

環境汚染と健康影響

問1 公害の発生地域と原因物質の組合せである。正しいのはどれか。1つ選べ。

(2013年・問3「2B 環境汚染と健康影響」)

(1) 阿賀野川下流地域 ―――― ヒ素
(2) 神通川下流地域 ―――― 銅
(3) 四日市市臨海地域 ―――― アスベスト
(4) 宮崎県土呂久地区 ―――― カドミウム
(5) 水俣湾沿岸地域 ―――― メチル水銀

問2 大気中の物質と、それに関連する地球環境問題の組合せである。正しいのはどれか。1つ選べ。

(2014年・問3「2B 環境汚染と健康影響」)

(1) 一酸化炭素 ―――― 砂漠化
(2) 二酸化炭素 ―――― オゾン層破壊
(3) 一酸化窒素 ―――― 海洋汚染
(4) 二酸化窒素 ―――― 地球温暖化
(5) 二酸化硫黄 ―――― 酸性雨

問題のポイント

問1の公害に関する問題では、公害の名称、発生地域、原因物質、ヒトへの健康影響についてよく出題されます。問2の地球環境問題に関する問題では、地球温暖化、オゾン層破壊、酸性雨、砂漠化などの原因と影響についてよく出題されます。

解答 → 問1 (5) 問2 (5)

問1
(1) × 阿賀野川下流地域で発生した公害は水俣病(第二水俣病)で、原因物質はメチル水銀です。
(2) × 神通川下流地域で発生した公害はイタイイタイ病で、原因物質はカドミウムです。
(3) × 三重県四日市市臨海地域で発生した公害は四日市喘息で、原因物質は硫黄酸化物 (SO_2) などです。
(4) × 宮崎県土呂久地区で発生した公害は慢性ヒ素中毒症で、原因物質はヒ素です。

(5) ◯ 熊本県水俣湾沿岸地域で発生した公害は**水俣病**で、原因物質は**メチル水銀**です。

問2 (1) × **一酸化炭素**は不完全燃焼によって発生し、一酸化炭素中毒の原因となります。砂漠化は、薪炭材の過剰採取や家畜の過放牧などが原因となります。

(2) × **二酸化炭素**、**メタン**、**フロン**などは**温室効果ガス**であり、地球温暖化の原因となります。オゾン層破壊の原因物質は**フロン**、**ハロン**などです。

(3) × **一酸化窒素**は化石燃料の燃焼により発生し、酸素と反応して二酸化窒素になり、酸性雨や光化学スモッグの原因となります。

(4) × **二酸化窒素**は一酸化窒素と同じく、酸性雨や光化学スモッグの原因となります。

(5) ◯ **二酸化硫黄**は化石燃料の燃焼により発生し、酸性雨や光化学スモッグの原因となります。

ここだけ丸暗記

公害の名称	発生地域	原因物質	ヒトへの健康被害
イタイイタイ病	富山県神通川下流域	カドミウム	腎臓障害、骨軟化症
水俣病	熊本県水俣湾 新潟県阿賀野川下流域	メチル水銀	中枢神経系疾患（求心性視野狭窄・運動障害）
四日市喘息	三重県四日市市	二酸化硫黄	気管支喘息、慢性気管支炎
慢性ヒ素中毒症	島根県笹ケ谷地区 宮崎県土呂地区	亜ヒ酸	黒皮症、鼻中隔穿孔

+One 環境保全の取り組み

京都議定書	温室効果ガスの排出削減義務などを定める議定書
モントリオール議定書	オゾン層破壊物質に関する議定書
バーゼル条約	有害廃棄物の国境を超える移動及びその処分の規制に関する条約
ワシントン条約	絶滅のおそれのある野生動植物の種の国際取引に関する条約
ラムサール条約	水鳥の生息地として国際的に重要な湿地に関する条約

解いてみよう

Q1 フロンは温室効果ガスである。
Q2 バーゼル条約はオゾン層保護に関する国際条約である。

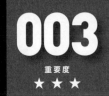

環境衛生

問1 上・下水道および水質に関する記述である。**誤っている**のはどれか。1つ選べ。
(2011年・問3「2C 環境衛生」)

(1) 急速濾過法では、薬品による微粒子除去が行われる。
(2) 末端の給水栓では、消毒に用いた塩素が残留してはならない。
(3) 水道水の水質基準では、大腸菌は検出されてはならない。
(4) 活性汚泥法は、好気性菌による下水処理法である。
(5) 生物化学的酸素要求量は、水質汚濁の指標に用いられる。

問2 わが国における熱中症の発生状況と、予防・治療に関する記述である。**正しい**のはどれか。1つ選べ。
(2015年・問3「2C 環境衛生」)

(1) 救急搬送者数は、最近10年間横ばいである。
(2) 患者の半数以上は、九州・沖縄地方で発生する。
(3) 屋内での発症は、ほとんど見られない。
(4) 予防のための指標として、湿球黒球温度(WBGT)がある。
(5) 熱痙攣の発症直後には、電解質を含まない水を与える。

問題のポイント

問1の上・下水道および水質に関する問題では、浄化過程、水質基準などについてよく出題されます。問2は熱中症の発生状況、症状と治療法、温熱環境の指標など幅広い知識を問う問題です。

解答 → 問1 (2) 問2 (4)

問1
(1) ○ 浄水法の濾過には、緩速濾過法と急速濾過法があります。急速濾過法では薬品沈殿法を併用します。
(2) × 消毒は塩素消毒法が用いられ、給水栓での遊離塩素濃度を0.1ppm(または結合型塩素濃度を0.4ppm)以上保持することとなっています。
(3) ○ 水道水の水質基準で、「大腸菌は検出されないこと」となっています。
(4) ○ 下水処理で行われる活性汚泥法は、汚水に空気を入れて撹拌し、好気性細菌の増殖を促し、有機物の除去を行います。

(5) ○ 生物化学的酸素要求量（BOD）は、好気性微生物が水中の有機物を分解するのに必要な酸素量です。水質の汚染により高値となり、水質汚濁の指標となります。

問2 (1) × 熱中症による救急搬送者数は、2010年以降大きく増加しています。
(2) × 患者数は東京、埼玉、神奈川、愛知、大阪などの都市部で多くなっています。
(3) × 熱中症は屋外に限らず、屋内でも発生します。
(4) ○ 湿球黒球温度（WBGT：Wet Bulb Globe Temperature）は、人体と外気との熱収支に注目した指標で、人体の熱収支に与える影響の大きい①湿度、②日射・熱射など周辺の熱環境、③気温の３つを取り入れた指標であり、熱中症予防に用いられます。
(5) × 熱痙攣は、大量の発汗の後、電解質補給をしないで水分だけを補給していると起こりやすくなります。

ここだけ丸暗記

☑ 上水道・下水道

- 上水道の普及率97.7%、下水道の普及率77%（平成25年末）
- 水道水の浄水過程　　　　沈殿→濾過→消毒
- 水道水の水質基準において検出されてはならないもの　　大腸菌
- 給水栓（蛇口）における遊離残留塩素
　0.1ppm（または結合残留塩素濃度を0.4ppm）以上に保持
- 塩素消毒の問題点　　　　耐塩素性微生物（クリプトスポリジウムなど）の存在
　　　　　　　　　　　　　変異原性のある副生成物（トリハロメタン）の生成
- 人の健康の保護に関する環境基準において検出されてはならないもの
　全シアン、アルキル水銀、PCB

＋One　暑さ指数（WBGT（湿球黒球温度））の計算式

☑ 屋外で太陽照射のある場合
　WBGT＝0.7×湿球温度＋0.2×黒球温度＋0.1×乾球温度

☑ 屋内および屋外で太陽照射のない場合
　WBGT＝0.7×湿球温度＋0.3×黒球温度

解いてみよう

Q1 水道水に一般細菌が検出されてはならない。
Q2 肥満は熱中症のリスク要因である。

人口静態統計と人口動態統計

問 2011年以降のわが国の人口に関する記述である。正しいのはどれか。1つ選べ。

(2015年・問4「3B 人口静態統計、3C 人口動態統計」)

(1) 総人口は、約1億1千万人である。
(2) 自然増減数は、マイナスである。
(3) 合計特殊出生率は、減少している。
(4) 従属人口指数は、減少している。
(5) 人口構造は、ピラミッド型を示している。

問題のポイント

人口静態統計と人口動態統計についての問題です。人口統計には**国勢調査（人口静態統計）、人口動態統計**、疾病および障害に関する統計には**患者調査、国民生活基礎調査、全国在宅障害児・者等実態調査**などがあります。これらの集計結果は、人口および厚生労働行政に関する施策の基礎資料となります。

解答 → (2)

(1) × 総人口は、1億2,708万人です（平成26年現在推計人口）。2008年をピークに**減少傾向**です。
(2) ○ **自然増減率**は、**自然増減数（出生数 − 死亡数）／人口×1,000** で求められます。平成25年は−0.17で、低下傾向です。
(3) × **合計特殊出生率**（粗再生産率）とは、1人の女子が一生の間に生む子供の数です。2.1を割ると将来人口は減少するといわれています。平成25年は1.43であり、横ばい傾向です。
(4) × **従属人口指数**は、**（年少人口＋老年人口）／生産年齢人口×100** で求められます。平成26年は63.2であり、上昇傾向です。
(5) × わが国の人口ピラミッドは、少子高齢化を示す「**つぼ型**」です（平成26年）。

ここだけ丸暗記

☑ 統計資料の理解のポイントは、資料の名称とその調査内容を整理することです。

☑ 国家試験でよく取り上げられる統計資料

	名称	調査内容
人口統計	国勢調査 （人口静態統計）	全数調査、5年ごとに実施 個人に関すること： 性、年齢、地域、配偶関係、就業 世帯に関すること： 人員、種類、居宅 指標： 年少人口、生産年齢人口、老年人口、年少人口指数、老年人口指数、従属人口指数、老年化指数
	人口動態統計	全数調査、毎月実施 人口の変動に関する項目： 出生、死亡、死産、婚姻、離婚 指標： 出生率、合計特殊出生率、総再生産率、純再生産率、死亡率、年齢調整死亡率、PMI（50歳以上死亡割合）、婚姻率、離婚率
疾病・障害に関する統計	患者調査	医療機関（医療施設管理者）（層化無作為抽出法による抽出）、3年ごとに実施 国民の傷病状況に関する項目： 外来・入院の種別、受療の状況、退院患者の在院日数 指標： 受療率、推計患者数、平均在院日数
	国民生活基礎調査	世帯、世帯員（国勢調査地区内）（層化無作為抽出法による抽出）、3年ごとに大規模実施（中間年の2年は小規模） 国民の生活状況に関する項目： 世帯構造、有病状態、医療機関受診状況、自覚症状、健康意識、介護状況、所得水準、貯蓄 指標： 有訴者率、通院者率
	全国在宅障害児・者等実態調査	在宅の障害児・者（国勢調査地区内）、原則5年ごと 障害児・者の生活のしづらさに関する項目： 障害の種類・程度・原因、日常生活の状況、福祉用具の所持状況、各種年金の受給状況、住宅状況、障害者別ニーズの状況

+One

- ☑ わが国は出生数が減少を続けており、原因として非婚化、晩婚化による20歳代での出産の減少、結婚した夫婦が一生の間に生む子供の数の減少が考えられています。
- ☑ 生まれる子供の指標には、下記の3つの再生産率があります。
- ☑ 合計特殊出生率は、年齢別出生率不変という仮定のもと、女性1人が15～49歳の間に出産すると予想される子供の数です。
- ☑ 総再生産率は、合計特殊出生率の出生数を女児に置き換えたもので、1人の女子が一生の間に産む平均女児数を示します。
- ☑ 純再生産率は、総再生産率にさらに母親の世代の死亡率を考慮しに入れた指標です。

解いてみよう

Q1 合計特殊出生率は、1人の女性が生涯に産む女児の人数を意味する。

Q2 従属人口指数は、（年少人口＋老年人口）／生産年齢人口×100で求められる。

人口動態統計と傷病統計

問 年齢調整死亡率に関する記述である。正しいのはどれか。1つ選べ。

(2016年・問3「3A 保健統計」)

(1) 対象集団の年齢構成の違いによらず、粗死亡率より大きくなる。
(2) 標準化死亡比は、対象集団の人口規模が小さいと使用できない。
(3) 老年人口が多い集団と少ない集団を比較できる。
(4) 基準集団を設定しなくても算出できる。
(5) 海外の集団との比較はできない。

問題のポイント

年齢調整死亡率についての問題です。わが国の死亡数、粗死亡率は戦後減少傾向でしたが、急速な高齢化のために1983年頃から穏やかな増加傾向となりました。粗死亡率は、観察対象集団を性別や年齢別などのカテゴリーに分けずに、当該集団の全人口で全死亡数を割ったものです。年齢調整死亡率は、人口構成の異なる集団間の比較を行うときに、基準となる集団を設定して年齢の影響を排除した死亡率です。

解答 ➡ (3)

(1)✕、(3)〇、(5)✕　人口構成が異なる集団間の比較、年次推移の観察を行うときには、粗死亡率ではなく、ある基準となる集団を設定して、年齢の影響を排除した年齢調整死亡率を使用します。高齢化のために年齢調整死亡率よりも粗死亡率の方が高値になります。

(2)✕、(4)✕　間接法の標準化死亡比（SMR）は、基準集団の年齢階級別死亡率を観察集団に当てはめ期待死亡数を求め、この期待死亡数に対しての実際の観察死亡数の比です。SMRは観察集団の年齢別人口があれば算出でき、観察集団の年齢別死亡数を必要としないので、対象集団の人口規模が小さいときにも使えます。直接法は、観察集団の年齢別死亡率を基準集団の人口構成に当てはめた場合、全体の死亡率がどうなるかを求めるもので、人口規模が大きい観察集団に使用されます。

ここだけ丸暗記

A地域における年齢階級別人口と1年間の死亡数、基準集団の年齢階級別人口を次表に

示します。直接法でA地域の年齢調整死亡率（人口10万対）を求めてみましょう。

年齢階級	A地域		基準集団
	人口（千人）	死亡数（人）	人口（10万人）
0～39歳	200	400	400
40～64歳	300	600	400
65歳以上	500	1,500	200
合計	1,000	2,500	1,000

まず「もし、基準集団のような人口構成であったなら、A地域の死亡状況では何人の人々が死亡するのだろうか？」という期待死亡数を求め、そこから年齢調整死亡率を算出します。

☑ **期待死亡数**

＝（0～39歳のA地域の死亡率×基準集団の人口）＋（40～64歳のA地域の死亡率×基準集団の人口）＋（65歳以上のA地域の死亡率×基準集団の人口）

＝（400／200,000）×40,000,000＋（600／300,000）×40,000,000＋（1,500／500,000）×20,000,000

＝220,000人

☑ **年齢調整死亡率**

＝期待死亡数／基準集団の人口

＝220,000／100,000,000　　＝220人（人口10万対）

＋One

☑ 有訴者率、通院者率は、厚生労働省の国民生活基礎調査で調べることができます。

☑ **有訴者率**は、人口千人当たりの病気やけが等で自覚症状のある者（有訴者）の人数として表します。**通院者率**は、人口千人当たりの病気やけが等で通院している者（通院者）の人数として表します。

☑ **受療率**は、厚生労働省の患者調査により調べることができます。病院あるいは診療所に入院または外来患者として治療のために通院した患者の全国推計患者数（人口10万人当たり）を把握し、算出します。

解いてみよう

Q1 直接法の年齢調整死亡率について、観察集団の年齢階級別死亡率が必要である。

Q2 直接法の年齢調整死亡率について、標準化死亡比（SMR）として算出する。

疫学指標と根拠に基づいた医療（EBM）

問 保健対策に必要な根拠（エビデンス）の構築・活用に関する記述である。**誤っているのはどれか。1つ選べ。**

(2015年・問7「4E 根拠（エビデンス）に基づいた医療（EBM）及び保健対策（EBPH）」)

(1) 介入研究では、介入群・対照群の割付を行う。
(2) エビデンスの質は、コホート研究より横断研究の方が高い。
(3) 関連文献を収集する際は、偏りを小さくする。
(4) メタアナリシスでは、複数の研究データを数量的に合成する。
(5) 保健対策の優先順位を決める際には、疾病負担の大きさを考慮する。

問題のポイント

保健対策に必要な根拠（エビデンス）についての問題です。研究結果が臨床を実践する上でのエビデンスとして十分かどうかは、採用した研究方法で決まります。

エビデンスとなる研究デザインは、強い研究から弱い研究の順に、システマティック・レビュー／ランダム化比較試験（RCT）のメタアナリシス、1つ以上のRCT、非ランダム化比較試験、分析疫学的研究（コホート研究）、分析疫学的研究（症例対照研究、横断研究）、記述研究（症例報告、ケース・シリーズ）、患者データに基づかない専門委員会や専門家個人の意見、となります。

メタアナリシスは、システマティック・レビューの過程で見つかった複数の研究を、オッズ比を用いて定量的に統合し、1つの結果を得る解析方法です。研究結果を統合することで、個々の研究結果でははっきりした結論が導くことが難しい場合でも、全体として明確な結論を導くことができます。

解答 → (2)

(1) ○ 介入研究の臨床試験では、患者を2群に分け、一方には新薬を、他群には従来の治療薬を投与し、その後の2群の治療効果を比較します。被験者を2群に平等に割り当てるためには無作為割り付けを行います。

(2) × エビデンスの質の高い研究方法は、高いものから順に、システマティック・レビュー、無作為化比較対照試験（RCT）、コホート研究、症例対照研究および横断研究です。なお、横断研究は一時点における要因と疾病との関連の有無を調

べる方法で、時間的な前後関係を必要とする因果関係の有無を結論づけることはできません。要因と疾病との関連を評価するために、疾病の有病率が用いられ、仮説の設定に利用されます。

(3) ○ 関連文献を収集する際には、有効的な結果が得られた文献だけでなく、否定的な結果が得られた文献も収集するようにし、研究結果に偏りが生じないようにする必要があります。

(4) ○ 系統的文献レビュー（システマティック・レビュー）は、おもに無作為化比較対照試験（RCT）の論文を集め、その中から科学的に信頼できる試験だけを選び、データを統計学的手法（メタアナリシス）で結合し、総合評価した結果をレビューしたものです。

(5) ○ 保健対策の優先順位を決める際には、疾病による身体への影響および社会的影響が大きいものを考慮して対策の立案をする必要があります。

ここだけ丸暗記

☑ ランダム化比較試験（RCT、無作為化比較試験、無作為化比較対照試験）
治療方法や栄養指導の有効性を決定するために行われる重要な比較試験です。もともとは臨床試験に由来する試験でしたが、近年、食品、サプリメントや栄養指導の評価に応用されます。無作為割付により、被験者を食品摂取群とプラシーボ食品摂取群とに分け、食品摂取群に対してプラシーボ食品摂取群を対照におく介入研究です。

☑ 無作為割付
被験者を2つの群に平等に割り当てることで、食品摂取の結果に影響を与える因子を、可能な限り両群間で均質にします。研究結果（リスク比、相対危険、累積罹患率比）にバイアス（偏り）を生じさせないために行います。

+One 診療ガイドライン

☑ 医療者と患者が特定の臨床状況で適切な判断を行うことができるように、体系的な方法に則って作成された文書です。EBM（根拠に基づいた医療）の方法に基づいたもので、診断、臨床上の疑問に対して回答を与え、患者への適切な対応を決定することを支援します。

解いてみよう

Q1 メタアナリシスでは、複数の研究データを数量的に合成する。
Q2 ランダム化比較試験は、未知の交絡因子について制御しやすい。

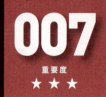

疫学の方法

重要度 ★★★

問 明らかにしたい事柄と疫学の方法との組合せである。正しいのはどれか。2つ選べ。
（2015年・問6「4C 疫学の方法」）

(1) 習慣的なビタミンC摂取量と脳血管疾患発症との関連 ──── 横断研究
(2) 国別の喫煙率と肺がん死亡率との関連 ──────────── 生態学的研究
(3) ある年の健診で把握されたBMIと収縮期血圧との関連 ─── コホート研究
(4) 石綿（アスベスト）への職業性曝露と悪性中皮腫発症との関連 ── 症例対照研究
(5) 妊婦における食品からの有機水銀摂取量と胎児影響との関連 ── 介入研究

問題のポイント

調査内容と調査方法（研究デザイン）についての問題です。
横断研究は、一時点における曝露と疾病頻度との関連を調べる研究です。
生態学的研究は、集団単位のデータを用い、集団間で曝露と疾病頻度を比較（地域間の比較）する研究です。
コホート研究は、集団を曝露群と非曝露群とに分け長期にわたり追跡し、疾病の発生状況を比較する研究です。
症例対照研究は、症例群と対照群を設定し、過去にさかのぼって（過去の履歴から）曝露の有無を比較する研究です。
臨床試験は、対象者に対して介入を行うことで治療効果などを評価する研究です。**ランダム化比較試験（RCT）**が含まれ、対象者を無作為に介入群と対照群に分けて疾病頻度を比較する研究です。

解答 → (2)、(4)

(1) × **横断研究**とは、ある一時点（断面）における要因と疾病の有無との関係を調べる方法です。
(2) ○ **生態学的研究**とは、集団を単位として、要因と疾病との関係を検討する方法です。
(3) × **コホート研究**とは、要因曝露の有無別に将来における（前向き）疾病発生状況を調べる方法です。
(4) ○ **症例対照研究**とは、疾病の有無別に過去における（後向き）要因への曝露状況を比較する方法です。

(5) × **介入研究**には臨床試験などが含まれ、人為的に要因を加えたり除いたりすることで、その前後の疾病の発生や予後の変化を実験的に確かめる方法です。

ここだけ丸暗記

☑ A市在住の45歳以上の男性日系人を対象として、飽和脂肪酸の摂取量10g/日以上に曝露した者の集団と10g/日未満に曝露した集団を設定して両集団を10年間追跡し、脳卒中の死亡状況を比較する研究は、**コホート研究**です。
両集団からの脳卒中死亡状況の差異は死亡率比（相対危険）、あるいは死亡率差で比較します。
要因曝露群における疾病の死亡率がA、非曝露群における疾病の死亡率がBのとき、
・要因曝露による疾病死亡の**相対危険　A／B**
・**寄与危険　A－B**
となります。

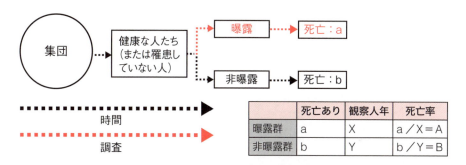

+One　症例対照研究でのオッズ比

☑ 症例対照研究において、症例群における要因曝露者が**a**人、非曝露者が**b**人、対照群における要因曝露者が**c**人、非曝露者が**d**人のとき、
・**オッズ比　（a／b）／（c／d）＝ad／bc**
です。

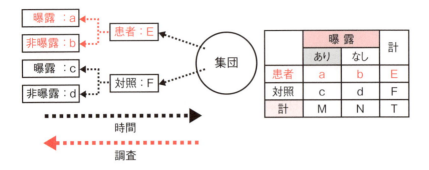

解いてみよう

Q1 特定保健用食品の効果は、地域相関研究により明らかにする。

Q2 要因曝露群における疾病の死亡率がA、非曝露群における疾病の死亡率がBのとき、要因曝露による疾病死亡の相対危険はA／Bである。

スクリーニング

問 ある疾病の有病率が高い集団Aと、低い集団Bに対して、同じスクリーニング検査を行った。偽陽性率と陽性反応的中度に関して、理論上想定される大小関係の組合せである。正しいのはどれか。1つ選べ。

(2014年・問8「4D スクリーニング」)

	偽陽性率	陽性反応的中度
(1)	A＞B	A＞B
(2)	A＞B	A＝B
(3)	A＝B	A＞B
(4)	A＝B	A＝B
(5)	A＜B	A＞B

問題のポイント

スクリーニング検査についての問題です。

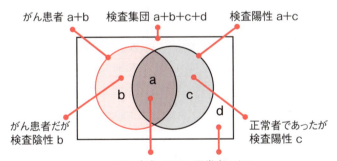

スクリーニングとは、「迅速に行うことができる検査や手技などを用いて、無自覚の疾病または障害の有無を暫定的に判断すること」と定義されています。
健康診査や検診で行われるスクリーニング検査は、検査方法の簡便性が重要ですが、検査なので**信頼性（再現性）**も要求されます。
また、検査の**妥当性（有効性）**も重要です。

　　敏感度＝疾病ありの者（患者）のうち、検査で陽性と判定された者の割合
　　　　　＝$\frac{a}{a+b}×100$
　　特異度＝疾病なしの者（正常者）のうち、検査で陰性と判定された者の割合
　　　　　＝$\frac{d}{c+d}×100$

優れたスクリーニング検査は、敏感度、特異度ともに高値となります。
ほかに、陽性反応適中度（＝$\frac{a}{a+c}×100$）、陰性反応適中度（＝$\frac{d}{b+d}×100$）、偽陽性率（1−特異度）、偽陰性率（$\frac{b}{a+b}×100$）という指標もあります。

解答 → (3)

有病率の高い集団Aと低い集団Bに対し、同様なスクリーニング検査を行っています。そのため、集団A、Bともに敏感度および特異度は同じとなります。たとえば、次のように有病率の高い集団A（有病率80％）と低い集団B（有病率60％）を設定します。

集団A		スクリーニング検査		計
		陽性	陰性	
疾病	あり	600	200	800
	なし	50	150	200
	計	650	350	1000

集団B		スクリーニング検査		計
		陽性	陰性	
疾病	あり	450	150	600
	なし	100	300	400
	計	550	450	1000

集団Aの偽陽性率は　　（50／200）× 100 ＝ 25.0％
陽性反応的中度は　　（600／650）× 100 ＝ 92.3％　です。
集団Bの偽陽性率は　　（100／400）× 100 ＝ 25.0％
陽性反応的中度は　　（450／550）× 100 ＝ 81.8％　です。
よって、偽陽性率は　　**集団A＝集団B**　　となり、
陽性反応的中度は　　**集団A＞集団B**　　となります。

ここだけ丸暗記

☑ ある疾病の有病率が10％である1,000人の集団に対して、敏感度70％、特異度80％のスクリーニング検査を行ったときに、検査陽性となる者の期待人数を求めてみます。
対象者が1,000人で、有病率が10％であることより、
a＋b＝100　c＋d＝900
a＋b＋c＋d＝1,000
敏感度が70％、特異度が80％であることから、
敏感度は、（a／100）×100＝70　よって、a＝70
a＋b＝100より、b＝30
特異度は（d／900）×100＝80　よって、d＝720
c＋d＝900より、c＝180
となります。したがって、検査陽性となる者は、
（a＋c）＝250となり、答えは250人です。

＋One　ROC曲線

☑ 受診者動作特性曲線（receiver operating characteristic curve、ROC曲線）と呼ばれ、いくつかのスクリーニングレベル（カットオフ値）ごとに、縦軸に敏感度、横軸に偽陽性率（1−特異度）をプロットすることで作成され、検査の妥当性評価に利用されます。一般的に、曲線が左上（＊印）に位置するスクリーニング検査ほど優れています。

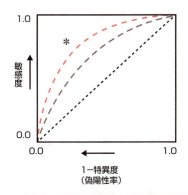

スクリーニング検査の評価
・敏感度（疾病ありの者のうち、検査で陽性とされた者の割合）
・特異度（疾病なしの者のうち、検査で陰性とされた者の割合）
両方とも高いほど有効な検査となる。

解いてみよう

Q1　特異度は、真に疾病Aを有する人のうち、検査陽性になる人の割合である。
Q2　ROC曲線は、縦軸を敏感度、横軸を偽陽性率として描く。

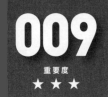

009 生活習慣の現状と対策（1）
——喫煙と飲酒行動

問1 喫煙に関する記述である。**誤っているのはどれか。1つ選べ。**

(2014年・問11「5C　喫煙行動」)

(1) 喫煙は、くも膜下出血のリスク因子である。
(2) 母親の喫煙により、乳幼児突然死症候群のリスクが高まる。
(3) 最近10年間における男性の喫煙率は、低下傾向にある。
(4) 未成年者へのたばこの販売は、健康増進法で禁じられている。
(5) 21世紀における第2次国民健康づくり運動（健康日本21（第2次））では、成人喫煙率の数値目標が示されている。

問2 飲酒に関する記述である。**正しいのはどれか。1つ選べ。**

(2014年・問12「5D　飲酒行動」)

(1) 未成年者飲酒禁止法は、第2次世界大戦後に制定された。
(2) 国民健康・栄養調査による飲酒習慣のあるものの割合は、20歳代で最も高い。
(3) 飲酒は、血清トリグリセリド値を低下させる。
(4) 飲酒は、食道がんのリスク因子である。
(5) 「生活習慣病のリスクを高める飲酒量」に、男女差はない。

問題のポイント

問1は喫煙、問2は飲酒に関する問題です。喫煙に関する問題では、健康影響、リスクとなる成分、喫煙率の状況、健康日本21（第2次）における目標、たばこ対策など幅広い知識を問う問題が出題されます。
飲酒に関する問題では、健康影響、飲酒の状況、健康日本21（第2次）における目標値、飲酒対策（未成年、飲酒運転、アルコール依存症）についてよく出題されます。

解答 ➡ 問1 (4)　問2 (4)

問1 (1) ○　喫煙は、種々のがんに加えて、循環器疾患（虚血性心疾患、くも膜下出血など）、呼吸器疾患（慢性閉塞性肺疾患（COPD）など）のリスク因子です。
(2) ○　妊娠中の喫煙は、乳幼児突然死症候群のリスクを高めます。
(3) ○　国民健康・栄養調査による最近10年間の男性の喫煙率は低下傾向であ

　　　　　り、女性は横ばいかわずかな低下傾向です。
　　(4) ✕　未成年者へのたばこの販売は、未成年者喫煙禁止法で禁じられています。
　　(5) ◯
問2 (1) ✕　未成年者飲酒禁止法は、1922年（大正11年）に制定されました。
　　(2) ✕　平成26年国民健康・栄養調査では、飲酒習慣のあるものの割合は50歳代が28.4％と最も高く、20歳代は6.0％と最も低くなっています。
　　(3) ✕　飲酒は高トリグリセリド血症の原因となります。
　　(4) ◯　飲酒は食道がん、結腸がん、咽頭がん、口腔がんなどのリスク要因です。
　　(5) ✕　健康日本21（第2次）で「生活習慣病のリスクを高める飲酒量」は、1日あたりの純アルコール摂取量が男性40g以上、女性20g以上と設定されています。

ここだけ丸暗記

☑ 喫煙

健康影響	種々のがん、循環器疾患、呼吸器疾患、妊娠に関連した異常、歯周病
リスクとなる成分	タール（発がん性）、ニコチン（依存症）
喫煙率の状況	喫煙率は男性32.2％、女性8.2％で男女ともに減少傾向（平成26年）
「健康日本21（第2次）」の喫煙の目標	①成人の喫煙率の減少、②未成年者の喫煙をなくす、③妊娠中の喫煙をなくす、④受動喫煙の機会を有する者の割合の減少
たばこ対策	未成年者の喫煙防止対策（成人識別たばこ自動販売機の導入）／受動喫煙の防止対策（健康増進法）／禁煙希望者への禁煙サポート（禁煙治療の保険適用）／たばこ規制枠組み条約（国際条約、日本は2004年に批准）

☑ 飲酒

健康影響	アルコール依存症、肝障害など
飲酒の状況	飲酒習慣のあるものの割合：男性34.6％、女性8.2％で、男性は50代（46.2％）、女性は40代（16％）が最も高い（平成26年国民健康・栄養調査）
「健康日本21（第2次）」の飲酒の目標	①生活習慣病のリスクを高める量を飲酒している者の割合の減少、②未成年者の飲酒をなくす、③妊娠中の飲酒をなくす

解いてみよう

Q1 禁煙指導の方法として、低ニコチンたばこの活用がある。
Q2 プリン体の少ないアルコール飲料でも、血清尿酸値を上昇させる。

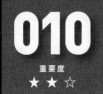

010 生活習慣の現状と対策（2）
——運動と休養

重要度 ★★☆

問1 「健康づくりのための身体活動基準2013」に関する記述である。誤っているのはどれか。1つ選べ。
(2014年・問10「5B　身体活動, 運動」)

(1)「身体活動」は、「生活活動」と「運動」に分けられる。
(2) 18歳未満の者について、運動に関する基準が示された。
(3) 18～64歳の者について、体力に関する基準が示された。
(4) 65歳以上の者について、身体活動に関する基準が示された。
(5) 健診結果に応じた運動指導の考え方が示された。

問2 睡眠に関する記述である。正しいのはどれか。2つ選べ。
(2016年・問8「5E　睡眠, 休養, ストレス）」)

(1) 年をとると、早寝早起きの傾向が強まる。
(2) 休日に「寝だめ」をすることで、睡眠リズムを改善できる。
(3) 飲酒は睡眠の質を高める。
(4) レム睡眠の時には、骨格筋は緊張している。
(5) 睡眠時無呼吸のある人は、高血圧になりやすい。

問題のポイント

問1は「健康づくりのための身体活動基準2013」、問2は「健康づくりのための睡眠指針2014」に関連した問題です。

解答 → 問1 (2)　問2 (1)、(5)

問1 (1)○　「身体活動」は、「生活活動」と「運動」に分けられます。「生活活動」は、日常生活における労働、家事、通勤・通学などの身体活動を指し、「運動」は、スポーツ等、特に体力の維持・向上を目的として計画的・意図的に実施し、継続性のある身体活動を指します。

(2) ×、(3) ○、(4) ○　「身体活動」の基準は健診結果が基準範囲内の18～64歳と65歳以上の年齢区分で示されています。「運動」と「体力」については健診結果が基準範囲内の18～64歳の区分のみ基準が示されています。

(5) ○　「健診結果が基準範囲内の者」、「血糖・血圧・脂質のいずれかが保健指

導レベルの者」、「リスク重複者又はすぐに受診を要する者」に対してそれぞれに応じた運動指導の考え方が示されています。

問2 (1) ○ 睡眠時間は、加齢により徐々に短縮し、年をとると朝型化します。
(2) × 睡眠はためることはできません。「寝だめ」をしようとして休日に長時間寝ると、むしろ体内時計の調整がうまくいかなくなることがあります。
(3) × アルコールは、入眠を一時的に促進しますが、中途覚醒が増えて睡眠が浅くなり、熟睡感が得られなくなります。
(4) × レム睡眠は「身体の睡眠」です。骨格筋の緊張は解かれています。
(5) ○ 睡眠時無呼吸症候群は、高血圧、糖尿病などの生活習慣病の危険を高めます。

ここだけ丸暗記

健康づくりのための身体活動基準2013

血糖・血圧・脂質に関する状況		身体活動（生活活動・運動）	運動	体力（うち全身持久力）
健診結果が基準範囲内	65歳以上	強度を問わず、身体活動を毎日40分（＝10メッツ・時/週）	今より少しでも増やす（例えば10分多く歩く）	―	―
	18〜64歳	3メッツ以上の強度の身体活動を毎日60分（＝23メッツ・時/週）		3メッツ以上の強度の運動を毎週60分（＝4メッツ・時/週）	性・年代別に示した強度での運動を約3分間継続可能
	18歳未満	―		―	―
血糖・血圧・脂質のいずれかが保健指導レベルの者		医療機関にかかっておらず、「身体活動のリスクに関するスクリーニングシート」でリスクがないことを確認できれば、対象者が運動開始前・実施中に自ら体調確認ができるよう支援した上で、保健指導の一環としての運動指導を積極的に行う		
リスク重複者またはすぐ受診を要する者		生活習慣病患者が積極的に運動をする際には、安全面での配慮がより特に重要になるので、まずかかりつけの医師に相談する		

※運動習慣をもつようにする（30分以上・週2日以上）

＋One

☑ 睡眠に関連した施策　「健康づくりのための睡眠指針2014」
☑「健康日本21（第2次）」の休養の目標　①睡眠による休養を十分にとれていない者の割合の減少、②週労働時間60時間以上の雇用者の割合の減少

解いてみよう

Q1「健康づくりのための身体活動基準2013」について、年齢を問わず、強度が3メッツ以上の身体活動が推奨されている。

Q2「健康づくりのための睡眠指針2014」では、朝食の摂取は推奨されている。

主要部位のがんの疫学と予防対策

問 がんに関する記述である。正しいのはどれか。**2つ選べ。**

(2016年・問9「3A 保健統計、6A がん、7G 成人保健」)

(1) 肝がんの年齢調整死亡率は、近年増えている。
(2) 乳がん検診の受診率は、50％を超えている。
(3) 加工肉摂取は、大腸がんのリスク因子である。
(4) 地域がん登録は、がん死亡の全数把握を目的としている。
(5) 都道府県は、がん対策推進計画を策定しなければならない。

問題のポイント

がんの統計、**リスク因子**および対策についての問題です。悪性新生物（がん）の死亡数、**粗死亡率**は、人口の高齢化に伴い増加傾向ですが、**年齢調整死亡**率は男女ともに減少傾向です。部位別にみた悪性新生物の年齢調整死亡率の推移は、1955年以降、**男性が肺、大腸、膵で増加傾向、胃、肝で減少傾向、女性が肺、大腸、膵、乳房で増加傾向、胃、食道、子宮で減少傾向**です。

がん	がんのリスク因子
胃がん	ヘリコバクター・ピロリ、塩辛い食品、燻製製品
食道がん	喫煙、飲酒
結腸がん	肉食、飲酒、低い身体活動、肥満
肝がん	HBV／HCVキャリア、飲酒、アフラトキシン
肺がん	喫煙、石綿、クロム
膵がん	喫煙、家族歴、慢性膵炎
乳がん	家族歴、飲酒、肥満、少ない妊娠回数
子宮頸がん	HPV、低い初交年齢
子宮体がん	肥満、エストロゲン常用、未婚

解答 ➡ (3)、(5)

(1) × 近年増加傾向の部位別にみた悪性新生物の年齢調整死亡率は、男性が膵臓、女性が乳房、膵臓です。
(2) × がん検診はがんの早期発見・治療のために、市町村が健康増進法に基づく努力義務として実施します。検診受診率は、子宮がん31.1％、乳がん25.3％、大腸がん19.0％、肺がん16.0％、胃がん9.6％です（2013年）。
(3) ○ 大腸がんのリスク因子は、肉食、高脂肪食、肥満、飲酒、低い身体活動などです。
(4) × がんと診断された人のデータを収集するしくみには、都道府県が各自治体で診

断されたがんのデータを集めた「地域がん登録」制度があります。これは、正確ながんのデータを集めることが難しかったため、法律が整備され、日本でがんと診断されたすべての人のデータを、国で1つにまとめて集計・分析・管理する新しいしくみ「**全国がん登録**」制度ができました（2016年1月施行）。

(5) 〇 がん対策の基本的施策を定めた「**がん対策基本法**」は2006年に制定されました。基本的施策推進のために国は「**がん対策推進基本計画**」を策定し、都道府県は地域特性を踏まえて「**都道府県がん対策推進計画**」を策定します。

ここだけ丸暗記

☑ おもな生活習慣病は、**2型糖尿病、肥満、脂質異常症**（家族性を除く）、**高尿酸血症、循環器疾患**（先天性を除く）、**大腸がん**（家族性を除く）、**高血圧症、がん、慢性閉塞性肺疾患（COPD）、アルコール性肝疾患、歯周病**などです。

疾患	疾患のリスク因子
脳出血	高血圧、食塩、喫煙、たんぱく質摂取不足
脳梗塞	高血圧、糖尿病、脂質異常症、喫煙
虚血性心疾患	高血圧、喫煙、肥満、糖尿病、脂質異常症
高血圧	食塩、ストレス、肥満、家族歴
2型糖尿病	家族歴、肥満、糖質・脂質過剰摂取
肝硬変	HCV、HBV、過度の飲酒
痛風	飲酒、プリン体過剰摂取、高尿酸血症
骨粗鬆症	閉経、運動不足、痩せ
COPD	喫煙

☑ 生活習慣病の罹患因子には、遺伝因子、環境因子および生活習慣因子があり、**生活習慣因子**は積極的な予防の観点から重要な因子です。

+One 特定健康診査・特定保健指導

☑ 2008年から、メタボリックシンドロームを対象とした検診制度である**特定健康診査・特定保健指導**が実施されています。生活習慣病の予防や医療費削減が目的です。

☑ **高齢者医療確保法**に基づき、医療保険者が40～74歳の被保険者・被扶養者に対して実施することが義務付けられています。

☑ 血糖、脂質、血圧などに関する健康診査の結果から生活習慣の改善が特に必要な者（メタボリックシンドローム該当者・予備群）をスクリーニングし、医師、保健師、管理栄養士などが**生活習慣改善の指導**を実施します。

解いてみよう

Q1 子宮体がんは、ウイルス対策が重要とされているがんである。
Q2 肝がんのリスク要因は、HBC／HCVキャリアである。

主要疾患の疫学

問 2005年以降、わが国の死因統計に関する記述である。正しいのはどれか。1つ選べ。

(2011年・問4「3C 人口動態統計」)

(1) 死因順位は、悪性新生物、脳血管疾患、心疾患の順である。
(2) 心疾患死亡の約1割は、虚血性心疾患による死亡である。
(3) 部位別の悪性新生物の死亡数は、男女とも大腸が最多である。
(4) 胃がんの年齢調整死亡率は、男女ともに低下傾向にある。
(5) 脳血管疾患の年齢調整死亡率は、男女ともに上昇傾向にある。

問題のポイント

死因統計についての問題です。

死因順位別死亡数・死亡率（人口10万対）・割合（％）（2014年）

順位	死因	死亡数	死亡率	割合
総数		1,273,020	1014.9	100.0
第1位	悪性新生物	367,943	293.3	28.9
第2位	心疾患	196,760	156.9	15.5
第3位	肺炎	119,566	95.3	9.4
第4位	脳血管疾患	114,118	91.0	9.0
第5位	老衰	75,340	60.1	5.9
第6位	不慮の事故	39,011	31.1	3.1
第7位	腎不全	24,747	19.7	1.9
第8位	自殺	24,398	19.5	1.9
第9位	大動脈瘤及び解離	16,403	13.1	1.3
第10位	慢性閉塞性肺疾患（COPD）	16,160	12.9	1.3

解答 ➡ (4)

(1) ✗ 死因統計は人口動態統計の1項目で、死亡診断書および死体検案書をもとに作成されます。死亡診断書、死体検案書に記載される疾病名には「国際疾病・傷害及び死因の統計分類（ICD）」が用いられます。死因順位は、2011年に肺炎が脳血管疾患を抜き、悪性新生物、心疾患、肺炎、脳血管疾患の順です（2014年）。

(2) ✗ 心疾患死亡数は19.7万人で総死亡の15.5％を占め、死因順位第2位です。心疾患の粗死亡率は上昇傾向ですが、年齢調整死亡率は減少傾向です（2014年）。心

疾患には、虚血性心疾患、心不全、慢性リウマチ性心疾患が含まれます。心疾患死亡の38%が虚血性心疾患、36.6%が心不全、1.2%が慢性リウマチ性心疾患です（2013年）。

(3) × 悪性新生物死亡数は36.8万人で総死亡の28.9%を占め、死因順位第1位です。悪性新生物の粗死亡率は上昇傾向ですが、年齢調整死亡率は減少傾向です（2014年）。部位別の悪性新生物の死亡数の第1位は、男性が肺、女性が大腸です。

(4) ○ 部位別にみた悪性新生物の年齢調整死亡率の推移より、男性が胃、肝、女性が胃、食道、子宮で減少傾向です。特に胃がんと子宮がんの減少が顕著です（2013年）。

(5) × 脳血管疾患死亡数は11.4万人で総死亡の9.0%を占め、死因順位第4位です。脳血管疾患の粗死亡率は横ばい傾向ですが、年齢調整死亡率は減少傾向です（2014年）。脳血管疾患には、脳梗塞、脳内出血、くも膜下出血が含まれます。脳血管疾患死亡の59.1%が脳梗塞、27.9%が脳内出血、10.5%がくも膜下出血です（2013年）。

ここだけ丸暗記

☑ 循環器疾患の疫学は、国民生活基礎調査より男女とも高血圧症での通院率が最も高く、国民健康・栄養調査より、70歳以上の高血圧の者の割合は約60%です。人口動態統計より心疾患と脳血管疾患の年齢調整死亡率は減少傾向にあります。

☑ 自殺の疫学は、人口動態統計より死亡数が2.5万人（2014年）で、総死亡の約2%、死因順位の第8位です。年齢階級別の死因順位では15～39歳の第1位で、自殺は性差が大きく、男性は女性の約2倍です。欧米諸国に比べて自殺死亡率が高率です。また、自殺の原因・動機は、健康問題が第1位です。

＋One　年齢別にみた死因順位（2014年）

年齢	第1位
総数	悪性新生物
0～4	先天奇形、変形及び染色体異常
5～9	悪性新生物、不慮の事故
10～14	悪性新生物
15～39	自殺
40～89	悪性新生物
90～94	心疾患
95～	老衰

解いてみよう

Q1 国民生活基礎調査によれば、傷病分類別通院者率の最も高いものは「高血圧症」である。

Q2 自殺者の死亡原因・動機で最も多いのは、経済・生活問題である。

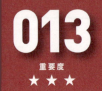

骨・関節疾患と歯科・口腔疾患

問 骨粗鬆症・骨折に関する記述である。**誤っている**のはどれか。1つ選べ。

（2016年・問10「6D　骨・関節疾患、6C　代謝疾患」）

(1) 大腿骨近位部骨折は、寝たきりの原因となりやすい。
(2) 糖尿病は、骨折のリスクを高める。
(3) CKD（慢性腎臓病）は、骨折のリスクを高める。
(4) 骨粗鬆症検診は、健康増進法に基づく事業に含まれる。
(5) 骨粗鬆症のスクリーニング検査には、DXAを用いる。

問題のポイント

骨粗鬆症・骨折についての問題です。人口の高齢化に伴い骨粗鬆症の患者は増加傾向であり、約1,300万人の罹患者がいるものと推測されています。骨粗鬆症により、椎体、前腕骨、大腿骨近位部などに骨折が生じやすく、その対策が医療の側面、社会福祉の側面で重要な課題となっています。
生活習慣病関連骨粗鬆症が近年問題となり、糖尿病やCKD（慢性腎臓病）による骨粗鬆症の罹患やそれによる骨折について着目されています。

解答 → 解なし

(1) ○ 骨粗鬆症に罹患すると、大腿骨近位部骨折（転子部骨折・頸部骨折）、脊椎圧迫骨折、橈骨遠位端骨折、上腕骨近位部骨折が起きやすくなります。なかでも大腿骨近位部骨折は生活の質を著しく低下させ、ベッドに寝たきりの状態が続き、認知症の症状が出やすくなります。
(2) ○ 糖尿病の人が血糖コントロールの悪い状態が続くと、全身に合併症が起こります。糖尿病の人は、インスリンの作用が低下し、骨芽細胞の作用や腎臓で活性型ビタミンD3に変える作用が抑制されるため骨折しやすく、頻度は糖尿病がない人の約2倍です。
(3) ○ 慢性腎臓病（CKD）では、血中リン蓄積による二次性副甲状腺機能亢進症に伴って骨・ミネラル代謝異常（CKD–MBD）が発症し、血管合併症や骨折の危険性が増加します。
(4) ○ 健康増進法に基づく、市町村による健康増進事業の1つに骨粗鬆症検診（40～

70歳女性（5歳ごと））があります。
(5) ○ 骨粗鬆症検診は、問診、骨量測定（超音波法、MD法・SXA法、DXA法など。医療機関により異なる）が行われています。スクリーニング検査の概念から考えた場合は、簡便で被爆の危険のない超音波法がよいという考え方もあります。

ここだけ丸暗記

- 歯周疾患のリスク要因：喫煙、糖尿病、貧血、不適合修復物、肥満、食習慣
- う歯の罹患リスク：歯並びが悪い、唾液分泌が少ない、甘味食品や飲料の摂取頻度
- う歯の予防：歯のエナメル質強化の目的でフッ化物塗布
- 80歳で20本以上の歯を有する者の割合は38.3％で、平成17年の調査結果24.1％から増加しています（平成23年歯科疾患実態調査）。平成25年国民生活基礎調査より、歯の病気の通院者率は男性第3位、女性第5位です。
- 母子保健法では、市町村長が1歳6か月児健康診査、3歳児健康診査を行うように定めており、内容には発育、栄養、歯科、精神発達、視聴覚検査を含みます。特に、3歳児歯科健康診査では、現在歯の健全歯、虫歯の確認や虫歯以外の異常の確認（癒合歯、形成不全）、吻合異常などをチェックします。
- 介護予防事業プログラムには、要支援者を対象に運動器の機能向上、栄養改善、口腔清掃指導や口腔周囲筋の運動など「口腔機能の向上」が介護予防サービスとして提供されています。

+One 関節の構造と疾患

- 関節は骨と骨を連結し、運動性のある可動関節と運動がほとんどできない不動関節があります。可動関では、スムーズな運動が可能になるよう、関節面が関節軟骨で覆われ、関節包で包まれ、関節液（滑液）が満たされています。関節軟骨は硝子軟骨で表面は滑らかで弾性に富みます。関節液にはヒアルロン酸が含まれています。
- 変形性膝関節症は関節の老化性変化で、中年以降に発症しやすい疼痛性の疾患です。年とともに関節軟骨の水分が減少し、弾力が低下し、軟骨細胞の代謝が妨げられ、関節軟骨の表面はでこぼこになり、一部が剥離したりします。

解いてみよう

- **Q1** 骨粗鬆症による大腿骨近位部骨折は、寝たきりの原因となりやすい。
- **Q2** 1歳6か月児、3歳児に対して、歯科健康診査が実施されている。

014 主要感染症とその予防

重要度 ★★☆

問1 予防接種法による定期接種のワクチンである。**誤っている**のはどれか。1つ選べ。
(2014年・問15「6E 感染症」)

(1) BCG
(2) ポリオ
(3) 日本脳炎
(4) 流行性耳下腺炎(おたふくかぜ)
(5) 麻疹風疹混合(MR)

問2 感染症法における3類感染症である。正しいのはどれか。1つ選べ。
(2015年・問14「6E 感染症」)

(1) 腸管出血性大腸菌感染症
(2) 結核
(3) デング熱
(4) エボラ出血熱
(5) 風疹

問題のポイント

問1は予防接種に関する問題です。定期接種対象疾病(A類疾病とB類疾病)と任意接種対象疾病が区別できるようにしましょう。ワクチンの種類と接種目的も大切です。
問2は感染症法に関する問題です。1類、2類、3類感染症はしっかり覚えましょう。

解答 → 問1 (4)　問2 (1)

問1 (1) ○ 結核の予防接種で、生後**1年**までに接種します。
(2) ○ ポリオワクチンは、2012年から**不活化ワクチン**となりました。
(3) ○ 日本脳炎ワクチンは、第1期接種と第2期接種で4回接種します。
(4) × 流行性耳下腺炎のワクチンは、**任意接種**です。
(5) ○ 麻疹風疹混合ワクチンは、生ワクチンで**定期接種**します。

問2 (1) ○ 3類感染症には**腸管出血性大腸菌感染症**のほかに、**コレラ**、**細菌性赤痢**、**腸チフス**、**パラチフス**が分類されています。

(2) × 結核は、2類感染症です。ほかにポリオ、ジフテリア、重症急性呼吸器症候群、中東呼吸器症候群、鳥インフルエンザ（H5N1、H7N9）が分類されています。
(3) × デング熱は、ヒトスジシマカが媒介する4類感染症です。
(4) × エボラ出血熱は、1類感染症です。ほかにクリミア・コンゴ出血熱、ペスト、マールブルグ病、ラッサ熱、痘瘡、南米出血熱が分類されています。
(5) × 風疹は、5類感染症で全数把握対象疾患です。

ここだけ丸暗記

定期予防接種ワクチン一覧

分類	対象疾病	種類	接種目的
A類疾病	ジフテリア	不活化ワクチン 4種混合ワクチン	集団予防 重篤な疾患の予防 努力義務あり 接種勧奨あり
	百日咳		
	破傷風		
	ポリオ		
	麻疹	生ワクチン 2種混合ワクチン	
	風疹		
	日本脳炎	不活化ワクチン	
	結核	生ワクチン	
	Hib感染症	不活化ワクチン	
	小児の肺炎球菌感染症	不活化ワクチン	
	子宮頸がん	不活化ワクチン	
	水痘	生ワクチン	
B類疾病	高齢者のインフルエンザ	不活化ワクチン	個人予防 努力義務なし
	高齢者の肺炎球菌感染症	不活化ワクチン	

+One 任意接種ワクチン

流行性耳下腺炎、A型肝炎、B型肝炎、インフルエンザ（B類疾病対象者以外）、狂犬病、ロタウイルスなどのワクチンは、任意接種となります。

解いてみよう

Q1 B類疾病のワクチン接種は、集団予防を目的に実施される。
Q2 急性灰白髄炎（ポリオ）は2類感染症である。

015 社会保障、医療制度

重要度 ★★★

問 わが国の医療保険制度に関する記述である。正しいのはどれか。1つ選べ。

(2016年・問11「7C 医療制度」)

(1) 保険給付の対象となる者を、保険者という。
(2) 被用者保険の対象は、自営業者・農業従事者である。
(3) 後期高齢者は、国民健康保険に加入する。
(4) 医療機関受診の際には、現物給付が原則である。
(5) 医療機関受診の際には、患者は医療費の全額を支払う。

問題のポイント

日本の医療保険制度は、国民皆保険制度になっています。医療機関受診に際しては、共通ですが、保険者の異なる制度が並立しているので、特徴を理解しましょう。

解答 ➡ (4)

(1) × 保険制度を運用するのが保険者で、給付の対象となるのは被保険者です。
(2) × 被用者保険（職域保険）は、事業所の従業員が対象の「健康保険」です。
(3) × 75歳以上の後期高齢者は、後期高齢者医療制度に加入します。
(4) ○
(5) × 医療給付には一部負担があり、医療保険を用いた受診では、後期高齢者医療制度以外では3割を負担します。

	制度	被保険者	保険者
医療保険	健康保険	一般（民間会社の勤労者）	全国健康保険協会、健康保険組合
		臨時・季節雇用者	全国健康保険協会
	船員保険	船員	全国健康保険協会
	共済組合	公務員、私学教職員	各共済組合
	国民健康保険	上記保険加入者以外の一般住民	市区町村国民健康保険組合
高齢者医療	後期高齢者医療制度	75歳以上の人および65歳〜74歳で一定の障害の状態にあることにつき後期高齢者医療広域連合の認定を受けた人	後期高齢者医療広域連合

- ☑ **医療法**の医療計画に記載する**5疾病・5事業および在宅医療**とは、がん、脳卒中、急性心筋梗塞、糖尿病、精神疾患の5疾患と、**救急医療、災害時における医療、へき地の医療、周産期医療、小児医療**の5事業と**在宅医療**をさします。
- ☑ **医療計画**は都道府県が作成します。
- ☑ 医療法に規定される**病院の病床数は、20床以上**有することに対して、**診療所は0～19床**です。平成25年の病床数は、一般病床897,380、精神病床339,780、療養病床328,195、感染病床1,815、結核病床6,602で、診療所の病床は121,342床です。
- ☑ **地域医療支援病院**は、救急医療の提供、地域医療従事者の研修機能、他医療機関から紹介された患者に医療を提供するなどの特徴をもち、都道府県知事が承認した医療施設です。
- ☑ **特定機能病院**は、高度の医療の提供、高度の医療技術の開発などの能力を有する病院で、厚生労働大臣の承認を受けた施設です。

+ One

- ☑ **国民医療費**には正常な分娩の費用、健康診断・予防接種の費用などは含まれません。
- ☑ **国民医療費の総額**は、平成25年度は**40兆円を超え**、国民所得に対する割合は約11%、GDPに対する比率は約8%で、財源は保険料が約50%を占め、65歳以上における1人当たりの国民医療費は65歳未満の**約4倍**となっています。
- ☑ 社会保障の分野では、障害者自立支援法から「障害者の日常生活及び社会生活を総合的に支援するための法律（**障害者総合支援法**）」への改正に伴い、障害程度区分を**障害支援区分**とし、**地域生活支援事業**として障害者に対する理解を深めるための研修や啓発を行う事業が追加されました。
- ☑ **社会保障給付費**の内訳は、多い順に**年金、医療、介護**となっています。
- ☑ **生活保護**は**世帯単位**の申請が原則で、①生活扶助、②教育扶助、③住宅扶助、④医療扶助、⑤介護扶助、⑥出産扶助、⑦生業扶助、⑧葬祭扶助の扶助があり、受給者数は増加傾向です。生活保護費の総額約4兆円のうち**医療扶助**が最も多く給付されています。

解いてみよう

- **Q1** 国民健康保険の保険者は市町村である。
- **Q2** 特定機能病院は、三次救急医療を提供する。
- **Q3** 国民医療費の人口1人当たりでは、65歳以上が65歳未満の約2倍である。

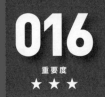

介護保険制度・高齢者保健

問1 介護保険制度に関する問題である。正しいのはどれか。2つ選べ。

(2011~2016年の過去問組合せ)

(1) 要介護認定を受けた者は、介護サービスを自分で選択することができる。
(2) 介護保険料は、20歳から負担する。
(3) 認知症対応型通所介護は、地域密着型サービスである。
(4) 介護老人保健施設は、老人福祉法に定める特別養護老人ホームである。
(5) 施設サービスは、予防給付により提供されるサービスである。

問2 高齢者の医療の確保に関する法律に関する記述である。正しいのはどれか。1つ選べ。

(2013年・問17「7H 高齢者保健・介護」)

(1) 老人福祉法の改正により制定された。
(2) 患者調査を規定している。
(3) 介護老人保健施設を規定している。
(4) 特定健康診査を規定している。
(5) 生活機能評価を規定している

問題のポイント

問1は介護保険に関する問題です。出題頻度が高いので、保険者、被保険者、介護認定、介護給付と予防給付の種類、介護支援専門員、施設などは押さえましょう。問2は高齢者保健に関する問題で、高齢者の医療の確保に関する法律もポイントです。

解答 → 問1 (1)、(3) 問2 (4)

問1
(1) ○ 介護サービスは、受けられる範囲内で、自分で選ぶことができます。
(2) × 介護保険料を負担するのは、40歳(第2号被保険者)からです。
(3) ○ 認知症対応型通所介護は、地域密着型サービスです。
(4) × 特別養護老人ホームは、介護老人福祉施設となることがあります。
(5) × 予防給付では、施設サービスを受けることはできません。

問2
(4) ○ 特定健康診査、特定保健指導の根拠法令は、高齢者の医療の確保に関する法律です。

ここだけ丸暗記

- **介護認定審査会**は市町村が設置します。
- **第2号被保険者**の年齢区分は40歳以上65歳未満、**第1号被保険者**は65歳以上です。
- 介護保険制度における施設サービス費の原則的な**利用者負担の割合は1割**です。
- 地域包括支援センターは、**高齢者虐待への対応**も行います。

+One

介護認定の流れ

要介護認定の申請→主治医意見書の作成・訪問調査→介護認定審査会の判定

地域密着型サービス

- 夜間対応型訪問介護
- 認知症対応型通所介護（施設での入浴、排せつ、食事などの介護や日常生活の世話、機能訓練）
- 小規模多機能型居宅介護
- 認知症対応型共同生活介護（5〜9人で1ユニットとする共同生活）
- 地域密着型特定施設入居者生活介護（域密着型特定施設※1での入浴、食事などの介護や、日常生活の世話、機能訓練）
- 地域密着型介護老人福祉施設※2入所者生活介護（域密着型介護老人福祉施での入浴、食事などの介護や、日常生活の世話、機能訓練・健康管理と療養上の世話）

※1 有料老人ホームなどのうち、介護専用型特定施設で入居定員が29名以下の施設
※2 特別養護老人ホームのうち入居定員29名以下の施設

地域包括支援センターの活動

①介護予防事業：要支援者のケアプラン作成など
②ケアマネジメントの後方支援
③実態把握や相談（含む虐待）と権利擁護

介護予防事業

①運動機能の向上（トレーニング）、②栄養改善（栄養相談）、③口腔機能の向上、
④膝痛・腰痛対策、⑤認知症対策（頭の体操）、⑥うつ予防・支援、⑦閉じこもり予防・支援

解いてみよう

Q1 介護保険制度で、福祉用具の貸与は無償で受けられる。

Q2 介護護予防・日常生活支援総合事業は、要支援認定を受けている者も対象である。

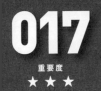

017 地域保健——保健所と保健センター

問1 保健所に関する記述である。正しいのはどれか。1つ選べ。

(2015年・問17「7E 地域保健」)

(1) 都道府県型の保健所は、市町村保健センターを監督する。
(2) 全国に約850か所設置されている。
(3) 人口動態統計に関する業務を行う。
(4) 要介護認定を行う。
(5) 港湾で輸入食品の監視業務を行う。

問2 管内人口17万人で、1市4町を管轄する保健所の業務である。正しいのはどれか。1つ選べ。

(2013年・問17「7E 地域保健」)

(1) 母子健康手帳の交付
(2) がん検診
(3) 食中毒発生時の疫学調査
(4) 要介護認定
(5) 定期の予防接種

問題のポイント

保健所の業務と、市町村の業務の違いを理解しているかが問われています。保健所の業務、保健所が必要と認めたときの事業を覚えるとよいでしょう。

解答 → 問1 (3) 問2 (3)

問1 (1) × 市町村保健センターは、地域保健法に基づき、市町村が設置できる施設で、全国に2,466施設（平成28年）ありますが、都道府県型の保健所から監督を受ける施設ではありません。
(2) × 保健所本所の設置数は、480か所（平成28年）となります。
(3) ○ 人口動態統計に関する業務は、地域保健法第6条（事業）に規定される保健所の業務です。
(4) × 要介護認定は、市町村が設置する介護認定審査会が審査を行います。
(5) × 輸入時対策として、厚生労働省の検疫所で食品衛生監視員が担当します。

問2 (1)、(2)、(4)、(5) ✕市町村の事業です。保健所の健康危機管理に関する業務で法令に定められている業務は**食中毒発生時の疫学調査**です。

ここだけ丸暗記

☑ **地域保健は一次予防**を優先し、住民主体の組織活動が必要で、地域特性を重視した活動が求められます。

☑ **市町村保健センター**は、地域保健法に規定され、**身近な地域住民の健康づくりとして**の健康相談などの事業を行います。

☑ **地域保健法**に規定される**保健所**は都道府県、政令市、中核市などが設置する地域における健康危機管理の拠点として専門的で技術的な業務を担います。

＋One

☑ **保健所の事業**

①地域保健に関する思想の普及及び向上に関する事項 ②人口動態統計その他地域保健に係る統計に関する事項 ③栄養の改善及び食品衛生に関する事項 ④住宅、水道、下水道、廃棄物の処理、清掃その他の環境の衛生に関する事項 ⑤医事及び薬事に関する事項 ⑥保健師に関する事項 ⑦公共医療事業の向上及び増進に関する事項	⑧母性及び乳幼児並びに老人の保健に関する事項 ⑨歯科保健に関する事項 ⑩精神保健に関する事項 ⑪治療方法が確立していない疾病その他の特殊の疾病により長期に療養を必要とする者の保健に関する事項 ⑫エイズ、結核、性病、伝染病その他の疾病の予防に関する事項 ⑬衛生上の試験及び検査に関する事項

また、医療法に基づく**医療監視**や食品衛生法に基づく**食品衛生監視**の監視業務も担当します。

☑ ほかに地域保健を担う機関には、地域における科学・技術的拠点として都道府県や政令指定都市が設置する**地方衛生研究所**があります。

解いてみよう

Q1 飲食店の営業許可は、人口5万人の市が行う業務である。
Q2 医療保険に関する審査事務は、保健所が行う業務である。
Q3 精神障害者保健福祉手帳申請の受付は、保健所が行う業務である。

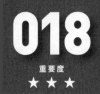

母子保健への取り組み

問1 新生児マススクリーニング検査による有所見者発見数が最も多い疾患である。正しいのはどれか。1つ選べ。

(2015年・問18「7F 母子保健f」)

(1) 先天性副腎過形成症
(2) フェニルケトン尿症
(3) ガラクトース血症
(4) 先天性甲状腺機能低下症（クレチン症）
(5) ホモシスチン尿症

問2 母子健康手帳に関する記述である。正しいのはどれか。1つ選べ。

(2016年・問14「7F 母子保健c」)

(1) 児童福祉法に基づき交付される。
(2) 児の出生届出時に交付される。
(3) 都道府県により交付される。
(4) 世界保健機関（WHO）の定めた身体発育曲線が用いられている。
(5) 児が受けた予防接種を記録する欄を設けることが義務づけられている。

問題のポイント

生後5～7日目に踵から採血して行われる新生児マススクリーニング検査は、問題文のほかにメイプルシロップ尿症を加えた6疾患が対象でしたが、タンデムマス法の導入により、これまで対象外であった有機酸代謝異常症を含む多くの疾患が検査されるようになりました。都道府県、政令指定都市では公費で検査が行われています。
母子健康手帳の交付条件、記載内容についてまとめておきましょう。

解答 → 問1 (4) 問2 (5)

問1 有所見者発見数は、多い順に先天性甲状腺機能低下症（クレチン症）、先天性副腎過形成症、ガラクトース血症、フェニルケトン尿症、ホモシスチン尿症で、先天性副腎過形成症は先天性甲状腺機能低下症のほぼ10分の1の発見数です。

問2 母子健康手帳は妊娠の届出により、母子保健法に基づき市町村から交付されます。手帳の様式は、「ここだけ丸暗記」の記載を参照してください。

ここだけ丸暗記

☑ **母子保健法による母子保健事業（市町村が実施主体）**

①保健指導、②新生児の訪問指導、③健康診査（1歳半、3歳児）
④未熟児の訪問指導、⑤養育医療

☑ **母子健康手帳の様式**

医学的記録と保護者の記録を定めた全国一律の省令様式と行政情報、保健育児情報等を記載する市町村に内容を委ねられた任意様式から構成されます。

☑ **母子健康手帳の必須記載事項**

・妊産婦・乳幼児の健康診査 ・保健指導に関する事項 ・出生届出済証明 ・妊婦の職業と環境 ・妊婦の健康状態等 ・妊娠中の経過／母親学級受講記録 ・妊娠中と産後の歯の状態 ・出産の状態 ・出産後の母体の経過・早期・後期新生児期の経過	・1か月／3〜4か月／6〜7か月／6〜10か月／1歳／1歳6か月／2歳／3歳／4歳／5歳／6歳児健康診査 ・男女別の乳児・幼児身体発育曲線 ・男女別幼児の身体体重曲線 ・予防接種の記録

+One 少子化対策

1994年	エンゼルプラン
1999年	新エンゼルプラン[※1]
2003年	次世代育成支援対策推進法[※2] 少子化社会対策基本法
2004年	少子化社会対策基本法に基づく「少子化社会対策大綱」の閣議決定 子ども・子育て応援プラン[※3]
2006年	新しい少子化対策について
2007年	「子どもと家族を応援する日本」重点戦略／仕事と生活の調和（ライフ・ワーク・バランス）憲章
2008年	新待機児童ゼロ作戦
2010年	子ども・子育てビジョン
2012年	子ども・子育て支援法、総合こども園法、関係整備法案など子ども・子育て関連3法案成立

※1　2000年〜2004年の5か年計画、地域子育て支援センターの整備

※2　地方公共団体および事業主が、次世代育成支援のための取り組みを促進するために、それぞれ行動計画を策定し、実施していくことをねらいとする

※3　2005年度から2009年度までの5年間に講ずる具体的な施策内容と目標を掲げた

解いてみよう

Q1 出生の届出は出生後14日以内に行わなければならない。

Q2 母子保健法で定める事業の主体は都道府県である。

019 労働と健康・労働安全衛生対策

重要度 ★★☆

問 労働衛生の3管理の作業環境管理に含まれるものである。正しいのはどれか。1つ選べ。

(2013年・問18「71 産業保健c」)

(1) 保護具の使用
(2) 曝露時間の軽減
(3) 特殊健康診断
(4) 局所排気設備の設置
(5) 適正部署への配置転換

問題のポイント

産業保健の方法として3管理があります。労働衛生の3管理は**作業環境管理**、**作業管理**、**健康管理**の3つからなります。3管理の内容を確認しながら、労働と安全、安全対策の理解に努めましょう。

解答 ➡ (4)

(1)、(2)、(3)、(5) ✗ 特殊健康診断、健康診断後の適正部署への配置転換は**健康管理**で、保護具の使用、曝露時間の軽減は作業管理になります。

(4) ○ **作業環境管理**は作業環境測定を実施し、必要に応じて生産工程や作業方法の変更、設備の自動化や密閉、局所排気による換気などの対策をとります。**作業管理**は作業そのものを管理することで、作業姿勢、作業衣の定期的交換、保護具の着用をいいます。

ここだけ丸暗記

☑ 労働災害統計によれば、業務上疾病で発生件数が最も多いのは、負傷に起因する疾病で**災害性腰痛**が全体の半数を占めています。

☑ 休業4日以上の死傷者数は約12万人で、減少傾向です。

☑ 労災補償の請求件数では精神障害が脳・心臓疾患より多く、労働安全衛生法で50人以上の事業場では**ストレスチェック**が義務付けられています。

☑ **特殊健康診断と定期健康診断**
特殊健康診断は、労働安全衛生法で「事業者は、有害な事業で、政令に定めるものに

従事する労働者に、医師による特別の健康診断を行わなければならない」と定められた健康診断です。定期健康診断の有所見率（約53%）の項目別で多いのは、**血中脂質**（約30%）、**血圧**（約17%）です。

☑ 産業保健に関連する法規

労働基準法（就業制限、勤務時間、産後週間の就業禁止等）、**労働者災害補償保険法**（労働災害に対する保険給付）、最低賃金法などがあります。

労働基準法で「業務上災害は使用者が補償すること」となっており、労働者災害補償保険は「業務上災害または通勤災害による負傷、疾病、障害が残った場合、死亡等」で保険給付されます。**通勤中の負傷は補償対象**で、保険料は**事業者の全額負担**です。

☑ 労働安全衛生法による健康管理体制

衛生委員会	常時50人以上の労働者を使用する事業場に設置義務。毎月1回以上会議を開催し、労働者の健康障害防止の基本的対策、健康保持増進の基本的対策、労働災害の原因および再発防止対策などを話し合う
衛生管理者	常時50人以上の労働者を使用する事業場は、規模に応じた数の衛生管理者を選任し、衛生管理者（医師、歯科医師等以外は都道府県労働局長の発行する免許が必要）は最低週1回作業場の巡視を行う
産業医	常時50人以上の労働者を雇用する事業場は、産業医を選任し、労働者の健康管理などを行う

☑ 職業性疾患

物理的要因による疾患	全身振動障害（コンクリート柱製造など）／手腕系振動障害（白ろう病、チェーンソー使用者）／気圧障害（潜函病）／高温障害／電離放射線障害／じん肺（粉じん吸入により肺に生じた線維増殖性変化を主体とする疾病。じん肺法でじん肺検診、健康管理手帳の交付を規定）
化学的要因による疾患	アルキル水銀などの金属類、ベンゼンなどの有機溶剤、芳香族ニトロ化合物、有毒ガスによる中毒

> **+One　トータル・ヘルスプロモーション・プラン**
>
> ☑ 厚生労働省が推進する働く人の心と体の健康づくり。健康づくり計画→健康測定→健康指導→実践活動→生活習慣の改善・職場の活性化→健康づくり計画のサイクルで実施。健康指導には、運動指導、保健指導、メンタルヘルスケア、栄養指導があります。

解いてみよう

Q1 衛生管理者は労働基準法に規定されている。

Q2 気中有害物質濃度の測定は作業環境管理である。

020 学校保健・国際保健の概要

重要度 ★★☆

問1 学校保健に関する記述である。正しいのはどれか。1つ選べ。

(2016年・問16「7J 学校保健」)

(1) 定期の予防接種は、学校長に実施義務が課せられている。
(2) 学校感染症が流行した場合の休校は、養護教諭が決定する。
(3) インフルエンザに罹患した児童は、解熱した日の翌日から登校してよい。
(4) 定期健康診断の項目には、栄養状態が含まれる。
(5) 学校保健委員会は、市町村ごとに設置される。

問2 国際保健に関する記述である。**誤っている**のはどれか。1つ選べ。

(2013年・問20「7K 国際保健」)

(1) 資金の貸し付けは、政府開発援助（ODA）に含まれる。
(2) 乳幼児死亡率の削減は、国連のミレニアム開発目標（MDGs）に含まれる。
(3) 国際協力機構（JICA）は、政府ベースの技術協力を担っている。
(4) プライマリヘルスケアの考え方は、オタワ憲章で提唱された。
(5) わが国は、WHOのたばこ規制枠組条約を批准している。

問題のポイント

学校保健では、学校保健統計調査、学校保健安全法、組織とスタッフ、感染症と出席停止期間などが出題されており、学校保健統計調査結果の概要は見ておくとよいでしょう。国際保健では、WHOや、種々の国際機関の役割が問われています。

解答 ➡ 問1 (4) 問2 (4)

問1 (1) × 定期予防接種は、学校が関与するものではありません。
(2) × 出席停止は学校長、休校は学校の設置者が行います。
(3) × インフルエンザの場合は解熱後2日（幼児は3日）経過してからです。
(4) ○ 定期健康診断の項目は、学校保健安全法施行規則に定められ、栄養状態が含まれます。検査項目1の身長、体重及び座高は身長及び体重に改正されました。
(5) × 学校保健委員会は、学校ごとに設置されます。

問2 (4) × プライマリヘルスケアは、アルマ・アタ宣言で提唱されました。

ここだけ丸暗記

☑ 児童生徒等の健康診断の実施期限は6月30日です。
児童生徒等および保護者への実施日から結果通知までの期間は21日です。

☑ 就学時健康診断は、翌学年の初めから4か月前（11月30日）までに実施します。

☑ 学校保健統計調査における小学生のおもな疾病の推移で裸眼視力1.0未満は増加傾向にあります。

☑ わが国はWHOの西太平洋地域（事務局はマニラ）に属しており、WHOは疾病の国際分類の設定も行っています。

☑ UNICEFは児童の就学支援や、児童の権利に関する条約の普及活動を行っています。

☑ 国際機関等の名称と事業

国際労働機関（ILO）	労働・生活条件の改善。社会正義と人権、労働権の推進
国連児童基金（UNICEF）	子どもの命と健康を守る。子どもの栄養、教育、保護等
国際連合食糧農業機関（FAO）	栄養水準向上、食料生産、農村住民の生活条件改善
世界食糧計画（WFP）	緊急事態にあわせて食糧援助
食糧援助機関国連難民高等弁務官事務所（UNHCR）	難民支援
国際協力機構（JICA）	資金・技術協力など政府開発援助ODAの実施。2国間協力

+One 国連ミレニアム開発目標（MDG）

1. 極度の貧困と飢餓の撲滅
2. 普遍的初等教育の達成
3. ジェンダーの平等の推進と女性の地位向上
4. 幼児死亡率の削減
5. 妊産婦の健康の改善
6. HIV／エイズ、マラリアその他疾病の蔓延を防止し、その後減少させる。
7. 環境の持続可能性の確保
8. 開発のためのグローバル・パートナーシップの推進

解いてみよう

Q1 水痘の出席停止期間の基準は、すべての発しんが痂皮化するまでである。
Q2 国連世界食糧計画（WFP）は学校給食の普及活動を行っている。
Q3 国連開発計画（UNDP）は2国間の国際保健医療協力を行う。

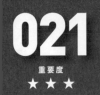

応用力問題 ——疫学研究

問 次の文を読み答えよ。

(2016年・問196、197「4C 疫学の方法、4B 疫学指標とバイアスの制御」)

K病院に勤務する管理栄養士である。糖尿病と初めて診断された患者を対象に希望者を募って、月1回の糖尿病教室を開催している。教室の食事改善効果を学会で発表しようと考えている。なお、研究倫理委員会の承認を得ている。

問1 同じ月に糖尿病と診断されたが、教室に参加しなかった患者を対照群とすることにした。教室に参加した患者と同じ性・年齢の患者を抽出し、1か月後のHbA1c、BMI、食事内容の変化を比較した。この研究デザインに該当するものとして、正しいのはどれか。1つ選べ。

(1) 前後比較試験
(2) 無作為化比較試験
(3) 非無作為化比較試験
(4) 症例対照研究
(5) 症例研究 (ケーススタデイ)

問2 食事内容の変化から教室の効果を検討し、学会で発表した。結果にバイアスをもたらす事項として強調すべき、研究の限界である。**最も適切**なのはどれか。1つ選べ。

(1) 教室効果の検討として、1か月間の観察期間は短い。
(2) 行動変容の準備性が、2群で異なった可能性がある。
(3) 月1回の集団教育では、介入の強度が不十分である。
(4) 1つの病院のデータであるため、一般化できない。

問題のポイント

疫学研究は、症例対照研究、無作為化比較試験、コホート研究がよく出題されます。考え方や計算方法をまとめておきましょう。

バイアスとは、調査・研究において発生する様々な偏りのことです。バイアスの制御を

覚えましょう。

解答 → 問1 **(3)** 問2 **(2)**

問1 (1) ✗ 前後比較試験は、患者の集団にある治療を行い、その前後で病状がどのように変化したかを比較する試験のことです。そのため、結果を比較するために必要な対照群が設定されていないので、生じた変化が治療による結果なのか、それともただ単に病気の経過をみた結果なのかを判定することはできません。

(2) ✗、(3) ○ 無作為化比較試験（RCT）は、ある特徴をもつ対象が一方の群に偏ることなく、両群ともに同じような分布をもつ集団になるように、無作為割付を行い介入群と対照群に分けます。そして、介入群と対照群のアウトカム（罹患率、死亡率など）の比較によって評価を行います。RCTは、未知の交絡因子についても介入群と対照群で同じような分布になること（2群間でバイアスが生じにくい状態）が期待されるため、介入試験の中で最も信頼性が高いとされます。なお、無作為割付を実施しない比較試験を非無作為化比較試験と呼びます。

(4) ✗ 症例対照研究は、ある疾患の患者群（症例群）とある疾病に罹患していない群（対照群）を設定し、過去にさかのぼって（過去の履歴について）、2つの群の曝露の有無を比較することで、要因と疾病の関連性を調べる研究です。

(5) ✗ 症例研究（ケーススタディ）は、ある疾患の症例をいくつか集め、発症や経過、治療内容、予後などを一覧化し、何らかの仮説を導くための研究です。

問2 (1) ✗ 教室効果の検討には、観察期間が1か月程度の短いものや1年以上にもおよぶ長いものがあります。

(2) ○ 本研究は、非無作為化比較試験であるので、教室に参加した群と教室に参加しなかった群において、ある特性をもつ対象者の分布に偏りが生じていると考えられます。行動変容の準備性が、2群間で異なった可能性があります。

(3) ✗ 集団教育の介入の強度には、月1回程度のものから、月数回程度のものがあります。

(4) ✗ 研究結果を一般化するには、対象集団の大きい、あるいは複数の病院で無作為化比較試験を実施することが必要です。

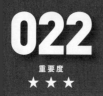

応用力問題 ——公衆栄養と疫学指標

問 次の文を読み答えよ。

(2016年・問198、199、200「社会・環境と健康：4B 疫学指標とバイアスの制御、7C 医療制度」「公衆栄養：6C 地域集団の特性別プログラムの展開」)

K市保健センターに勤める管理栄養士である。K市の健康推進プランの策定を担当することになった。

K市は勤労世代において、国民健康保険加入者の割合が他の自治体と比較して高い。

問1 次の表は、昨年のK市と県全体の40歳から65歳までの三大主要死因と各々の死亡者数である。K市、県全体のこの年代の人口は、それぞれ5万人と20万人であり、人口構成はほぼ同じである。各死因の死亡率比を求めたところ、悪性新生物 a 、心疾患 b 、脳血管疾患 c であった。

☐に入る正しいものの組合せはどれか。1つ選べ。

ただし、基準を1（県全体）とし、小数点第2位を四捨五入すること。

表　K市および県全体の主要死因の死亡者数（40歳から65歳）

	K市の死亡者数（人）	県全体の死亡者数（人）
悪性新生物	200	1,000
心疾患	150	400
脳血管疾患	120	300

	a	b	c
(1)	0.2	0.4	0.4
(2)	0.8	1.5	1.6
(3)	1.0	0.4	0.3
(4)	1.3	0.7	0.6
(5)	2.0	1.5	1.2

問2 K市の健康推進プランの候補としてあがった目標である。K市の主要死因のデータから、重点的にとりあげる目標である。**最も適切**なのはどれか。1つ選べ。

(1) がんによる死亡率の低下
(2) がんと心疾患による死亡率の低下
(3) がんと脳血管疾患による死亡率の低下
(4) 心疾患と脳血管疾患による死亡率の低下

問3 K市住民の特性を考えた、健康推進プランでの重点的な取組である。**最も適切な**のはどれか。1つ選べ。
(1) 学校と連携して、健康づくりの標語を募集する。
(2) ボランティアの協力を得て、栄養教室を開催する。
(3) 企業と連携して、休日に健康イベントを開催する。
(4) 保険者と連携して、特定健康診査を受診しやすい時間に変更する。

問題のポイント

集団の健康推進を行うには、集団の特性を見極めることが大切で、疫学の手法が有効です。

解答 → 問1 **(2)**　問2 **(4)**　問3 **(4)**

問1 (2) ○ 悪性新生物の死亡率比（相対危険）は（200／50000）／（1000／200000）＝0.8、心疾患の死亡率比は（150／50000）／（400／200000）＝1.5、脳血管疾患の死亡率比は（120／50000）／（300／200000）＝1.6です。

問2 (4) ○ 問1の結果より、死亡率比が心疾患1.5、脳血管疾患1.6です。県に比べてK市は、心疾患死亡の危険が1.5倍、脳血管疾患死亡の危険が1.6倍と高いです。なお、悪性新生物の危険は0.8倍であるので、県に比べてK市の方は死亡リスクが低いです。

問3 (1) × 問題文からK市の対象者の特徴は40〜65歳（勤労世代）であるので、学校と連携して、健康づくりの標語を募集することは、重点的な取り組みとはなりにくいです。

(2) ×、(3) ×　ボランティアの協力を得て栄養教室を開催すること、企業と連携して休日に健康イベントを開催することは、重点的な取り組みとはなりにくいです。

(4) ○ 問題文からK市の対象者の特徴は、40〜65歳（勤労世代）、国民健康保険加入者割合が高いことです。そのため、特定業種の（医師、弁護士、酒屋など）の自営業者、被用者保険に該当しない非正規労働者が多く、健康診査を受診する時間帯に制限が生じやすいと考えられます。

1章 解いてみよう 解答・解説

1
1 × ポリオは、東南アジアやアフリカ諸国で発生しています。
2 × 疾病の悪化防止、治療、リハビリテーションは三次予防です。

2 1 ○　2 × バーゼル条約は、有害廃棄物の国境を超える移動およびその処分の規制に関する条約です。

3
1 × 1mLの検水で形成される集落数が100以下であることとなっています。
2 ○ 熱中症は気象条件に加え、重労働条件、高齢者、肥満者などで起こりやすくなります。

4 1 × 1人の女性が生涯に産む子供の平均数です。　2 ○

5 1 ○　2 × 間接法では年齢調整死亡率が計算できますが、標準化死亡比（SMR）として評価することが一般的です。

6 1 ○　2 ○ 無作為化は、群間の交絡因子の分布を均等にします。

7
1 × 特定保健用食品の効果は、無作為化比較対照試験（RCT）により明らかにします。
2 ○

8 1 × 特異度は真に疾病Aを有しない人のうち、検査陰性になる人の割合です。　2 ○

9
1 × 禁煙指導、禁煙治療では、禁煙開始後1本も吸わないことが重要です。低タール、低ニコチンのたばこでも様々なリスクは避けられないことを強調することが必要です。
2 ○ アルコールは腎尿細管での尿酸排泄を阻害するため、プリン体の少ないアルコール飲料でも血清尿酸値を上昇させます。

10
1 × 身体活動の強度が示されているのは、18～64歳です。
2 ○ 朝食の摂取は、朝の目覚めを促すために推奨されています。

11
1 × 子宮体がんのリスク因子は、肥満、エストロゲンの常用、未婚などで、これらの対策が重要です。　2 ○

12 1 ○　2 × 自殺者の動機・原因で最も多いのは、健康問題です。

13 1 ○　2 ○

14 1 × B類疾病のワクチン接種は個人予防を目的とします。　2 ○

15
1 ○　2 × 三次救急医療の提供は、救命救急センターや高度救命救急センターです。
3 × 65歳以上が65歳未満の約4倍です。

16
1 × 福祉用具は介護保険適用の対象となる用具で、一定の条件に当てはまる場合に保険給付が受けられます。
2 ○ 介護護予防・日常生活支援総合事業の対象者は要支援者に相当する者です。

17
1 × 飲食店の営業許可は、食品衛生法に基づいた保健所の業務です。
2 × 医療保険に関する審査事務は、保険者が設立した法人が行います。
3 × 精神障害者保健福祉手帳申請は、市町村福祉事務所が申請受付を担当します。

18
1 ○ 出生の届出は、戸籍法に基づき14日以内に届出なければなりません。
2 × 母子保健法で定める事業は市町村が主体となります。

19 1 × 衛生管理者は労働安全衛生法に規定されています。　2 ○

20
1 ○ 正しい記述です。学校保健安全法における出席停止期間と基準をまとめておきましょう。
2 ○
3 × 国連開発計画は、国連システムにおける技術協力活動の中核的資金供与機関です。

2章

人体の構造と機能及び疾病の成り立ち

023 細胞の構造と機能（1）

重要度 ★★★

問 ヒトの細胞と組織に関する記述である。正しいのはどれか。1つ選べ。

（2016年・問18「1A 人体の構成」）

(1) 心筋は、平滑筋である。
(2) 食道は、重層扁平上皮に覆われている。
(3) ミトコンドリアでは、解糖が行われる。
(4) 核小体では、tRNA（転移RNA）が合成される。
(5) 脂肪細胞は、ヒスタミンを放出する。

問題のポイント

細胞は細胞膜で包まれていて、内側に核と細胞質があります。細胞質にはいくつかの**細胞小器官**があります。**核**は、細胞の遺伝情報の伝達およびたんぱく質合成などの代謝を制御しています。細胞小器官は、細胞の生命活動に必要な機能を担っています。細胞が集まって組織をつくり、組織が集まって器官（臓器）をつくり、器官が集まって器官系を構成しています。

解答 → (2)

(1) × 筋肉には、骨に付着する**骨格筋**と、骨に付着しない**平滑筋**、**心筋**があります。筋細胞の核の数より、**多核**の骨格筋（随意筋）、**単核**の平滑筋と心筋（不随意筋）に分けられます。

(2) ◯ **重層扁平上皮**は、細胞が多層に積み上がり、扁平な細胞からなる上皮です。食道粘膜の上皮は、重層扁平上皮（非角化）で覆われており、食物を嚥下するときに食道壁を保護します。また、皮膚の表皮も重層扁平上皮（角化）で覆われ、体表を保護し、体液の損失を防いでいます。

(3) × **ミトコンドリア**は好気的条件下で**電子伝達系**による**ATPの産生**を行っています。細胞質には**解糖系**があり、グルコースを代謝することでピルビン酸とNADHを生じます。

(4) × 核小体は核内に存在し、**rRNA**（リボソームRNA）、たんぱく質の翻訳に関わる**リボソーム**を合成します。

(5) × **肥満細胞**は粘膜下組織や結合組織に存在し、炎症や免疫反応などの生体防御

機構に重要な役割をもつI型アレルギー反応の主体です。細胞表面に結合したIgEに抗原が結合すると、細胞膜酵素が活性化され、内容物の特異顆粒（ヒスタミンなど）が放出されます。

また、細胞膜酵素の活性化は、アラキドン酸の生成と代謝を亢進させ（アラキドン酸カスケード）、ロイコトリエン、血小板活性化因子（PAF）、プロスタグランジン、トロンボキサンA_2などを細胞膜から遊離します。

ここだけ丸暗記

☑ ヒトの細胞の構造と細胞小器官

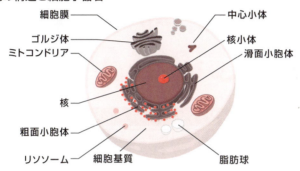

細胞膜の主成分	たんぱく質と脂質、多糖など。生体膜の主成分はリン脂質。疎水性部分が向かい合うリン脂質二重層を形成
ミトコンドリア	クエン酸回路に必要な酵素がマトリックスに存在。脂肪酸酸化（β酸化）反応が行われる。ヒト赤血球中には、核やミトコンドリアなどの細胞内小器官は含まれない
粗面小胞体	リボソームが付着。たんぱく質を生合成。特に分泌たんぱく質やリソソームたんぱく質、小胞体やゴルジ体の内腔たんぱく質、小胞体や細胞膜の膜たんぱく質を合成
滑面小胞体	リボソームが付着していない。コレステロールを含むステロイドホルモンやトリグリセリドなどの脂質を合成
ゴルジ体	小胞体で合成されたたんぱく質を受け取り、修飾・加工して小胞に包み込んで最終目的地に輸送
リソソーム	酸性ホスファターゼ、リボヌクレアーゼ、エステラーゼなどの加水分解酵素による細胞内消化機能をもつ。 古くなった自身の細胞や外部からの異物を分解

☑ **iPS細胞**は、体細胞に数種類の遺伝子を導入し、多数の細胞に分化できる能力を獲得した細胞のことで、神経細胞にも分化させることができます。受精卵を使用して作製されていません。

上皮の種類と特徴

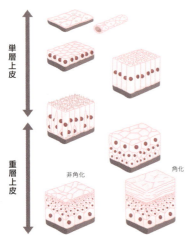

扁平上皮：血管、心臓、肺に存在。表面相互の摩擦を減らす

立方上皮：唾液腺、卵巣に存在。分泌物を産出

円柱上皮：胃粘膜上皮、腸粘膜上皮、腎臓の太い管、卵管に存在。物質の吸収や保護作用のある粘液産出など

多列円柱線毛上皮：気道に存在。気道の保護と異物排出

移行上皮：尿路に存在。伸展作用と保護作用

重層扁平上皮：[非角化のもの] 口腔、食道の内表面に存在。摩擦に対する保護作用
　　　　　　　[角化したもの] 皮膚の外表面に存在。摩擦、蒸発と温度などに対する保護作用

+One アディポサイトカイン

腫瘍壊死因子α（TNF-α）	脂肪細胞の肥大化により、インスリン抵抗性を惹起する
レプチン	肥満中枢を刺激して食欲を抑制する
アディポネクチン	インスリン受容体の感受性を良くする
PAI-1 (plasminogen activator inhibitor-1)	血液凝固を促進する
MCP-1 (monocyte chemoattractant protein 1)	単球やリンパ球の遊走を引き起こす
アンジオテンシノーゲン	血圧を上げる

解いてみよう

Q1 脂肪細胞はアディポサイトカインを分泌する。
Q2 肥満細胞はヒスタミンを分泌する。

細胞の構造と機能（2）

問 免疫に関する記述である。正しいのはどれか。1つ選べ。

（2016年・問42「19A 免疫と生体防御」）

(1) ヘルパーT細胞は、非特異的防御機構を担う。
(2) 形質細胞は、非特異的防御機構を担う。
(3) ナチュラルキラー（NK）細胞は、特異的防御機構を担う。
(4) B細胞は、細胞性免疫を担う。
(5) 抗原提示細胞は、細胞性免疫と体液性免疫を担う。

問題のポイント

免疫は生体内の病原体、あるいはがん細胞を認識して死滅させることにより、生体を感染症あるいは病気から防御するシステムです。これには、細胞、組織、器官が複雑に関与しています。

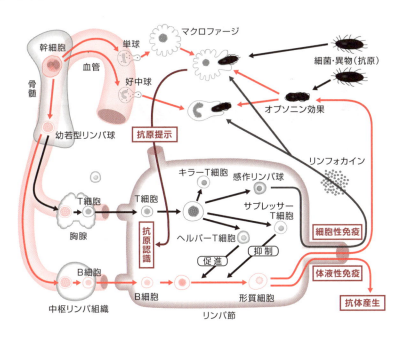

①マクロファージが病原体を貪食し、病原体の特徴をT細胞に提示（抗原提示）
②特徴を解読したT細胞は、感作リンパ球、キラーT細胞、ヘルパーT細胞、サプレッサーT細胞になる
③感作リンパ球はリンフォカインを産生し、マクロファージの貪食能を高める（細胞性免疫）
④キラーT細胞は同じ特徴をもった病原体が自己死する因子を分泌することで、病原体を攻撃（細胞性免疫）
⑤ヘルパーT細胞はB細胞に指令を発し、病原体に適合した抗体を産生する形質細胞（抗体産生細胞）に分化するよう促す
⑥サプレッサーT細胞は抗体を産生しすぎないよう抑制
⑦産生された抗体は抗原と抗原抗体反応し、抗原は無毒化される（体液性免疫）
⑧B細胞の一部は免疫記憶細胞となり抗原の情報を一定期間記憶し、同じ病原体に対する再度の感染に備える

解答 → (5)

(1) × ヘルパーT細胞は、特異的防御機構（特異的免疫：獲得免疫）に関与します。

(2) × 形質細胞は、特異的防御機構（特異的免疫：獲得免疫）に関与します。

(3) × ナチュラルキラー細胞は、非特異的防御機構（非特異的免疫：自然免疫）に関与します。

(4) × B細胞は、体液性免疫に関与します。

(5) ○ マクロファージはT細胞に抗原提示を行うことから、抗原提示細胞の機能をもっています。

ここだけ丸暗記

☑ 血球は、骨髄中にある未分化の幹細胞からつくられ、赤血球系、白血球系、血小板系に分かれます。各系統の血球の幼若型が分裂、分化し、成熟型の血球となります。

赤血球	酸素を細胞に運搬
リンパ球	細胞性免疫と体液性免疫（抗体産生）
単球	血管外でマクロファージとなり食作用（貪食）
好酸球	抗原抗体複合物の摂取除去
好塩基球	炎症部位の血管拡張と血液凝固防止
好中球	食作用（貪食）
血小板	血液の凝固

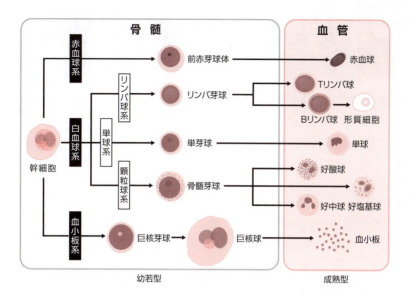

+One　胃の細胞の構造と機能

☑ 胃底腺は、胃粘膜を構成する外分泌腺で、固有胃腺と呼ばれています。胃液成分である胃酸（塩酸）、ペプシノーゲンおよび粘液を産生します。

☑ **胃酸分泌**細胞を壁細胞（傍細胞）、**ペプシノーゲン分泌**細胞を主細胞、粘液分泌細胞を副細胞と呼びます。

☑ **キャッスル内因子**は、胃腺の壁細胞から分泌されるたんぱく質で、ビタミンB_{12}と結合し、ビタミンB_{12}の吸収に関わります。

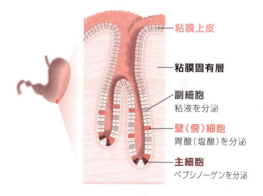

解いてみよう

Q1 マクロファージは、抗原提示を行う。
Q2 形質細胞は、細胞性免疫を担う。

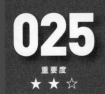

たんぱく質の構造と機能

問1 アミノ酸に関する記述である。誤っているのはどれか。

(2008年・問22「2A アミノ酸・たんぱく質の構造・機能」)

(1) セリンは、リン脂質の構成成分の1つである。
(2) γ-カルボキシグルタミン酸は、ビタミンK依存性の翻訳後修飾により合成される。
(3) ロイシンは、分枝（分岐鎖）アミノ酸の1つである。
(4) グルタミン酸は、神経伝達物質である。
(5) アラニンは、フェニルアラニンの前駆体である。

問2 たんぱく質の構造と機能に関する記述である。正しいのはどれか。

(2010年・問22「2A アミノ酸・たんぱく質の構造・機能」)

(1) たんぱく質の変性とは、一次構造が破壊されることである。
(2) 補体は、補酵素として機能する。
(3) 受容体は、情報伝達物質の標的細胞に存在する。
(4) 酵素は、触媒する反応に必要なエネルギーを増大させる。
(5) 収縮たんぱく質は、それ自体の長さを短縮することで筋収縮を引き起こす。

問題のポイント

たんぱく質は、20種類のアミノ酸の脱水重合（ペプチド結合）で形成されます。基本的な構造と機能を理解し、性質を利用した分類方法に従い知識を確実にしましょう。問1はアミノ酸の基本的知識、問2はたんぱく質の構造と機能の関係を問う問題です。

解答 → 問1 (5)　問2 (3)

問1 (1) ○　リン脂質のホスファチジルセリンには、アミノ酸のセリンが含まれます。
(2) ○　グルタミン酸にカルボキシル基を付加する際、ビタミンKが必要です。
(3) ○　ロイシンのほか、バリン、イソロイシンなども分岐鎖アミノ酸です。
(4) ○　γ-アミノ酪酸（GABA）も神経伝達（抑制性）物質の1つです。
(5) ×　フェニルアラニンは、体内で合成できない必須アミノ酸です。

問2 (1) ✕ 変性とは、たんぱく質の高次構造を壊すことです。
(2) ✕ 補体は血清たんぱく質の一種で、補酵素ではありません。
(3) ◯ 情報伝達物質の受容体は、細胞膜受容体と核内受容体に分類されます。
(4) ✕ 酵素は、反応の活性化エネルギーを低下させます。
(5) ✕ 筋収縮は、収縮たんぱく質同士が互いに重なり滑ることで行われます。

ここだけ丸暗記

☑ アミノ酸は分子内にアミノ基とカルボキシル基をもつ化合物です。

☑ たんぱく質を構成するアミノ酸は、カルボキシル基の隣のα炭素にアミノ基をもちます（α-アミノ酸）。グリシン以外はα位の炭素が不斉炭素のため、一対の光学異性体が存在します。天然のたんぱく質を構成するα-アミノ酸は20種類あり、すべてL型です。

☑ アミノ酸は酸性基（カルボキシル基）と塩基性基（アミノ基）の両方をもつ両性電解質です。アミノ酸は側鎖の種類で非極性、極性、酸性、塩基性に分類され、側鎖の性質によってたんぱく質の構造が決まります。

☑ **たんぱく質の構造**

たんぱく質は多数のアミノ酸が脱水重合（ペプチド結合）してできた高分子です。たんぱく質は巨大で、構造は一次から四次までの4段階で説明します。

一次構造	ポリペプチド鎖のアミノ酸配列（アミノ酸の結合順序）
二次構造	ポリペプチド鎖の部分的な三次元構造（α-ヘリックス構造、β-シート構造）
三次構造	ポリペプチド鎖全体の三次元構造
四次構造	複数のポリペプチド鎖が集まってたんぱく質を構成するとき、それらの空間配置

☑ **たんぱく質の分類**

組成	単純たんぱく質（ポリペプチド鎖）と複合たんぱく質（ポリペプチド鎖＋他の化合物、糖たんぱく質、リポたんぱく質、核たんぱく質、金属たんぱく質、色素たんぱく質など）
形状	球状たんぱく質、繊維状たんぱく質
機能	酵素、構造たんぱく質、輸送たんぱく質、貯蔵たんぱく質、ホルモン、収縮たんぱく質、防御たんぱく質など

解いてみよう

Q1 バリンは、分岐鎖アミノ酸の1つである。
Q2 筋収縮は、ミオシンの短縮によって起こる。

026 糖質の構造と機能

問1 糖質に関する記述である。正しいのはどれか。

(2008年・問23「2B 糖質の構造・機能」)

(1) ケトースは、アルデヒド基をもつ。
(2) 天然の糖質は、D型よりもL型の光学異性体が多い。
(3) セルロースは、α-1,4-グリコシド結合をもつ。
(4) アミロースは、α-1,6-グリコシド結合をもつ。
(5) グリコサミノグリカンは、二糖の繰返し構造をもつ。

問2 糖質の構造に関する記述である。正しいのはどれか。

(2009年・問23「2B糖質の構造・機能」)

(1) デオキシリボースは、6個の炭素原子をもつ。
(2) L-ガラクトースは、ラクトースの構成要素の1つである。
(3) グリコーゲンは、α-1,6-グリコシド結合をもつ。
(4) でんぷんは、β-1,4-グリコシド結合をもつ。
(5) ヒアルロン酸は、硫酸基をもつ。

問題のポイント

問1は単糖、誘導糖、単純多糖、複合多糖の構造を、問2は誘導糖、二糖、単純多糖、複合多糖の構造を問う問題です。具体的な名称と構造、機能などをまとめておきましょう。

解答 → 問1 (5)　問2 (3)

問1
(1) × ケトースはケトン基を、アルドースはアルデヒド基をもつ糖質のことです。
(2) × 天然に存在する糖の大部分は、D型です。
(3) × セルロースは、β-1,4-グリコシド結合からなるグルコースの重合体です。
(4) × アミロースは、α-1,4-グリコシド結合からなる直鎖状分子です。
(5) ○ アミノ糖とウロン酸による繰り返し直鎖状構造のヘテロ多糖です。

問2 (1) × リボースの誘導糖であり、5個の炭素原子を含みます。
(2) × ラクトースは、D-ガラクトースとD-グルコースが結合したものです。
(3) ○ グリコーゲンには、α-1,4-グリコシド結合も含まれます。
(4) × β-1,4-グリコシド結合は含みません。
(5) × ヒアルロン酸には硫酸基は含まれません。

ここだけ丸暗記

☑ 単糖は糖の最小単位です。分子中に含まれる炭素の数によって、トリオース（三炭糖）、テトロース（四炭糖）、ペントース、ヘキソースなどに分類されます。

ペントース（五炭糖）	リボース、デオキシリボースなど
ヘキソース（六炭糖）	グルコース、ガラクトース、フルクトースなど

☑ 分子中のカルボニル官能基によって、アルデヒド基をもつ単糖をアルドース、ケトン基をもつ単糖をケトースと分類します。

アルドース	グルコース、ガラクトース、リボースなど
ケトース	フルクトースなど

☑ 糖質には、D型とL型の光学異性体があり、自然界にある糖質の大部分はD型です。
☑ グルコースの環状構造は、アノマー性水酸基の方向で、α型とβ型に区別されます。
☑ 誘導糖は、糖から誘導されて糖の一部が変化してできた糖で、ウロン酸、アミノ糖、デオキシ糖などがあります。
☑ 二糖は2つの単糖が脱水縮合した化合物で、加水分解によって単糖を生じます。マルトース（麦芽糖）、ラクトース（乳糖）、スクロース（ショ糖）などがあります。
☑ 多糖類はグルコースその他の単糖が多数結合し重合した化合物です。加水分解によって単糖が通常10個以上生じるものです。

単純多糖（ホモ多糖。同種の単糖で構成）	デンプン、グリコーゲン、セルロースなど
複合多糖（ヘテロ多糖。異種の多糖で構成）	ヒアルロン酸など

アミノ糖またはウロン酸をもつ二糖の繰返し単位からなる多糖類をムコ多糖といい、硫酸基をもつもの（例：コンドロイチン硫酸、ヘパリン）と、もたないもの（例：ヒアルロン酸）があります。

解いてみよう

Q1 ガラクトースは、六炭糖のアルドースである。
Q2 マルトースは、α-1,6-グリコシド結合をもつ。

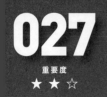

脂質の構造と機能

問1 脂質についての記述である。正しいのはどれか。

(2009年・問27「2B 脂質の構造・機能」)

(1) ジアシルグリセロールは、複合脂質である。
(2) ヒトは、α-リノレン酸を合成できる。
(3) ロイコトリエンは、アラキドン酸から生成される。
(4) アシルCoA合成酵素は、コレステロール合成の律速酵素である。
(5) アポたんぱく質（アポリボたんぱく質）は、脂質とたんぱく質からなる。

問2 脂質に関する記述である。正しいのはどれか。

(2010年・問24「2B 脂質の構造・機能」)

(1) オレイン酸は、n-6系の一価不飽和脂肪酸である。
(2) エイコサペンタエン酸は、炭素数20の飽和脂肪酸である。
(3) アラキドン酸は、プロスタグランジンの前駆体となる。
(4) ホスファチジルコリンは、セリンをもつ。
(5) ビタミンAは、ステロイド骨格をもつ。

問題のポイント

脂質とは、一般に水に溶けにくく、有機溶媒に溶ける生体物質です。**問1**も**問2**も脂質に関する基本的な知識を問う問題です。具体的な名称と構造などを表にまとめましょう。

解答 → 問1 (3) 問2 (3)

問1 (1) × ジアシルグリセロールは単純脂質で、その大部分が中性脂肪です。
(2) × α-リノレン酸は必須脂肪酸であり、ヒト体内では合成されません。
(3) ○ リン脂質に結合したアラキドン酸からリポキシゲナーゼによって合成されます。
(4) × アシルCoA合成酵素は、脂肪酸酸化（β酸化）に関与する酵素です。
(5) × アポたんぱく質は、リポたんぱく質のたんぱく質部分のことです。

問2 (1) × 炭素数18の二重結合が1つ含まれるn-9系の一価不飽和脂肪酸です。
(2) × 5つの二重結合が含まれる多価不飽和脂肪酸です。

(3) ○ アラキドン酸は、エイコサノイドの1つである**プロスタグランジン**などの前駆体となります。
(4) × **ホスファチジルコリン（レシチン）**には、セリンは含まれません。
(5) × **誘導脂質**のビタミンAには、ステロイド骨格は含まれません。

ここだけ丸暗記

☑ **脂質**は、体構成成分やエネルギー貯蔵体、生理活性物質や前駆体として重要です。

単純脂質	アシルグリセロールである中性脂肪が大部分を占める
複合脂質	リン酸や糖などが含まれた物質
誘導脂質	脂肪酸、ステロイド、エイコサノイド、脂溶性ビタミンなど

☑ **単純脂質**は**脂肪酸**と**各種アルコール**とのエステルで、中性脂肪が大部分です。

☑ **トリアシルグリセロール**（トリグリセリド）は代表的な中性脂肪で、1分子のグリセロール（グリセリン）と3分子の脂肪酸からなります。トリアシルグリセロール（油脂）は、動物では脂肪組織に蓄えられ、植物ではおもに種子に存在します。

☑ **複合脂質**は脂肪酸とアルコールの他に、リン酸、糖、各種塩基などを含む脂質です。

リン脂質	グリセロリン脂質（グリセロールを含む）	ホスファチジルコリン（レシチン）（生体膜の主成分の1つ）
	スフィンゴリン脂質（スフィンゴシンを含む）	スフィンゴミエリン（セラミドとコリンが結合。生体膜の成分として、特に脳や神経組織に多く存在）
糖脂質	グリセロ糖脂質	ジアシルグリセロールに単糖またはオリゴ糖が結合
	スフィンゴ糖脂質	セレブロシド（脳や神経細胞に多く含まれる）

☑ **誘導脂質**は単純脂質や複合脂質から加水分解によって得られるものです。

脂肪酸	各種アシルグリセロールを加水分解して得られる。飽和脂肪酸と不飽和脂肪酸（n-3系、n-6系、n-9系）がある
ステロイド	ステロイド骨格をもつ化合物。ホルモンやコレステロール、胆汁酸の形で生理活性を示す重要な物質
エイコサノイド	炭素数20個の多価不飽和脂肪酸であるアラキドン酸やエイコサペンタエン酸などから生合成される生理活性物質
脂溶性ビタミン	ビタミンA、D、E、K

解いてみよう

Q1 ホスファチジルイノシトールは、リン脂質である。
Q2 リン脂質は、ホルモン感受性リパーゼにより分解される。

028 たんぱく質・アミノ酸の代謝

重要度 ★★★

問1 たんぱく質の合成・分解に関する記述である。正しいのはどれか。

(2008年・問29「4A アミノ酸・たんぱく質の代謝」)

(1) プロテアソームは、たんぱく質分解酵素の複合体である。
(2) プロトロンビンは、トロンビンから生成される。
(3) ユビキチンは、たんぱく質合成に関与する酵素の1つである。
(4) トリプシンによるたんぱく質分解は、ATPに依存する。
(5) 分泌たんぱく質は、細胞膜表面で合成される。

問2 ヒト体内におけるアミノ酸の働きに関する記述である。**誤っている**のはどれか。

(2009年・問28「4A アミノ酸・たんぱく質の代謝」)

(1) アルギニンは、一酸化窒素 (NO) の前駆体である。
(2) γ-カルボキシグルタミン酸は、プロトロンビンの構成アミノ酸である。
(3) グルタミン酸は、神経伝達物質である。
(4) システインは、メチオニン合成の基質である。
(5) シトルリンは、尿素回路の中間体である。

問題のポイント

アミノ酸代謝の理解には、糖原性アミノ酸とケト原性アミノ酸の概念が必要で、エネルギー産生に利用されるアミノ酸の変換方法を理解する一助となります。**問1**はたんぱく質分解系、**問2**は生体内で合成されるアミノ酸の機能を幅広く問う問題です。

解答 ➡ 問1 (1)　問2 (4)

問1 (1) ○ プロテアソームは、真核生物のATP依存性たんぱく質分解酵素複合体です。
(2) × プロトロンビンの一部が切断されて機能を示すトロンビンとなります。
(3) × ユビキチンは分解系に関与する分子量約8000のたんぱく質ですが、酵素ではありません。
(4) × トリプシンの分解反応に、エネルギーであるATPは必要ではありません。
(5) × 分泌たんぱく質は、遊離リボソームと粗面小胞体内腔で合成されます。

問2 (1) ◯ NOは、アルギニンからNO合成酵素の作用により生成される生理活性物質です。
(2) ◯ γ-カルボキシグルタミン酸は、ビタミンKと重炭酸塩を必須因子とする酵素反応より合成されます。
(3) ◯ グルタミン酸以外にも、特殊な生理活性を示すアミノ酸が存在します。
(4) ✕ 必須アミノ酸のメチオニンから非必須アミノ酸のシステインが合成されます。
(5) ◯ シトルリンは、尿路回路の中間体です。アンモニアを材料に尿素を産生する経路には、複数の中間体があります。

ここだけ丸暗記

☑ **アミノ酸プール**
摂取した食事由来のアミノ酸と体内でアミノ酸以外のものから変換されて生じる、体内にあるすべてのアミノ酸のことです。

☑ **たんぱく質**は、たんぱく質分解酵素（プロテアーゼ）によってアミノ酸に分解され、小腸から吸収されます。糖代謝に入るアミノ酸を**糖原性アミノ酸**、脂質代謝に入るアミノ酸を**ケト原性アミノ酸**と呼びます。

☑ **アミノ酸の代謝方法**
(1) アミノ酸のアミノ基を転移させる方法

①アミノ基転移反応	アミノ酸は、2-オキソグルタル酸にアミノ基を渡してグルタミン酸に変換される（アミノ基転移反応）。アミノ基転移酵素が触媒
②酸化的脱アミノ反応	アミノ基転移反応で生成したグルタミン酸が、2-オキソグルタル酸に戻り、このときにアンモニア（NH_3）が生じる
③アンモニアの処理	アンモニアが二酸化炭素と反応して**カルバモイルリン酸**を合成し、**尿素回路**（オルニチン回路）で**尿素**を合成。尿素は、尿中に排泄

(2) カルボキシル基を取り去る方法（脱炭酸反応）

アミノ酸からカルボキシル基を除去
↓　←脱炭酸酵素が触媒
モノアミンが生じる（脱炭酸反応）

【例】グルタミン酸
↓
神経伝達物質のγ-アミノ酪酸（GABA）が生じる

(3) その他の方法（種々の反応によるアミノ酸の体内変化）

フェニルアラニン → チロシン → ドーパ → ドーパミン → ノルアドレナリン
トリプトファン → セロトニン → メラトニン

+One

☑ アラニンを利用した糖新生回路（グルコース-アラニン回路）

筋肉での分解で得られたアミノ酸からピルビン酸を合成
↓
アラニンアミノトランスフェラーゼからアラニンを合成
↓
血中に放出
↓
肝臓で再度ピルビン酸に変換
↓
糖新生系でグルコースをつくるという一連の反応

☑ 乳酸を利用したグルコース合成回路（コリ回路）

筋肉で生成した乳酸が血液中に放出
↓
肝臓に運ばれてピルビン酸に変換
↓
ピルビン酸を材料に糖新生系でグルコースを合成するという一連の反応

解いてみよう

Q1 ヒスチジンの脱炭酸反応によりヒスタミンが生成する。
Q2 コリ回路は、筋肉で生じた乳酸を材料としてグルコースを合成する過程である。

029 糖質の代謝

重要度 ★★★

問1 糖質の代謝に関する記述である。正しいのはどれか。
(2008年・問26「4B 糖質の代謝」)

(1) 解糖系では、グルコースからガラクトース6-リン酸が生成される。
(2) ピルビン酸の乳酸への還元には、NADPHが用いられる。
(3) ピルビン酸脱水素酵素は、ビタミンB_6を補酵素とする。
(4) 骨格筋には、グルコース-6-ホスファターゼが存在する。
(5) ペントースリン酸回路では、リボース5-リン酸が生成される。

問2 糖質の代謝に関する記述である。正しいのはどれか。
(2010年・問29「4B 糖質の代謝」)

(1) インスリンは、骨格筋でグルコース輸送体 (GLUT4) に作用する。
(2) 骨格筋では、グリコーゲンがグルコースに変換される。
(3) アセチルCoAは、リンゴ酸と反応してクエン酸回路に入る。
(4) ペントースリン酸回路は、ミトコンドリアに存在する。
(5) アセチルCoAは、糖新生の基質となる。

問題のポイント

問1は解糖系、糖新生、ペントースリン酸回路の知識、問2は糖の吸収と糖代謝全般を扱う問題です。グルコースは、種々の代謝経路（解糖系、クエン酸回路、ペントースリン酸回路、グルクロン酸経路）によってエネルギーなどを産生します。

解答 → 問1 (5)　問2 (1)

問1
(1) × ヘキソキナーゼの作用で、グルコース6-リン酸が生成されます。
(2) × NADPHは、ペントースリン酸回路で合成され、脂肪酸の合成に利用されます。
(3) × ビタミンB_1からなるTPP（チアミンピロリン酸）を補酵素とします。
(4) × 肝臓にはこの酵素が存在しますが、骨格筋にはほとんどありません。
(5) ○ ペントースリン酸回路では、このほかにNADPHを合成します。

問2 (1) ○ インスリンには、細胞質ゾルのGLUT4を細胞膜へ移行させる作用があります。
(2) × 骨格筋では、最終的にはグルコースに変換されません。
(3) × オキサロ酢酸との縮合反応によってクエン酸回路に入ります。
(4) × ペントースリン酸回路の一連の反応は、細胞質ゾルで行われます。
(5) × ピルビン酸への変換が起こらないため、糖新生の基質とはなりません。

ここだけ丸暗記

☑ 糖質の消化と吸収

摂取した糖質は、分解を受けて単糖になり、小腸粘膜上皮細胞から糖輸送担体(GLUT)によって吸収され、全身の細胞で種々の糖輸送担体の作用により吸収されます。

☑ グルコースとガラクトースの吸収

腸粘膜上皮細胞のナトリウム依存性グルコース輸送担体(SGLT)により細胞内へ
↓
ナトリウム非依存性グルコース輸送担体2(GLUT2)により上皮細胞から排出
↓
毛細血管
↓
肝臓
↓
全身へ

☑ 糖質代謝の主要な経路

①解糖とクエン酸回路

解糖系	グルコースが細胞質ゾルでピルビン酸にまで代謝される
クエン酸回路(TCA回路)	ピルビン酸は、ミトコンドリアのマトリックスでアセチルCoAとなり、この回路でCO_2とGTP、$NADH+H^+$/$FADH_2$(還元当量)が産生され、高エネルギーリン酸化合物(ATP)に変換される

②ペントースリン酸回路とグルクロン酸経路

ペントースリン酸回路	主要な目的は①NADPHの供給、②リボース5-リン酸の供給、③食物中のペントース(五炭糖)を解糖系に導入すること
グルクロン酸経路	グルコースから合成されるグルクロン酸をグルクロン酸抱合に利用

③グリコーゲン合成と分解、糖新生

グリコーゲン合成	グルコースをグリコーゲンとして肝臓と筋肉に蓄える。UDP-グルコースをグリコーゲンの非還元末端に付加
グリコーゲン分解	グリコーゲンホスホリラーゼによる加リン酸分解でグルコース1-リン酸を生じる反応。血糖値の維持に利用
糖新生	アミノ酸、グリセロール、乳酸などを材料にグルコースを合成。肝臓で行われる

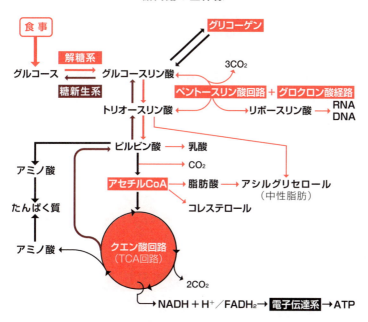

糖代謝の全体像

解いてみよう

Q1 赤血球は、TCA回路で得られるエネルギーに依存している。

Q2 糖新生は、おもに筋肉で行われる。

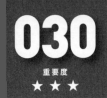

030 脂質の代謝

重要度 ★★★

問1 脂質の代謝に関する記述である。正しいのはどれか。

(2007年・問28「4C　脂質の代謝」)

(1) α-リノレン酸からアラキドン酸が合成される。
(2) 体脂肪の主成分は、ジアシルグリセロールである。
(3) 脂肪酸の酸化は、小胞体で行われる。
(4) ホルモン感受性リパーゼの活性は、インスリンによって抑制される。
(5) キロミクロン（カイロミクロン）は、肝臓で形成される。

問2 リポたんぱく質とその代謝に関する記述である。正しいのはどれか。

(2008年・問35「4C　脂質の代謝」)

(1) アポたんぱく質Bは、HDLのおもな構成たんぱく質である。
(2) VLDLのおもな合成の場は小腸である。
(3) LDLのおもな脂質成分は、トリグリセリド（トリアシルグリセロール）である。
(4) コレステロールエステル輸送たんぱく質（CETP）は、コレステロールをエステル化する。
(5) リポたんぱく質リパーゼ（LPL）は、トリグリセリドを加水分解する。

問題のポイント

問1は脂質の運搬、脂肪酸の酸化、不飽和脂肪酸の合成、**問2**は脂質の運搬に関与する種々のリポたんぱく質の知識を問う問題です。
脂肪酸分解反応のβ酸化は、エネルギー獲得に必須な過程です。また、脂肪の合成、コレステロールの機能と合成過程、調節方法なども脂質代謝において必要な事柄です。

解答 ➡ 問1 (4)　問2 (5)

問1 (1) × α-リノレン酸からは、EPAやDHAが生成されます。
　　　(2) × 脂肪組織（体脂肪）では、おもにトリアシルグリセロール（中性脂肪）です。
　　　(3) × 脂肪酸の酸化（β酸化）は、ミトコンドリアのマトリックスで行われます。
　　　(4) ○ インスリンのこの作用によって、脂肪の合成が優位となります。
　　　(5) × キロミクロンは、小腸粘膜上皮細胞で合成されます。

問2 (1) ✗ アポたんぱく質Bは、リポたんぱく質群（VLDL、IDL、LDL）に含まれます。
(2) ✗ VLDLは、肝臓がおもな合成場所です。
(3) ✗ コレステロールが最も多いリポたんぱく質です。
(4) ✗ コレステロールをVLDL、IDL、LDLに移すはたらきをもちます。
(5) ○ キロミクロン中のトリグリセリドは、脂肪酸とグリセリンに分解されます。

ここだけ丸暗記

☑ 食事由来の脂質は、小腸粘膜上皮細胞でキロミクロンとなり全身を循環します。体内で合成されるリポたんぱく質は、中性脂肪の運搬が目的の1つです。

☑ ミトコンドリアでアセチルCoAを生成（β酸化）する脂肪酸は、エネルギー産生に利用されます。アセチルCoAは、脂肪酸やコレステロール（胆汁酸）の合成にも利用されます。

☑ エイコサノイドは、アラキドン酸などの炭素数20の不飽和脂肪酸から誘導される生理活性物質です。プロスタグランジン（PG）、トロンボキサン（TX）、ロイコトリエン（LT）などがあり、生体機能に重要な役割を果たします。

☑ 脂質の消化と吸収

トリアシルグリセロール（TG）は、リパーゼの作用を受けて小腸粘膜上皮細胞に取り込まれ、細胞内でTGに合成され、コレステロールやリン脂質も加わりキロミクロンとなり、リンパ管を経て血液大循環に入ります。

キロミクロン中のTGは、血液中でリポたんぱく質リパーゼの作用により分解されます。

☑ リポたんぱく質は、脂質の体内輸送を担います。

キロミクロン	食事由来の脂質を運ぶ大型のリポたんぱく質。小腸粘膜上皮細胞で合成されるアポB-48を含む
VLDL、IDL、LDL	・肝臓で合成した脂質を運ぶリポたんぱく質のグループ。アポB-100をもつ ・肝臓で合成されたVLDLは、リポたんぱく質リパーゼによりIDLからLDLとなる。LDLは、動脈硬化を促進する因子
HDL	末梢組織からコレステロールを受け取り、肝臓に運ぶ

+One

☑ β酸化はミトコンドリアマトリックスで行われ、脂肪酸からアセチルCoAを生成します。
長鎖脂肪酸は、カルニチンによってミトコンドリアマトリックスに運ばれます。

☑ ケトン体（アセト酢酸、βヒドロキシ酪酸、アセトン）は、脂肪酸のβ酸化やグルコースの解糖経路で生じるアセチルCoAからが合成されます。

- ☑ **脂肪酸の合成**は、アセチルCoAを材料として律速酵素の**アセチルCoAカルボキシラーゼ**によるマロニルCoAへの変換から始まり、細胞質ゾルで行われます。
- ☑ コレステロール合成は、アセチルCoAを材料として細胞質ゾルで行われます。**HMG-CoA還元酵素**は、コレステロール合成経路の**律速酵素**であり、メバロン酸やコレステロールによって**フィードバック阻害**を受けます。さらに、コレステロールから**胆汁酸**を合成しますが、律速酵素は**コレステロール7α-水酸化酵素**です。

☑ 脂質の消化・吸収と代謝

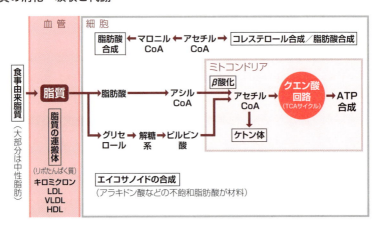

解いてみよう

Q1 長鎖脂肪酸は、カルニチンの作用によってミトコンドリアに入る。

Q2 脂肪酸合成は、ミトコンドリアで行われる。

031 酵素の性質と機能

重要度 ★★★

問1 代謝調節に関する記述である。正しいのはどれか。

(2009年・問25「3D 酵素」)

(1) アデニル酸シクラーゼは、cAMP（環状AMP）の分解酵素である。
(2) アドレナリンは、セカンドメッセンジャーである。
(3) 甲状腺ホルモンは、核内受容体を介して作用を発現する。
(4) ホスホリパーゼは、リン脂質を合成する酵素である。
(5) ホルモン感受性リパーゼの活性は、グルカゴンによって抑制される。

問2 代謝とその調節に関する記述である。正しいのはどれか。

(2010年・問27「3D 酵素」)

(1) アロステリック効果は、基質結合部位へのリガンドの結合によって生じる。
(2) HMG-CoA還元酵素は、アセチルCoAによりフィードバック制御をうける。
(3) アイソザイムは、同一反応を触媒するが構造の異なる酵素である。
(4) リポたんぱく質リパーゼは、インスリンによって抑制される。
(5) グリコーゲン合成酵素は、アドレナリンによって活性化される。

問題のポイント

問1は情報伝達系とホルモンの機能に関する基本的な知識を、問2は酵素の機能と代謝系を制御する方法を問う問題です。細胞外からの刺激と受容方法、情報を細胞内に伝達する方法（情報伝達機構）を理解することも重要です。

解答 → 問1 (3) 問2 (3)

問1
(1) × ATPを基質としてcAMPを合成する反応を触媒します。
(2) × 細胞外から細胞へ情報を伝達するファーストメッセンジャーです。
(3) ○ 細胞外からの信号を受け取る場所は、細胞膜上または細胞質のどちらかです。
(4) × リン脂質を分解する酵素で、リパーゼは脂質分解酵素のことです。
(5) × グルカゴンではなく、インスリンがこの活性を抑制します。

問2 (1) × 酵素分子内の**アロステリック部位**に**リガンド**が相互作用して表す効果です。
(2) × **メバロン酸**やコレステロールによって**フィードバック制御**を受けます。
(3) ○ たとえば、乳酸脱水素酵素には5種類の**アイソザイム**が存在します。
(4) × インスリンによって抑制されるのは、**ホルモン感受性リパーゼ**です。
(5) × アドレナリンやグルカゴンなどが、**アデニルシクラーゼ**を活性化します。

ここだけ丸暗記

☑ **代謝**は生体内での酵素による化学反応です。
☑ **酵素**には、基質特異性、至適温度、至適pHなどの性質があり、はたらきやすさが決められています。
☑ 酵素の大部分はたんぱく質で、活性の発現に補酵素や金属が必要なものもあります。
☑ 酵素活性の調節は、阻害剤やエフェクター分子など、種々の方法で担われています。
☑ **酵素の分類**

| ①酸化還元酵素 | ②転移酵素 | ③加水分解酵素 |
| ④リアーゼ | ⑤異性化酵素 | ⑥合成酵素 |

☑ **アイソザイム** 同一反応を触媒するが、たんぱく質の構造が異なる酵素です。

+One

☑ 酵素は、酵素が存在しない場合に比べて反応に必要な**活性化エネルギー**を低下させます。
酵素の反応が最も効率よく進む温度が**至適温度**、pHが**至適pH**です。
☑ 酵素の作用を受ける物質が基質で、ある特有の**基質**に対してのみ酵素が反応することを**基質特異性**、基質が結合する部分を**基質結合部位**、反応が起こる部分を**活性部位**といいます。
☑ 基質結合部位の多くは活性部位です。活性部位の構造は、温度やpHなどによって影響を受けます。酵素は、反応の前後で変化しません。
☑ 酵素と基質の親和性は、**ミカエリス定数** (Km) で表します。

酵素反応

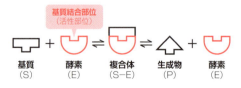

☑ 酵素の特定部位に結合してその活性を低下させる物質のことを**阻害剤**と呼びます。
☑ **競合阻害**とは、基質と阻害剤の構造が似ているために、基質と競争的に酵素の基質結

合部位（あるいは活性部位）を奪い合うことです。競合阻害のほかに、非競争阻害、反競合阻害があります。

- ☑ 酵素の活性調節には、**チモーゲン**（プロ酵素）としてや、酵素の基質結合部位以外の場所（**アロステリック部位**）に低分子化合物（**エフェクター分子**）が結合することによる方法があります（**アロステリック効果**）。このような調節を受ける酵素を**アロステリック酵素**といいます。
- ☑ 酵素自身が化学修飾を受けて活性が調節される方法に、たんぱく質分子のリン酸化・脱リン酸化があり、酵素が作用します。

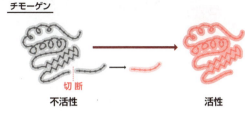

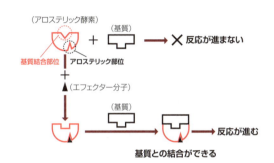

プロテインキナーゼ	たんぱく質リン酸化酵素
プロテインホスファターゼ	たんぱく質脱リン酸化酵素

- ☑ 代謝反応の一連の流れの中で、生成物がその前の反応を制御するシステムが**フィードバック制御**であり、反応を阻害する場合はフィードバック阻害といいます。
- ☑ 一連の反応の速度に依存する段階を律速段階と呼び、その酵素を**律速酵素**といいます。

解いてみよう

Q1 トリプシンは、トリプシノーゲンのプロ酵素である。
Q2 基質はアロステリック部位に結合する。

032 生体エネルギーと代謝

問1 生体エネルギーに関する記述である。正しいのはどれか。

(2009年・問24「3C 酸化的リン酸化」)

(1) 解糖系には、基質と酸素分子との反応過程がある。
(2) 電子伝達系では、$NADP^+$ は電子供与体としてはたらく。
(3) 酸化的リン酸化によるATPの合成過程では、水素イオン（H^+）濃度勾配が利用される。
(4) 脱共役たんぱく質（UCP）は、電子伝達とATP分解を脱共役させる。
(5) グルコース6-ホスファターゼは、グルコース6-リン酸のリン酸をクレアチンに転移する。

問2 代謝とその調整に関する記述である。正しいのはどれか。

(2010年・問28「3C 酸化的リン酸化」)

(1) アクアポリン（水チャンネル）は、ATPを加水分解する酵素である。
(2) クエン酸回路には、基質と酸素分子との反応過程がある。
(3) アンギオテンシン変換酵素は、アンギオテンシンⅠをアンギオテンシノーゲンに変換する。
(4) 脱共役たんぱく質（UCP）は、電子伝達とATP合成を脱共役させる。
(5) ホスホジエステラーゼは、ATPを基質としてcAMP（環状AMP）を合成する。

問題のポイント

問1は酸化還元の概念と電子伝達系の理解を必要とする問題で、問2は代謝調節などに関わる分子に関する問題です。

解答 ➡ 問1（3） 問2（4）

問1
(1) × 解糖系の主要な役割は、酸素を消費することなくATPを生成することです。
(2) × 電子伝達系の電子供与体には、$NADP^+$ は関与しません。
(3) ○ ミトコンドリア内膜に結合するATP合成酵素（複合体Ⅴ）が利用されます。

(4) × 脱共役は、ATP合成が起こらず電子伝達のみが起こることをいいます。
(5) × グルコース6-リン酸から、無機リン酸を生じる反応を触媒します。

問2 (1) × アクアポリンには、ATPの加水分解（ATPase）活性はありません。
(2) × クエン酸回路には、酸素分子が基質と直接反応するステップはありません。
(3) × アンギオテンシンⅠをアンギオテンシンⅡに変換します。
(4) ○ UCPは、プロトンの濃度勾配を解消する機能を示します。
(5) × ホスホジエステラーゼは、環状リン酸エステルを加水分解する酵素です。

ここだけ丸暗記

☑ 高エネルギーリン酸化合物は、生体成分を合成する場合や筋収縮、膜の能動輸送、神経の興奮に利用されます。ATPは代表的な高エネルギーリン酸化合物です。

☑ 酸化還元反応は、2つの物質間の電子の授受です。酸化されるとは電子を渡すこと（電子供与）、還元されることは電子を受け取ること（電子受容）です。

☑ 電子伝達系は、ミトコンドリア内膜で電子の移動が生じて酸化的リン酸化（ATP合成）が行われる経路です。

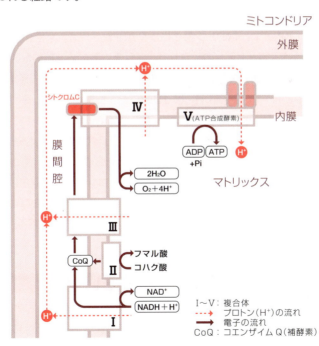

+One

☑ 高エネルギーリン酸化合物

栄養素がもっていた化学エネルギーは、変換されてATPに蓄えられます。生体は、代謝反応によって栄養素の燃焼で得られるエネルギー（結合エネルギー）を高エネルギーリン酸化合物に変換して蓄えます。

高エネルギーリン酸化合物の代表的なものはATPですが、リン酸化合物のうちでATPよりも標準自由エネルギーが大きい化合物は、酵素反応でATPを合成できます（基質レベルのリン酸化）。

解糖系やTCA回路にはこのリン酸化反応でATPが合成されるステップがあります。

☑ 酸化・還元反応

酸化反応と還元反応は、酸素の授受または水素の授受で判断できます。

酸化反応とは酸素と結合する反応でもあり、水素が引き抜かれる脱水素反応でもあります。

還元反応は酸素が奪われる反応でもあり、水素と結合する反応でもあります。

酸化還元酵素には、①脱水素酵素、②還元酵素、③酸化酵素、④酸素添加酵素、⑤ペルオキシダーゼなどがあります。

☑ 電子伝達系

ミトコンドリア内膜で酸化的リン酸化によりATPが合成されます。

電子伝達系は呼吸鎖とも呼ばれ、ミトコンドリア内膜での連続的な酸化還元反応によって電子の移動が生じて酸化的リン酸化（ATP合成）が行われる経路です。

呼吸鎖は、$NADH + H^+$やFADH$_2$（これらを還元当量という）を受け取ってATPを産生し、同時に酸素分子が還元されて水が生じます。

ATPの合成は、ミトコンドリア内膜に結合したATP合成酵素によるもので、この酵素は、H^+（プロトン）の濃度勾配を利用してATPを合成します。

脱共役たんぱく質（UCP）は、褐色脂肪細胞のミトコンドリアに存在して熱産生を伴い、サーモゲニンとも呼ばれます。UCPは、ミトコンドリア内膜に存在して膜管腔のプロトン（H^+）をマトリックスに漏れ出させて、ATP産生を伴わず電子伝達と水の生成のみを起こします。

解いてみよう

Q1 脱共役たんぱく質は、電子伝達を起こすことなくATPと水を生成する。

Q2 ATP合成酵素は、Na^+の濃度勾配を利用してATPを合成する。

033 核酸と遺伝子

重要度 ★★★

問1 核酸に関する記述である。正しいのはどれか。

(2009年・問29「2D 核酸の構造・機能」)

(1) アミノ酸をコードするコドンは20種類ある。
(2) イントロンは開始コドンをもつ。
(3) mRNA（伝令RNA）はテロメアをもつ。
(4) rRNA（リボソームRNA）はエキソン（エクソン）をもつ。
(5) tRNA（転移RNA）はアンチコドンをもつ。

問2 核酸・遺伝子に関する記述である。正しいのはどれか。

(2010年・問32「2D 核酸の構造・機能」)

(1) 成熟mRNA（伝令RNA）で遺伝情報を含む部分は、イントロンである。
(2) ヌクレオシド（nucleoside）は、リン酸をもつ。
(3) DNAからmRNA（伝令RNA）への転写は、DNAポリメラーゼによる。
(4) 活性型ビタミンDは、遺伝子発現を調節する。
(5) DNA分子中のチミンに対応する相補的塩基は、アラニンである。

問題のポイント

問1は核酸の一般的な性質と遺伝暗号の基本的知識、問2はDNAの基本知識と遺伝子の発現を問う問題です。遺伝子発現の流れは、「DNA→RNA→たんぱく質」です。矢印の過程で用いられる物質や酵素の名称、役割の理解が不可欠となります。

解答 → 問1 (5) 問2 (4)

問1
(1) × 三連塩基配列（コドン）の組合せは、全部で64（4×4×4）通りです。
(2) × 開始コドンは、遺伝子領域のエキソン（エクソン）に含まれます。
(3) × 染色体DNAの末端は、特殊な配列（TTAGGGの繰り返し）からなります。
(4) × rRNAにはアミノ酸をコードする遺伝子領域はありません。
(5) ○ mRNAのコドンと相補的なtRNAの三連塩基をアンチコドンといいます。

問2
(1) × 成熟mRNA中の遺伝情報を含む部分は、エキソンです。
(2) × ヌクレオシドはリン酸を含みません。ヌクレオチドに含まれます。

(3) ✕ DNAポリメラーゼが関わるのは、RNA合成酵素によりDNAを鋳型にしてRNAが合成される過程です。
(4) ○ 活性型ビタミンDは、他の因子とともに遺伝子の発現を促進します。
(5) ✕ DNA分子のチミン（T）の相補的塩基は、アデニン（A）です。

ここだけ丸暗記

☑ 核酸にはDNAとRNAがあり、DNAは遺伝情報を担います。RNAは情報を写し取るとともにたんぱく質合成を担い、複数の種類があります。
☑ 遺伝情報を維持する複製と修復、遺伝子を発現させる転写と翻訳の過程があります。
☑ 特定の遺伝子を取り出して種々の操作を行う遺伝子組換え技術は、疾病の治療や予防に役立てられます。遺伝子組換え技術は、遺伝子診断や遺伝子治療に利用され、新規の医薬品や遺伝子組換え食品の開発にも利用されています。

+One

☑ 核酸
核酸は、塩基、糖、リン酸を構成成分としたポリヌクレオチドで、糖、リン酸が繰り返し結合（ホスホジエステル結合）したものです。DNAやRNAがあります。
DNAは二本鎖二重らせん構造からなり、RNAは一本鎖です。
DNAの二重らせん構造は、相補的塩基対がアデニン（A）とチミン（T）、グアニン（G）とシトシン（C）間の水素結合によるものです。

☑ DNAとRNA
DNAの大部分は細胞核に存在し、一部は環状のDNAとしてミトコンドリアにもあります。
RNAは3種類あり、DNAから遺伝情報を写し取られたメッセンジャーRNA（mRNA）、たんぱく質の素材のアミノ酸の運搬に利用されるトランスファーRNA（tRNA）、たんぱく質を合成する装置の構成成分のリボソームRNA（rRNA）です。

☑ たんぱく質合成
遺伝子の発現は、DNA内の遺伝情報からたんぱく質を合成することです。
DNAは、正確に親から子へ、または同一個体では細胞分裂により量的、質的に同じように受け継がれます。そのために、DNAを正確に2倍にする過程を複製と呼び、DNA合成酵素が複製を担い、その合成様式を半保存的複製と呼びます。
また、損傷したDNAを元通りに直す過程を修復と呼びます。
DNAの遺伝情報をRNAに写し取る過程を転写といい、RNA合成酵素がこれを行い

ます。

遺伝子には、たんぱく質（アミノ酸）をコードする部分を含む領域（**エキソン**）とコードしない領域（**イントロン**）が存在します。たんぱく質合成には、RNAのイントロン領域を切断してエキソン領域をつなぐ過程（**スプライシング**）を経て成熟mRNAが必要となり、この反応は細胞核内で行われます。

たんぱく質合成は、細胞質で行われ、成熟mRNAを鋳型としてアミノ酸をつなぐ過程（**翻訳**）です。翻訳は、mRNAの塩基配列の三連塩基（**コドン**）をアミノ酸の配列に変換する過程です。

tRNAは、mRNAのコドンを認識する**アンチコドン**をもち、同時にアミノ酸を分子内につなぐ部分があり**リボソーム**上でアミノ酸同士を結合させます。

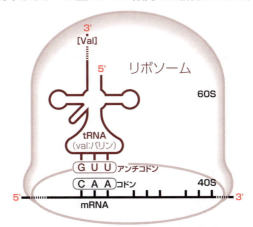

解いてみよう

Q1 tRNAには、コドンと呼ばれる三連塩基が存在する。
Q2 転写後のエキソン部分はスプライシングにより除かれる。

情報伝達の機構

問 情報伝達に関する記述である。正しいのはどれか。1つ選べ。

(2015年・問28「5A 情報伝達の機構」)

(1) 副交感神経終末の伝達物質は、ノルアドレナリンである。
(2) インスリン受容体は、細胞膜を7回貫通する構造をもつ。
(3) グルカゴン受容体刺激は、肝細胞内でcGMP（サイクリックGMP）を生成する。
(4) 細胞内カルシウムイオン濃度の低下は、筋細胞を収縮させる。
(5) ステロイドホルモンは、遺伝子の転写を調節する。

問題のポイント

情報伝達全般を問う問題です。情報を生体内の必要な部位に伝達する役割は、神経細胞を中心とした神経系とホルモンを中心とした内分泌系が担っています。情報伝達は、ファーストメッセンジャーによる刺激をセカンドメッセンジャーに伝え、遺伝子の発現を調節したり、細胞内の酵素活性を変化させて行うのものです。

解答 ➡ (5)

(1) ✕ 交感神経終末からは、ノルアドレナリンが放出され、副交感神経終末からアセチルコリンが遊離します。
(2) ✕ インスリン受容体には、細胞膜を7回貫通するような構造はありません。インスリン受容体は、インスリン結合部を含むα鎖（2個）と膜を1回貫通する部分を含むβ鎖（2個）がジスルフィド結合でつながった四量体からなります。インスリンが結合するとβ鎖の細胞内ドメインにあるチロシンキナーゼ活性が上昇して、受容体自身のチロシン残基がリン酸化されます。
(3) ✕ グルカゴンが受容体に結合した後の一連の反応では、Gたんぱく質に結合してアデニル酸シクラーゼを活性化してcAMP量を増加させます。続いて、プロテインキナーゼAが活性化され、グリコーゲンホスホリラーゼがリン酸化されることでグリコーゲンの分解が促進するので、逆に合成が抑制されます。
(4) ✕ 筋収縮は、細胞内カルシウム濃度の上昇時に起こります。筋小胞体には高濃度のカルシウムイオンが含まれ、電気的興奮に応答して細胞質に放出された後に、アクチンフィラメントとミオシンフィラメントの間で筋収縮が開始されます。

(5) ○ **ステロイドホルモン**は、細胞内にあるステロイド受容体に結合してステロイド-受容体複合体を形成し、DNAの応答配列に結合する転写制御因子となり、**転写を促進**させます。ビタミンA、ビタミンD、胆汁酸、脂肪酸などもリガンド※となり、それぞれの核内受容体に結合して転写を制御しています。

※リガンドは受容体に結合できる化学物質で、脂溶性と水溶性があります。

ここだけ丸暗記

☑ 神経系の情報伝達は、電気的かつ科学的に行われます。
☑ 神経の構成単位は**ニューロン**で、集まって神経系を構成します。
☑ ニューロンは、**神経細胞と樹状突起と軸索（神経線維）**からなり、活動電位を電気信号とし神経終末まで伝達します。
☑ 神経線維の接合部や標的器官との間には**シナプス**という間隙があり、ここから放出された化学物質（**神経伝達物質**）が、神経細胞膜や標的器官の細胞膜上の受容体に結合し、情報を細胞内部へ伝えます。
☑ 内分泌系の情報伝達は、血液を介したホルモンが担います。
☑ ホルモンが標的細胞（標的器官）の受容体に結合すると、遺伝子発現が誘導、または酵素が活性化して化学物質が産生され、生理的応答が始まります。
☑ **情報伝達物質**（情報を伝える化学物質）

・**ファーストメッセンジャー**（細胞から細胞へ情報を伝達）

神経伝達物質	アセチルコリン、ノルアドレナリン、ドパミン、γ-アミノ酪酸、グルタミン酸、グリシン、セロトニンなど
ホルモン、サイトカイン	種々のペプチドホルモン、ステロイドホルモン、アミノ酸誘導体ホルモンなど

・**セカンドメッセンジャー**（ファーストメッセンジャーの刺激を受けて細胞内で産生）

cAMP、DG、IP3、Ca^{2+}など

☑ **受容体**

核内受容体 （細胞質や核内に存在）	ステロイドホルモン、甲状腺ホルモンなど多くの脂溶性リガンドが結合
細胞膜受容体 （細胞膜に存在）	ペプチド性ホルモン、カテコールアミンなどの水溶性リガンドが結合

解いてみよう

Q1 ビタミンDは、遺伝子の転写を調節する。
Q2 グルカゴン受容体刺激は、肝細胞内でcAMPを生成する。

免疫と生体防御

問1 免疫グロブリンの基本構造に関する記述である。正しいのはどれか。

(2007年・問22「27A 免疫と生体防御」)

(1) αヘリックスを含む球状たんぱく質である。
(2) 細胞膜を7回貫通する構造をもつ。
(3) 三重らせん構造をとる繊維状たんぱく質である。
(4) 2本のH鎖と2本のL鎖からなる。
(5) A鎖とB鎖からなる。

問2 免疫グロブリンに関する記述である。正しいのはどれか。

(2009年・問50「27A 免疫と生体防御」)

(1) IgGは、胎盤を通過しない。
(2) IgAは、血清中の免疫グロブリンのなかで最も量が多い。
(3) IgMは、感染の治癒期に上昇する。
(4) IgEは、肥満(マスト)細胞に結合する。
(5) IgDは、アナフイラキシーショックに関与する。

問題のポイント

問1は防御たんぱく質としての免疫グロブリンの構造、問2は免疫グロブリンの性質に関する問題です。免疫は、生体内で病原体やがん細胞を認識し除去することにより、生体を病気から保護する機構です。

解答 ➡ 問1 (4)　問2 (4)

問1
(1) × 免疫グロブリンは、繊維状たんぱく質に分類されます。
(2) × 抗原を認識する免疫グロブリンは、細胞膜を7回貫通していません。
(3) × 免抗体と呼ばれ、βシートを主体とするドメイン構造からなります。
(4) ○ 2本のH鎖と2本のL鎖からなり、N末端部の可変領域に抗原が結合します。
(5) × A鎖とB鎖に分けることはありません。この分類の例は、インスリンです。

問2
(1) × 血液中の抗体の多くを占めるIgGは、胎盤を通過する唯一の抗体です。
(2) × 分泌型として、粘膜の感染防御抗体としての機能を示します。

(3) × 抗原刺激によって最初に産生され、感染症の初感染の診断に利用されます。
(4) ○ マスト細胞（肥満細胞）に付着して、I型アレルギー反応を起こします。
(5) × IgD の作用には、このようなものは認められていません。

ここだけ丸暗記

☑ 免疫系では、骨髄、胸腺、B細胞、T細胞、免疫グロブリン（抗体）などが関与します。免疫系の異常は、免疫不全病や自己免疫病、アレルギーなどを引き起こします。

☑ 自然免疫は、微生物感染などの初期に起きる生体防御機構で、生まれたときから身体に備わっている生体防御の第1のバリアです。獲得免疫は、侵入した各々の異物（抗原）を見分けて特異的に対応する過程で獲得していく特異的な防御機構です。

☑ 免疫応答は、免疫反応によって生体内に抗体が生成する抗原抗体反応です。再度同じ抗原が侵入した際に、初回より速く強い免疫を引き起こす反応は、免疫記憶です。

☑ 全身免疫と局所免疫で用いられる免疫グロブリン
微生物の侵入阻止には、表皮の表面の細菌叢、pH、殺菌物質などが役立っていますが、特に局所免疫として粘膜表面に分泌される IgA 抗体が感染阻止に大きな役割を果します。一方、全身免疫は IgG、IgM 抗体などがその役割を果します。

☑ 免疫系が生体に傷害を引き起こすことがアレルギーです。引き起こす要因と機序によってI〜IV型に分類されます。

＋One 体液性免疫と細胞性免疫

☑ 抗原としての病原体は、二次リンパ器官でマクロファージや樹状細胞に捕獲・分解され、抗原提示細胞へ提示されます。マクロファージは、サイトカイン（情報伝達物質）として、IL-1、IL-6 を放出してヘルパーT細胞を活性化させます。

☑ ヘルパーT細胞は、産生サイトカインによりTh1細胞とTh2細胞に分けられます。

☑ ヘルパーT細胞（Th2）は、IL-4、IL-5、IL-6 などを産生してB細胞を形質細胞へ分化・増殖させ、抗体の産生を助けます。抗体を介した免疫が体液性免疫です。

☑ ヘルパーT細胞（Th1）は、IL-12、IFN-γ などを産生して細胞傷害性T細胞（キラーT細胞）を活性化して、がん細胞やウイルス感染細胞を殺します。Th17による機能も加えたT細胞を主役とする免疫が細胞性免疫です。

解いてみよう

Q1 IgGは、胎盤を通過することができ、新生児の体液性免疫の中心をなす。
Q2 アナフィラキシーは、即時型反応である。

036 筋骨格系の構造と機能

重要度 ★★★

問 骨に関する記述である。正しいのはどれか。1つ選べ。

(2016年・問39「16A 運動器系の構造と機能」)

(1) 骨のおもな有機質成分は、コラーゲンである。
(2) 骨端軟骨は、乳児期に消失する。
(3) 骨量は、エストロゲンにより減少する。
(4) 骨量は、荷重により減少する。
(5) 破骨細胞は、カルシトニンにより活性化される。

問題のポイント

骨についての問題です。**骨粗鬆症**(こつそしょうしょう)は、骨強度の低下により、骨折しやすくなる病気です。**骨粗鬆症による骨折**は、要介護の原因となり、QOL(生活の質)を悪化させます。閉経後の女性は、卵巣からのエストロゲン分泌が低下し、骨吸収が促進されます。そのため男性に比べて、高齢女性は骨粗鬆症に罹患しやすいです。

●腎臓の機能
(カルシウムとリンの調節)

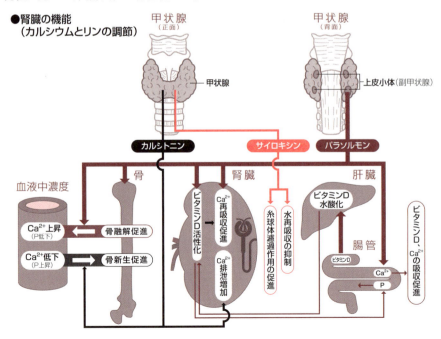

骨の新陳代謝には、パラソルモン、活性型ビタミンD、カルシトニン、エストロゲン、グルココルチコイドなどが関与し、これらの乱れが骨粗鬆症を発生します。

解答 ➡ (1)

(1) ○ 骨成分は、約80％がリン酸カルシウムなどの無機質成分、残りの約20％が有機質成分です。コラーゲンは骨の有機質成分の約90％を占めます。
(2) × 骨幹と骨端の間にある骨端成長板（骨端軟骨）は骨の成長とともに形成され、成人になると消失します。
(3) × エストロゲンは骨形成を促進し、骨吸収を抑制します。閉経前後から卵巣の萎縮のためエストロゲン分泌が低下し、骨量の減少をまねきます。
(4) × 骨に荷重が負荷されると、破骨細胞の活動（骨吸収）が抑制され、骨芽細胞の活動（骨形成）が刺激され、骨量は負荷された荷重に適応し増加します。一方、荷重が減少すると骨量も減少します。
(5) × カルシトニンは血中カルシウム濃度を低下させ、破骨細胞を抑制します。

ここだけ丸暗記

☑ 原発性骨粗鬆症は、加齢や閉経にともなって引き起こされる骨粗鬆症です。
☑ 骨密度は閉経による女性ホルモンの分泌低下により低下します。
☑ 女性はホルモンの影響で骨粗鬆症になりやすく、寝たきりの原因となる大腿骨頚部骨折の発生率は男性に比べて高値です。
  糖質コルチコイド薬は骨の形成を阻害し、骨粗鬆症を発生しやすいです。この薬には、小腸からのカルシウム吸収抑制、尿細管でのカルシウム再吸収抑制、性腺ホルモン分泌抑制の作用があります。
☑ 変形性関節症は、加齢や膝の使いすぎで関節が変形し、痛みが生じることによって起こる疾病です。発症しやすい関節は、膝関節、股関節および足関節などです。
☑ 骨軟化症は、骨や軟骨に石灰化障害が起こり、石灰化していない類骨と呼ばれる骨が増加してしまう、骨の成長が終わった成人に起こる疾患です。

+One 骨格筋と関節

☑ 骨格筋は組織構造より横紋筋、収縮の支配より随意筋と呼ばれています。
☑ 骨格筋は多核細胞よりなり、平滑筋（不随意筋、単核細胞）、心筋（横紋筋、不随意筋、単核細胞）とは異なる形態です。持続的な筋収縮を求められる赤筋と瞬発力や短時間の力強い筋収縮を求められる白筋よりなります。

☑ 関節は、関節面を関節軟骨が覆い、表面が滑らかで弾性に富んだ硝子軟骨よりなります。組成は水分約73％、コラーゲンなどの有機物約24％、無機物約3％です。
☑ 関節の周りには関節包があり、その内側に関節液が満たされています。関節液は血漿の濾出液にヒアルロン酸が加わったもので、たんぱく質成分は少ないです。

解いてみよう

Q1 変形性関節症は、骨密度の低下によって起こる。
Q2 骨密度は、閉経による女性ホルモンの分泌低下により低下する。

037 循環器系の構造と機能 (1)

重要度 ★★★

問 循環器系の構造と機能に関する記述である。正しいのはどれか。1つ選べ。
（2015年・問38「11A　循環器系の構造と機能、18A　血液・造血器・リンパ系の構造と機能」）

(1) リンパ液は、鎖骨下動脈に流入する。
(2) 洞房結節は、左心房に存在する。
(3) 門脈を流れる血液は、静脈血である。
(4) 心拍出量は、右心室よりも左心室の方が多い。
(5) 末梢の血管が収縮すると、血圧は低下する。

問題のポイント

循環器系の構造と機能についての問題です。

解答 → (3)

(1) ✗ **リンパ**は、左右の鎖骨下静脈、内頸静脈で合流し、体循環に戻されます。胸管は左右の下半身と左の上半身のリンパ液を集め、左静脈角付近で合流し、右リンパ本幹は右上半身のリンパ液を集め、右静脈角付近で合流します。

(2) ✗ **洞房結節**（どうぼうけっせつ）は心臓右心房付近にあるペースメーカーの役目をする部分です。毎分70回程度のリズムをつくる刺激伝導系の初端で、生理的な心臓の収縮を指令します。

(3) ◯ **門脈**は太い静脈で腸や脾臓などを循環し、栄養分を豊富に取り込んだ静脈血を肝臓へ運びます。各種臓器を循環するために、酸素はほとんど消費しつくされています。

(4) ✗ **肺循環**は体循環に比べ血管抵抗が1/5～1/8程度で、平均動脈圧は肺循環の約13mmHgに比べ体循環が約90mmHgです。左心室と右心室からの拍出量は、共に約5L/分となります。

(5) ✗ **血圧**を決めるおもな要因は、**心拍出量、末梢血管抵抗、循環血液量、血液の粘着度、大動脈の弾力**です。心拍出量が多く、末梢血管抵抗が高く、循環血液量が多く、血液の粘着度が高くおよび大動脈の弾力が低下すると血圧は上昇します。

2　人体の構造と機能及び疾病の成り立ち

> **ここだけ丸暗記**

- ☑ 心臓壁の栄養血管となる動脈には、**右冠状動脈、左冠状動脈、前室間枝、回旋枝**があります。一般の動脈の枝と異なり、冠状動脈には相互につながりがありません。そのため、動脈の内腔が狭くなったり（**狭窄**）、詰まったり（**閉塞**）したときに、隣の枝から血液の供給がありません。

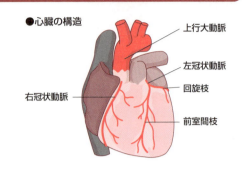

●心臓の構造

- ☑ 心臓の内腔は**右心房、右心室、左心房、左心室**の4つに分けられます。心房には静脈が、心室には動脈が開口しています。

- ☑ 心臓の拍動には、特殊心筋線維である**刺激伝導系**が使われています。刺激伝導系は収縮するはたらきよりも、**心臓に収縮を起こさせるような興奮を自発的に発生し、心臓全体に伝える**はたらきをしています。刺激伝導系は、右心房から心尖にかけて順に洞房結節、房室束（ヒス束）、右・左脚、プルキンエ線維よりなります。

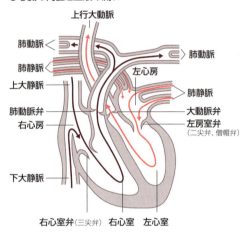

●心臓の内腔と血液の流れ

- ☑ 安静時の成人毎分拍出量は5〜6L/分で、運動時には3〜4倍に増加します。心臓の**右心室**が血液を**肺へ**送り出すのに対して、**左心室**は血液を**全身へ**送り出すために**筋層が厚く**なっています。

●心臓の特殊心筋線維

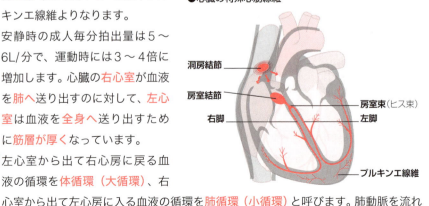

- ☑ 左心室から出て右心房に戻る血液の循環を**体循環（大循環）**、右心室から出て左心房に入る血液の循環を**肺循環（小循環）**と呼びます。肺動脈を流れ

102

る血液（静脈血）は、右心室から出て、肺動脈弁を通過した後、肺に向かいます。肺静脈を流れる血液（動脈血）は、肺でガス交換し、酸素を取り込んだ後左心房に向かいます。

☑ 心臓では、交感神経が心拍数、拍出量を増大させるのに対し、副交感神経が逆の方向に作用します。

☑ 心臓・血管のはたらきと腎臓のはたらきは密接に関係しており、腎臓の糸球体傍細胞が血圧の低下を感知すると、レニンの分泌が増加し、副腎皮質からアルドステロンが分泌されます。

●血液の循環

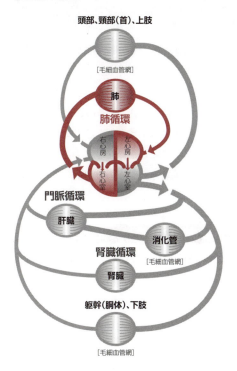

＋One

☑ 血管には動脈と静脈があり、内膜（内皮細胞、結合組織）、中膜（平滑筋）、外膜（結合組織）よりなります。静脈に比べて動脈では中膜が非常に厚くなっており、静脈のように弁がありません。

☑ リンパ管には右リンパ本幹（右鎖骨下静脈）と胸管からのリンパが集まる左鎖骨下静脈があります。

解いてみよう

Q1 左心室の壁厚は、右心室の壁厚よりも薄い。

Q2 腎臓の糸球体傍細胞が血圧の低下を感知すると、レニンの分泌が促進される。

循環器系の構造と機能 (2)

問 個体の恒常性を維持するための反応に関する記述である。正しいのはどれか。1つ選べ。

(2016年・問23「5B 恒常性」)

(1) 血液のpHが上昇すると、腎からのH^+排泄は促進される。
(2) 血液のpHが低下すると、呼吸反応は促進される。
(3) 血圧が低下すると、アドレナリンの分泌は抑制される。
(4) 循環血液量が減少すると、アルドステロンの分泌は抑制される。
(5) 血漿浸透圧が上昇すると、バソプレシンの分泌は抑制される。

問題のポイント

ヒトの体に備わっている、血液のpH、血圧、血漿浸透圧などを一定に維持するしくみ(恒常性)についての問題です。

解答 → (2)

(1) × 血液中のH^+濃度が高くなる(pHが低下する)と、腎臓からH^+の排泄が促進されます。

(2) ○ CO_2は、血漿中では、$CO_2 + H_2O \Leftrightarrow H_2CO_3 \Leftrightarrow H^+ + HCO_3^-$ という状態になります。血液中のpHが低下する(H^+濃度が高くなる)と左方向に反応が進み血中CO_2濃度が高くなり、呼吸が促進されます。

(3) × 血圧の低下によって副腎髄質ホルモン(アドレナリン、ノルアドレナリン)の分泌が促進されます。

(4) × 腎血流量が減少すると、副腎皮質が刺激されアルドステロンが分泌されます。アルドステロンは遠位尿細管のナトリウム再吸収を促進し、血圧を上昇させます。

(5) × 抗利尿ホルモン(バソプレシン)は、血漿浸透圧が上昇すると分泌が促進され、尿細管内の水分を再吸収させて血漿浸透圧の低下を促します。

ここだけ丸暗記

☑ 血液のpHが正常よりも酸性に傾いた状態をアシドーシス、アルカリ性に傾いた状態をアルカローシスと呼び、COPDのように呼吸に障害が起き、二酸化炭素が排出されずに体内にたまると、呼吸性アシドーシスになります。ストレスなどで呼吸量が増

え、二酸化炭素が体外へ排出されすぎると、呼吸性アルカローシスとなります。

☑ 血圧の調節（血管運動の調節）

血管平滑筋の収縮と拡張で血圧が調節されます。調節には交感神経と副交感神経のバランスによる神経性調節、ホルモン（レニン、アンギオテンシン、アルドステロン）分泌による内分泌系調節があります。血圧が低下すると、頸動脈洞が感受して副腎髄質から副腎髄質ホルモンが分泌され、心拍数を増加させ、下降した血圧を高くします。

☑ 浸透圧の調節

視床下部に浸透圧受容器があり、ここで体液の浸透圧を感受しています。浸透圧が上昇すると下垂体後葉からバソプレシンが分泌され、尿の濃縮と末梢血管の収縮を行います。

●心臓機能の調節

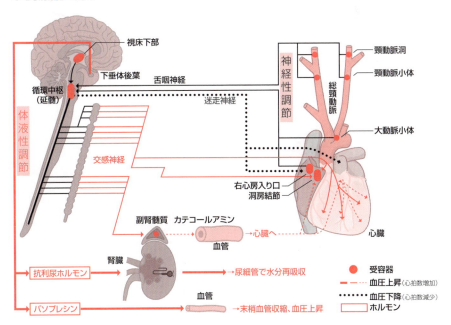

+ One

☑ 血液循環の調節

延髄にある血管運動中枢には血管から血圧の情報が伝えられ、それに応じて血圧を上下させる指令を心臓や血管に伝えています。

頸動脈洞には圧受容器があり、血圧の状況を循環中枢の延髄に伝えています。頸動

脈洞マッサージは、脈拍が過剰になったときに、それを抑えるために利用されます。

☑ 腎臓での血圧調節

レニン・アンギオテンシン・アルドステロン系（腎性昇圧系）は、ナトリウム代謝を介して血圧を規定する循環血液量と血管抵抗性を調節する系です。レニン、アンギオテンシンの亢進はアルドステロン分泌を刺激し、逆にアルドステロンの増加はレニン生成を抑制します。

☑ 末梢血管抵抗の増加因子

血液の粘性増加、神経系の作用（交感神経）、内分泌系（アルドステロン）の作用は末梢血管抵抗の増加因子で、血圧を高くする作用を示します。バソプレシンは、血管収縮と抗利尿の両者の性質をあわせもちます。

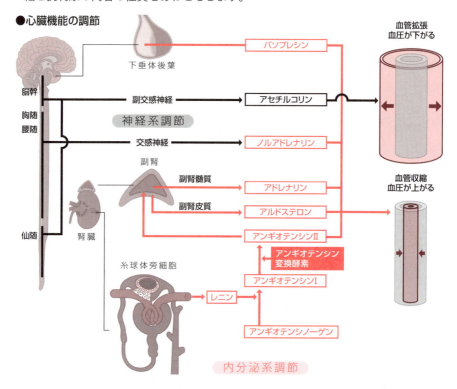

●心臓機能の調節

解いてみよう

Q1 バソプレシンは、血管収縮作用がある。
Q2 血圧が上昇すると、レニンの分泌が増加する。

039 消化器系の構造と機能

重要度 ★★★

問 消化管の構造と機能に関する記述である。正しいのはどれか。1つ選べ。

(2016年・問29「10A 消化器系の構造と機能」)

(1) 胃壁の筋層は、三層構造である。
(2) 小腸の長さは、大腸より短い。
(3) 脂質は、膜消化を受ける。
(4) 膵管は、空腸に開口する。
(5) 大腸粘膜には、絨毛がある。

問題のポイント

消化器系の構造と機能についての問題です。
消化管は、口腔、咽頭、食道、胃を経て、小腸の十二指腸、空腸、回腸を経て、大腸の盲腸、上行結腸、横行結腸、下行結腸、S状結腸、直腸、肛門となります。
胃壁は、外側から漿膜、筋層、粘膜より構成され、筋層は内斜走筋層、中輪層筋層、外縦走筋層の3層からなります。
十二指腸には膵管、総胆管が開口し、それぞれ膵液、胆汁を排出します。
小腸には輪状ヒダ、その表面には絨毛が生えていますが、大腸には観察されません。小腸での消化は、第1ステップの管内消化、第2ステップの膜消化より行われます。

解答 → (1)

(1) ○ **胃の筋層**は縦走筋、輪状筋、斜走筋（三層）からなる**平滑筋**で構成されています。
(2) × **十二指腸**は、小腸の最初の部分で**約25cm**の長さです。**小腸**の空腸と回腸は、十二指腸空腸曲から盲腸の手前までで**約6m**の長さです。**大腸**は、盲腸、結腸、直腸からなり約**1.5m**の長さです。
(3) × **脂質**は**管内消化**により、脂肪酸、グリセリン、モノグリセリドに分解され、**膜消化**によりカイロミクロンに分解されます。
(4) × **膵臓**の中心部には**主膵管**が走っていて、主膵管は膵頭部で総胆管と一緒になり、ファーター乳頭を経て十二指腸に開口しています。膵液の流路となります。
(5) × **大腸の内壁**は小腸と同様に粘膜からなりますが、小腸のような絨毛はありません。

ここだけ丸暗記

☑ 唾液分泌には、食べ物を見る、食べ物のにおいが唾液分泌中枢（橋、延髄）を刺激する経路と、口腔内の食べ物の味覚、物理的な刺激が唾液分泌中枢を刺激する経路があります。
唾液分泌中枢を経て、自律神経が唾液腺を刺激し、唾液分泌を促します。

☑ 胃液分泌には、脳相による分泌、胃相による分泌、腸相による分泌経路があります。
①脳相では、口腔内に食物が入り反射的に、食物を見たりにおいをかいだりしたときに大脳から延髄にある胃液分泌中枢を刺激し、副交感神経（迷走神経）を介して胃液分泌と胃運動を促進します。胃粘膜を刺激しガストリンの分泌も促進します。
②胃相では、胃に入った食塊の物理的・化学的刺激により反射的に胃液が分泌され、また、幽門部粘膜を刺激しガストリンが分泌され胃液分泌・胃運動が促進します。
③腸相では、食塊が十二指腸に入ると、物理的な刺激とたんぱく質消化分解産物の刺激により、小腸ガストリンが分泌され胃液分泌・胃運動が促進します。十二指腸壁に酸性物質、脂肪、糖質が触れるとセクレチンが分泌されて胃液分泌・胃運動が抑制されます。

☑ 胆汁分泌は、十二指腸に酸性糜粥（びじゅく）が触れると、コレシストキニン・パンクレオチミンが分泌され、胆汁が分泌されます。

☑ 膵液分泌は、十二指腸に酸性糜粥が触れると、コレシストキニン・パンクレオチミン（消化酵素の生成）、セクレチン（重炭酸ナトリウム、水分の生成）が分泌され膵液が分泌されます。

＋One　消化管の内面を覆う上皮組織（→P.66「上皮の種類と特徴」）

☑ 消化管の上皮組織には、唾液腺の立方上皮、胃粘膜・腸粘膜の円柱上皮、口腔・食道の重層扁平上皮があります。

☑ 立方上皮は分泌物の産生、円柱上皮は物質の吸収や保護作用のある粘液産出、重層扁平上皮は摩擦に対する保護作用をもっています。

解いてみよう

Q1 脂質は、小腸で膜消化を受ける。
Q2 セクレチンの分泌により、胃液分泌、胃運動が抑制される。

040 泌尿器系の構造と機能

重要度 ★★★

問 腎・尿路系の構造と機能に関する記述である。正しいのはどれか。1つ選べ。

(2016年・問32「12A 腎・尿路系の構造と機能」)

(1) 赤血球は、糸球体でろ過される。
(2) IgGは、糸球体基底膜を通過する。
(3) 原尿の10%が、尿として体外へ排出される。
(4) 糸球体を流れる血液は、動脈血である。
(5) 尿の比重は、1.000未満である。

問題のポイント

腎・尿路系の構造と機能についての問題です。

解答 → (4)

(1) ×、(2) × 糸球体では、分子量の小さい水、グルコース、アミノ酸、クレアチニン、尿素、電解質などは、自由に基底膜を通過できますが、たんぱく質など大きな分子や血球は通過することができません。

(3) × 腎臓では、原尿が1日当たり約150Lつくられますが、尿細管や集合管で再吸収され(約99%)、約1.5Lまで濃縮され尿として排出されます。

(4) ○ 腎臓には腎動脈から動脈血が流れ込み、輸入細動脈→糸球体→輸出細動脈の順で血液が流れていきます。

(5) × 尿の比重は健康時には1.010〜1.030の範囲で、水よりもやや高い程度です。

ここだけ丸暗記

☑ **腎臓の機能**

腎臓は血管に富んだ皮質と血管に乏しい髄質があります。
腎実質には、腎小体(糸球体、ボウマン嚢)とそれにつながる尿細管(近位尿細管、遠位尿細管)、集合管と血管が集合しています。腎小体と尿細管をあわせて腎単位(ネフロン)と呼びます。
血液が糸球体に入ると、たんぱく質や血球以外の血液成分は糸球体からボウマン嚢へろ過され、ろ液中の水分、無機塩類、グルコース、アミノ酸などが再吸収されます。

腎臓に作用する生理活性物質

カルシトニンは血中カルシウム濃度の上昇により分泌が促進され、低下により分泌が抑制されます。骨からのカルシウムの放出を抑制し、骨へのカルシウムとリン酸の沈着を促進し、尿中へのカルシウムとリン酸の排泄を促進する作用もあります。

アルドステロンは、腎臓でのナトリウム再吸収と重炭酸イオンの吸収を促進、ナトリウム再吸収に伴う水の再吸収を促進、カリウムの尿中排泄の促進を行います。

副甲状腺ホルモンは血中カルシウム濃度を上げるために、骨吸収の促進、リンの腎臓排泄、腎臓でのビタミンD活性化を行い、腎臓からのカルシウム排泄を抑制します。

バソプレシンは、脳の下垂体後葉から分泌される抗利尿ホルモンで、体内の水分が不足し血液の浸透圧が高くなると分泌され、集合管での水の再吸収を促進します。

紫外線により皮膚で合成あるいは摂取された**ビタミンD**は、肝臓と腎臓で活性化され、活性型ビタミンDとなります。活性型ビタミンDは、カルシウムが小腸で吸収されるのを助けるはたらき、腎臓でのカルシウム再吸収のはたらきをします。

+One

- **心房性ナトリウム利尿ペプチド（ANP）**は、主として心房で合成し貯蔵され、血液中に分泌されるホルモンです。水およびナトリウムの利尿を促し、生体の体液バランスや血圧調整に関与しています。
- 血液中の酸素が不足すると、糸球体傍細胞から**エリスロポエチン**が分泌され、赤血球の産生を促進させます。
- 腎臓の糸球体傍細胞が、血圧の低下を感知すると**レニン**を分泌し、**アンギオテンシン**、**アルドステロン**の分泌を促し血圧を上昇させます。

解いてみよう

Q1 カルシトニンは血中カルシウム濃度の上昇により分泌が促進される。

Q2 アルドステロンは、腎臓でのナトリウム再吸収を抑制する。

●腎臓の機能（体液と血圧の調節）

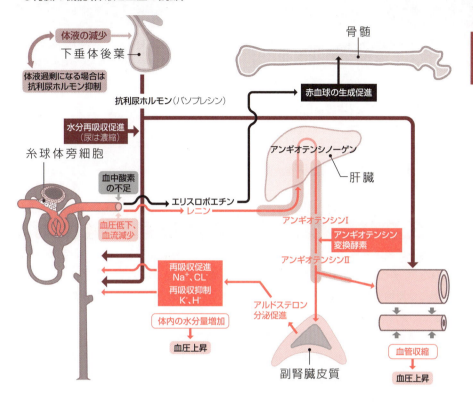

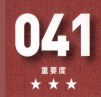

生殖器の構造と機能

問 生殖器系の構造と機能に関する記述である。正しいのはどれか。1つ選べ。

（2015年・問45「17A 生殖器系の構造と機能」）

(1) 卵胞刺激ホルモン（FSH）は、テストステロンの分泌を刺激する。
(2) 精子には、22本の染色体が存在する。
(3) テストステロンは、前立腺から分泌される。
(4) 性周期の卵胞期には、エストロゲンの分泌が高まる。
(5) 性周期の黄体期には、子宮内膜が脱落する。

問題のポイント

生殖器系の構造と機能についての問題です。女性の生殖器は**子宮、卵管、卵管采、卵巣**よりなり、**男性の生殖器は陰茎、前立腺、精嚢、精巣**よりなります。
卵巣には**原始卵胞、胞状卵胞、成熟卵胞、黄体、白体**があり、精巣には**精細管、セルトリ細胞、精子、間細胞（ライディッヒ細胞）**があります。
精巣の精細管では、セルトリ細胞の作用により精子形成が行われ、間細胞からは男性ホルモン（**テストステロン**）が産生、分泌されます。女性生殖器には、男性と異なり約28日周期の変化（**性周期**）があり、この周期は下垂体前葉から分泌される**卵胞刺激ホルモン（FSH）**と**黄体形成ホルモン（LH）**の影響を受けています。

解答 → (4)

(1) × 下垂体前葉で合成・分泌される**卵胞刺激ホルモン**は、女性では卵巣の未成熟の卵胞の成長を刺激して成熟、男性では精巣のセルトリ細胞に作用し精子形成を行います。
(2) × 卵子では22本の常染色体と1本のX染色体、精子では22本の常染色体とX染色体またはY染色体が含まれます。
(3) × 精巣には精細管があり、これらの管の間に間細胞が存在します。男性ホルモン（**テストステロン**）は**間細胞**より分泌されます。
(4) ○、(5) × 月経の**増殖期**は卵巣の卵胞期に当たる時期で、エストロゲンの分泌により子宮内膜が増殖し厚くなります。**分泌期**は卵巣の黄体期に当たる時期で、プロゲステロンの分泌により子宮内膜がさらに厚みを増し、粘液を分泌して受精卵の着床に備えます。

ここだけ丸暗記

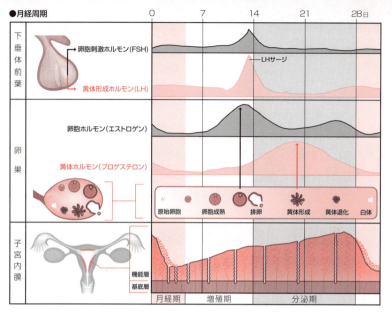

- ☑ 卵巣内の卵胞が成熟し、エストロゲン（卵胞ホルモン）の分泌が増加すると、視床下部から性腺刺激ホルモン放出ホルモン（Gn-RH）が分泌され、下垂体前葉から黄体形成ホルモン（LH）が放出されます（LHサージ）。このときに排卵が起こります。
- ☑ 卵胞は黄体に変わり、プロゲステロン（黄体ホルモン）が分泌されます。卵子が精子と受精しなければ、黄体は瘢痕組織である白体へと縮退します。
- ☑ エストロゲンにより、子宮内膜の機能層の腺細胞、間質細胞は増殖（子宮内膜の増殖）し、プロゲステロンによって、受精卵が着床できるように子宮内膜は分化します（子宮内膜の分化）。
- ☑ 基礎体温は、正常な排卵が行われている健康な女性では、生理周期内で低温相（卵胞期）と高温相（黄体期）に分類されます。
- ☑ 閉経は、卵巣組織が下垂体前葉から分泌される性腺刺激ホルモン（ゴナドトロピン）の刺激に反応しなくなる状態で、性周期は不定期になり、停止します。卵巣は萎縮し、成熟した卵子の産生、エストロゲンやプロゲステロンの産生も停止します。

解いてみよう

Q1 プロゲステロンは、子宮内膜を増殖・肥厚させる。
Q2 黄体期に、基礎体温は低下する。

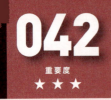

呼吸器の構造と機能

問 呼吸器系の構造と機能に関する記述である。正しいのはどれか。1つ選べ。

（2016年・問38「15A 呼吸器系の構造と機能」）

(1) 左肺は、上葉、中葉、下葉からなる。
(2) 横隔膜は、呼気時に弛緩する。
(3) 内呼吸は、肺胞で行われるガス交換である。
(4) 血中二酸化炭素分圧の上昇は、ヘモグロビンの酸素結合能力を高める。
(5) 肺活量は、残気量を含む。

問題のポイント

呼吸器系の構造と機能についての問題です。

解答 → (2)

(1) × 肺は右肺と左肺から構成され、右肺は上葉、中葉、下葉の3葉、左肺は上葉、下葉の2葉からなります。左肺には右肺にない心臓があるためです。

(2) ○ 吸息は外肋間筋や横隔膜を収縮させ胸腔を拡大し、呼息は内肋間筋を収縮し、横隔膜を弛緩させ、胸腔を縮小して行われます。

(3) × ガス交換には、血液と肺胞内の空気との間で行われる交換（外呼吸）、血液と細胞間で行われる交換（内呼吸）の2つがあります。

(4) × ヘモグロビン酸素結合能力は、血中酸素分圧が高いと酸素親和性は増加、体温が上昇すると酸素親和性は低下、血中pHが酸性に傾くと酸素親和性が低下、二酸化炭素分圧が増すと酸素親和性は低下します。

(5) × 残気量は、安静呼気位から最大息を吐き出した際に肺の中に残っている空気の量です。全肺気量は肺活量、残気量の総和、機能的残気量は予備呼気量、残気量の総和となります。

ここだけ丸暗記

☑ 心臓が体幹の中心よりも左に寄っているために、肺は右肺が上葉・中葉・下葉、左肺が上葉・下葉からなります。

☑ 吸息運動は、外肋間筋が収縮し胸郭を拡張し、同時に横隔膜を収縮し下降させ、胸腔

を広げます。胸腔内圧は陰圧となり外気が肺内に入り込みます。
- ☑ 呼息運動は、横隔膜を弛緩し上行させ、内肋間筋を収縮し胸郭を狭め、胸腔を縮小させます。胸腔内圧は陽圧となり肺内から空気が吐き出されます。
- ☑ ヘモグロビンと酸素との結合は、酸素（O_2）分圧と二酸化炭素（CO_2）分圧によって左右され、その関係はヘモグロビンの酸素解離曲線で表されます。酸素分圧が高いほど、酸素化ヘモグロビンの割合が増加し、二酸化炭素分圧が高いほど、酸素とヘモグロビンの結合能力は減少します。

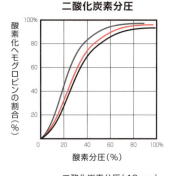

ヘモグロビンの酸素分解曲線
（出典：内藤さえ、佐伯由香、原田玲子 編集
『人体の構造と機能 第4版』医歯薬出版株式会社、2015年を一部省略して掲載）

- ☑ 酸素は血液中のヘモグロビンと結合することで全身に運ばれますが、二酸化炭素は血液中のヘモグロビンによって炭酸水素イオン（HCO_3^-）となり、血漿中に溶けて運搬されます。
- ☑ 気管支は、交感神経の興奮により拡張し、副交感神経の興奮により収縮します。
- ☑ 呼吸機能検査項目の1つである1秒率は、息を努力して吐き出したときに呼出される空気量（努力肺活量）のうち、最初の1秒間に吐き出された量（1秒量）の割合です。
- ☑ 閉塞性換気機能障害には、気管支喘息や慢性閉塞性肺疾患（COPD）があり、気管支が狭くなり気道抵抗によって一気に息を吐くことが難しくなり、1秒率の低下によって診断されます。
- ☑ COPD患者は呼吸筋酸素消費量の増大から代謝亢進状態になっており、安定期においても安静時エネルギー消費量（REE）が増大し、適切な栄養管理が必要です。
- ☑ 拘束性換気障害は、間質性肺炎、肺線維症や呼吸筋の機能低下のために、肺を膨らませることができない状態で、肺活量の低下をきたします。
- ☑ アドレナリンは心停止時の心機能確保、アナフィラキシーショック・敗血症に対する血管収縮薬、気管支喘息発作時の気管支拡張薬として用いられます。

＋One　呼吸運動の調節

- ☑ 肺胞の伸展受容器と延髄を介する呼吸筋の調節をする無意識の安定した呼吸（肺迷走神経反射）、大脳皮質からの指示に基づく調節である呼吸筋の意識的な呼吸制御、

末梢化学受容器と延髄を介する調節である運動時などの心臓と呼吸作用の連動の3つに分類できます。

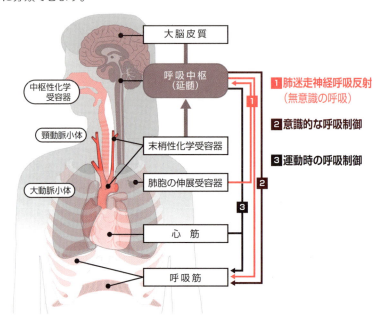

解いてみよう

Q1 二酸化炭素は、血液中で重炭酸イオン（HCO_3^-）になる。
Q2 アドレナリン（エピネフリン）は、気管支を拡張させる。

043 ホルモンの分類と作用機序（1）

重要度 ★★★

問 ホルモン分泌の調節機構に関する記述である。正しいのはどれか。1つ選べ。
（2016年・問34「13A 内分泌器官と分泌ホルモン」）

(1) 血糖値の上昇は、グルカゴンの分泌を促進する。
(2) 血中カルシウム値の低下は、カルシトニンの分泌を促進する。
(3) ストレスは、副腎皮質刺激ホルモン（ACTH）の分泌を促進する。
(4) チロキシンの過剰分泌は、甲状腺刺激ホルモン（TSH）の分泌を促進する。
(5) 閉経により、卵胞刺激ホルモン（FSH）の分泌が低下する。

問題のポイント

内分泌器官と分泌ホルモンについての問題です。ホルモンの分泌とおもな作用部位を理解することが必要です。特に、**下垂体**が**ホルモン調節の中心**をなしていることを理解しましょう。

解答 → (3)

(1) × **グルカゴン**のはたらきは、肝臓のグリコーゲンをブドウ糖に分解し、グリコーゲンの合成を抑制し、アミノ酸からブドウ糖を合成することであり、**血糖値を上昇**させます。血糖値の上昇は、グルカゴンの分泌を抑制します。

(2) × **カルシトニン**は、骨のカルシウム放出を抑制し、尿中のリン酸排出を促進、腸管のカルシウム吸収を促進し、**血中のカルシウム濃度を低下**させます。血中カルシウム値の低下は、カルシトニンの分泌を抑制します。

(3) ○ **精神的、肉体的ストレス**を受けた場合、視床下部やそれよりも上位の中枢から刺激を受けて**副腎皮質刺激ホルモン（ACTH）の分泌が増加**し、副腎皮質ホルモンの分泌が促されます。

(4) × **甲状腺ホルモン**は、下垂体前葉から分泌される甲状腺刺激ホルモン（TSH）の作用によって、分泌が促進されます。**チロキシン**の分泌が過剰になるとTSHの分泌が抑制されます。

(5) × **閉経**では、卵巣機能の低下によってエストロゲン、プロゲステロンの分泌が低下するために、下垂体前葉から**性腺刺激ホルモン**（卵胞刺激ホルモン、黄体形成ホルモン）**の分泌が増加**します。

分泌器官		ホルモン	おもな作用
下垂体 (ACTH)	前葉	成長ホルモン	成長の促進、血糖値を高め糖質の代謝を促進、たんぱく質合成の促進
		プロラクチン	乳房・乳腺の発達、乳汁分泌の促進
		副腎皮質刺激ホルモン（ACTH）	副腎皮質ホルモン分泌の促進（特にコルチゾール）
		甲状腺刺激ホルモン	甲状腺ホルモン（サイロキシン、カルシトニン）分泌の促進
		卵胞刺激ホルモン（FSH）	エストロゲン分泌の促進
		黄体形成ホルモン（LH）	女性：プロゲステロン分泌の促進、卵胞と卵子の成熟作用、排卵
			男性：テストステロン分泌の促進、間質細胞を刺激
	中間部	色素細胞刺激ホルモン	メラニン形成の促進
	後葉	オキシトシン	子宮収縮の促進、乳汁分泌の促進
		バソプレシン	遠位尿細管や集合管で水再吸収の促進
松果体		メラトニン	卵巣を標的とする刺激ホルモンを抑制、生体内時計の調節作用
上皮小体 (副甲状腺)		パラソルモン	血中カルシウム濃度の増加、尿細管でのCa^{2+}、H^+の再吸収の促進とPO_4^{3-}、Na^+、K^+の排出の促進、ビタミンDの活性化作用
甲状腺		サイロキシン	糸球体ろ過作用の促進、水再吸収の抑制、身体の成長や発達作用、糖の代謝を促進し血糖値を上昇、脂肪の代謝を促進し血中コレステロール値低下
		カルシトニン	血中カルシウム濃度の低下、骨からのカルシウム、リンの放出を抑制、骨新生の促進、尿細管からのCa^{2+}、PO_4^{3-}、Na^+、Cl^-の排出の促進
膵臓	α細胞	グルカゴン	血糖値の上昇
	β細胞	インスリン	血糖値の低下
	δ細胞	ソマトスタチン	インスリン・グルカゴン・膵ポリペプチドの分泌の抑制、消化管からの栄養素吸収の抑制
副腎	皮質	電解質コルチコイド（アルドステロン）	アンギオテンシンIIを産生、Na^+の再吸収の促進、K^+の排泄の促進
		糖質コルチコイド（コルチゾール）	糖新生の促進、たんぱく質や脂肪分解の促進、炎症やアレルギーの抑制、胃酸分泌の促進
		副腎アンドロゲン	男性ホルモン作用
	髄質	アドレナリン、ノルアドレナリン（カテコールアミン）	心拍数の増加、動脈の収縮、血圧の上昇、胃腸運動の抑制、気管支の筋収縮の阻止、瞳孔の散大、血糖値の上昇、脂肪の動員、汗分泌の増加
腎臓	糸球体旁細胞	レニン	アンギオテンシノーゲンをアンギオテンシンIに変える。アンギオテンシンIはアンギオテンシン変換酵素のはたらきでアンギオテンシンIIとなる。アンギオテンシンIIは血管収縮とアルドステロン分泌を促進
		エリスロポエチン	骨髄の赤血球生成の促進
精巣		テストステロン	男性の第二次性徴の促進、精子形成の促進、筋肉・骨成長の促進

卵巣	卵胞ホルモン (エストロゲン)	女性の第二次性徴の促進、卵胞発育の促進、子宮粘膜肥厚の促進
	黄体ホルモン (プロゲステロン)	妊娠の成立・維持、基礎体温の上昇、乳腺発達の促進

ここだけ丸暗記

☑ **バソプレシン**（抗利尿ホルモン）はペプチドホルモンで、遠位尿細管や集合管での**水の再吸収の促進、末梢血管の収縮**作用を行い、下垂体後葉から分泌されます。

☑ **成長ホルモン**（GH）は、成長の促進、血糖値を高め糖質の代謝を促進、たんぱく質合成の促進作用を行い、脳下垂体前葉のGH分泌細胞から分泌されるホルモンです。

☑ 甲状腺ホルモンには、**トリヨードサイロニン（T_3）とサイロキシン（T_4）**の2種類があり、血中を循環する甲状腺ホルモンのほとんどはT_4です。サイロキシンとも呼ばれ、**糸球体ろ過作用の促進、水再吸収の抑制、身体の成長や発達作用、糖の代謝を促進し血糖値を上昇、脂肪の代謝を促進し血中コレステロール値の低下**を行います。

☑ 甲状腺からはカルシトニンが分泌され、**血中カルシウム濃度の低下**、骨からの**カルシウム・リンの放出抑制、骨新生の促進、尿細管からのCa^{2+}、PO_4^{3-}、Na^+、Cl^-の排泄の促進**を行います。

☑ カテコールアミンの**アドレナリン、ノルアドレナリン**は副腎髄質から分泌され、**心拍数の増加、動脈の収縮、血圧の上昇、胃腸運動の抑制、気管支の筋収縮の阻止、瞳孔の散大、血糖値の上昇、脂肪の動員、汗分泌の増加**を行います。

☑ 副腎皮質ホルモンの**糖質コルチコイド**（コルチゾール）は、身体にストレスが加わると分泌され、**ストレスを防御**します。また、糖新生の促進、たんぱく質や脂肪分解の促進、炎症やアレルギーの抑制、胃酸分泌の促進を行います。

解いてみよう

Q1 エリスロポエチンは、赤血球の産生を刺激する。

Q2 バソプレシンは、下垂体前葉から分泌される。

ホルモンの分類と作用機序 (2)

問 消化管ホルモンとその作用の組合せである。正しいのはどれか。1つ選べ。

(2015年・問36「10A 消化器系の構造と機能」)

(1) セクレチン ──────── 胃酸分泌の促進
(2) ガストリン ──────── 胃酸分泌の抑制
(3) インクレチン ──────── インスリン分泌の促進
(4) コレシストキニン ──── 膵酵素分泌の抑制
(5) グレリン ──────── 摂食抑制

問題のポイント

消化管ホルモンについての問題です。胃、十二指腸、膵臓、胆嚢に関係する消化管ホルモンの理解が重要です。

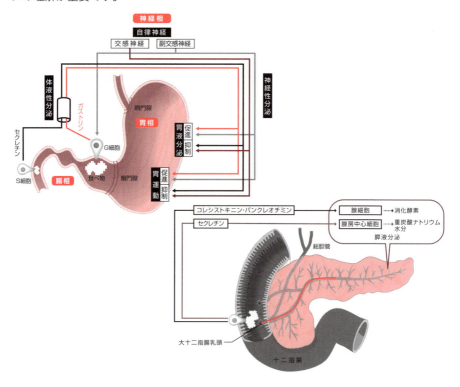

解答 → (3)

(1) × **セクレチン**は小腸粘膜で合成・分泌される消化管ホルモンで、膵臓からの重炭酸塩の外分泌を亢進させる作用をもちます。胃からの塩酸を含む酸性粥状液が送られてくることによって、十二指腸のpHが低下すると分泌されます。

(2) × **ガストリン**は、胃の幽門前庭部のG細胞から分泌される消化管ホルモンで、胃主細胞からのペプシノーゲン分泌促進作用、胃壁細胞からの胃酸分泌促進作用などが認められます。

(3) ○ **インクレチン**は、食後小腸から血液中へ分泌される消化管ホルモンです。食後の血糖値上昇をコントロールするために、膵臓β細胞からのインスリン分泌増加、膵臓α細胞からのグルカゴン分泌抑制をします。GLP-1（グルカゴン様ペプチド1）とGIP（グルコース依存性インスリン分泌刺激ポリペプチド）の2種類があります。

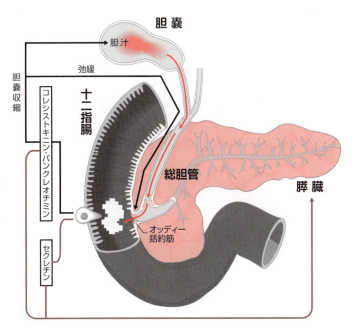

(4) × **コレシストキニン（コレシストキニン・パンクレオチミン）**は消化管ホルモンの1つで、十二指腸や空腸のI細胞から分泌され、膵液および胆汁の分泌を促進します。

(5) × **グレリン**は胃から産生されるペプチドホルモンで、下垂体にはたらき成長ホルモンの分泌促進、また視床下部に作用し摂食促進の作用をもちます。

ここだけ丸暗記　アディポサイトカイン

- ☑「アディポ」は脂肪、「サイトカイン」は生理活性物質のことで、アディポサイトカインは脂肪細胞から分泌される生理活性物質の総称です。
- ☑ アディポサイトカインには悪玉および善玉物質があり、悪玉では血栓をつくりやすくするPAI-1（プラスミノーゲン活性化抑制因子1）、インスリン抵抗性を起こすTNF-α（腫瘍壊死因子α）、血圧を上げるアンジオテンシノーゲン、善玉にはインスリン抵抗性を改善し、動脈硬化を防ぐアディポネクチン、摂食を抑制し、エネルギー消費を増加させるレプチンがあります。
- ☑ 脂肪細胞とアディポサイトカイン

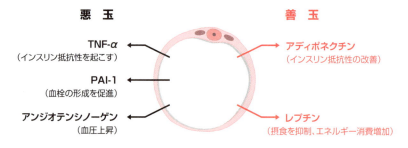

解いてみよう

Q1 セクレチンは膵臓からの重炭酸塩の外分泌を亢進させる。

Q2 インクレチンは、膵臓β細胞からのインスリン分泌を促進する。

045 神経系の構造と機能

重要度 ★★★

問 神経系の構造と機能に関する記述である。正しいのはどれか。1つ選べ。

(2016年・問36「14A 神経系の構造と機能」)

(1) 交感神経は、脊髄から起始する。
(2) 交感神経が興奮すると、小腸の運動は促進される。
(3) 迷走神経が興奮すると、胃酸の分泌は抑制される。
(4) 顔面神経は、咀しゃく筋を支配する。
(5) 舌咽神経は、舌の前方2/3の味覚を伝達する。

問題のポイント

神経系は、中枢神経と末梢神経の2つに分けられます。中枢神経は脳と脊髄、末梢神経は体性神経と自律神経に分けられます。
体性神経は知覚神経や運動神経が該当し、脳に出入りする脳神経、脊髄に出入りする脊髄神経に分けられます。
自律神経は胃腸の蠕動運動、心臓の拍動などを調節し、拮抗作用をもつ交感神経と副交感神経からなります。交感神経は胸髄と腰髄に中枢があり、運動する状態のエネルギー放散型の作用を示し、副交感神経は脳幹と仙髄に中枢があり、栄養を補給し休養するエネルギー充電型の作用があります。
脳神経は12対あり、おもに肩から頭部の運動、知覚を担当する神経です。

解答 → (1)

(1) ○ 自律神経には交感神経と副交感神経があり、互いにほぼ正反対のはたらきをしています。自律神経の神経線維は、脊髄から出て末梢に向かいます。
(2) × 交感神経は運動に必要な機能を亢進させる神経系、副交感神経は腸管の消化・吸収などを亢進させる神経です。
(3) × 舌、口腔、鼻腔の受容体からの味、臭い、咀嚼、嚥下などの刺激によって、迷走神経を刺激して胃酸分泌が行われます。
(4) × 咀しゃく筋は咬筋、側頭筋、外側翼突筋、内側翼突筋よりなり、脳神経の三叉神経の支配を受けています。
(5) × 顔面神経は舌前方部2/3の味覚を支配し、舌咽神経は舌後方部1/3の味覚を支

配しています。

ここだけ丸暗記

☑ 脳神経とその作用

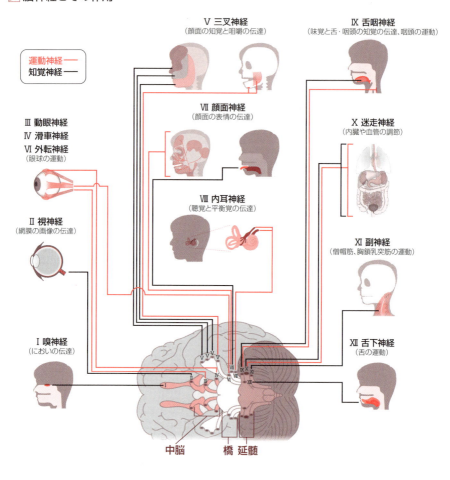

(舌前 2/3 知覚支配)　(舌前 2/3 味覚支配)　(舌後 1/3 味覚支配と知覚支配)

☑ 神経の機能

　あるニューロンの神経線維の末端は、もう1つのニューロンの神経細胞体の一部

に接近し、シナプスを形成しています。電気的な刺激がシナプス前部線維の末端まで来ると、そこから化学伝達物質が放出され、それがシナプス後部膜の膜電位を変化させることにより情報伝達を行います。

☑ 無髄神経では神経の興奮が連続的に伝導しますが、有髄神経では髄鞘の絶縁性が高いために局所電流が跳躍伝導していきます。有髄神経は無髄神経と比べて**伝導速度**が速いです。

☑ 脳神経は脳から出る末梢神経で、Ⅰ嗅神経、Ⅱ視神経、Ⅲ動眼神経、Ⅳ滑車神経、Ⅴ三叉神経、Ⅵ外転神経、Ⅶ顔面神経、Ⅷ内耳神経、Ⅸ舌咽神経、Ⅹ迷走神経、Ⅺ副神経、Ⅻ舌下神経の12対あります。このうち、舌の知覚と味覚を支配するのは、三叉神経、顔面神経、舌咽神経です。

☑ 視床下部は間脳に含まれ自律機能の調節を行う総合中枢で、摂食行動を促進する**摂食中枢は視床下部外側野**、摂食行動を抑制する**満腹中枢は視床下部腹内側野**にあります。

☑ 自律神経には交感神経と副交感神経があり、唾液腺は自律神経によって支配されており、交感神経が優位になると粘液性のネバネバとした唾液が少量分泌されます。副交感神経が優位になると漿液性のサラサラとした唾液が多量に分泌されます。

解いてみよう

Q1 副交感神経が興奮すると、唾液分泌は減少する。
Q2 神経活動電位の伝導速度は、無髄神経が有髄神経より速い。

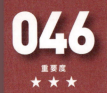

疾患による細胞・組織の変化

問 疾患に伴う変化に関する記述である。正しいのはどれか。1つ選べ。

(2016年・問24「6 加齢・疾患に伴う変化」)

(1) 心停止は、脳死の判定に含まれる。
(2) 浮腫は、血漿膠質浸透圧が上昇すると生じる。
(3) 肥大は、組織を構成する細胞の容積が増大する現象である。
(4) 肉芽組織は、炎症の急性期に形成される。
(5) 肉腫は、上皮性の悪性腫瘍である。

問題のポイント

身体を構成する各細胞・組織や器官が調和し、一個体として均衡の取れた状態が維持されていることを健康といい、この健康な状態を維持できなくなったときを「疾患にかかっている（罹患）」といいます。
疾患は、病原微生物などの感染による外来要因、先天性疾患をはじめとする遺伝的要因などが複雑に絡み合い発生します。疾患が発生すると、生体内では細胞、組織、器官レベルで様々な変化が生じます。

解答 → (3)

(1) × 脳死は、頭部に致命的な損傷を受けた場合に発生することが多く、心肺機能は保たれているため、心停止は脳死の判定に含まれません。
(2) × 浮腫は、アルブミンなどの血中たんぱく質が減少することにより、血漿膠質浸透圧が低下し、血管外へ水分が移動することで生じます。
(3) ○ 肥大は、臓器・組織が正常の構造、形態のまま容積を増して正常以上に大きくなることです。
(4) × 肉芽組織は、創傷の治癒過程において組織修復の際に形成され、組織欠損を埋め、上皮や表皮が再生する足場を提供します。また、肉芽組織は時間が経過すると瘢痕になります。
(5) × 肉腫は、骨、脂肪、筋肉、血管といった非上皮性細胞由来の結合組織に発生する悪性腫瘍です。

ここだけ丸暗記

☑ 炎症の過程と各段階の特徴ある炎症

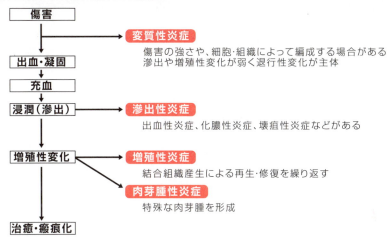

☑ 組織・細胞の刺激に対する応答過程

萎縮	正常に発育した臓器や細胞が縮小する変化
過形成	細胞数の増大。細胞の分裂増加や組織の肥大に伴って起こる変化
肥大	構造たんぱく質の合成亢進により細胞が大きくなる変化
化生	環境変化に対応できる他の組織・細胞に生まれ変わる変化
異形成	正常ではみられない形態の細胞になる変化

+One 壊死とアポトーシス

☑ 壊死（ネクローシス）は組織が傷害に対して受け身の形で細胞が死ぬことです。これに対し、アポトーシスとは、細胞内において管理・調節された細胞の自殺すなわちプログラムされた細胞死のことです。

解いてみよう

Q1 肥大は、組織を構成する細胞の数が増大する現象である。
Q2 炎症では、血管透過性が上昇し浮腫が生じる。

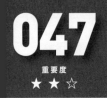

疾患の診断・治療の概要

問1 画像検査に関する記述である。正しいのはどれか。1つ選べ。

(2016年・問26「7C 臨床検査i」)

(1) 胸部レントゲン撮影検査では、X線の透過性が高い部分が白く写る。
(2) CT（コンピュータ断層撮影）検査では、放射線被爆はない。
(3) 腹部CT（コンピュータ断層撮影）検査では、皮下脂肪と内臓脂肪の識別が可能である。
(4) MRI（磁気共鳴画像）検査は、X線を利用して画像を得る。
(5) 腹部エコー検査は、妊娠中の女性には禁忌である。

問2 治療の種類とその例の組合せである。**誤っている**のはどれか。1つ選べ。

(2016年・問27 「8C治療の方法」)

(1) 原因療法――――C型慢性肝炎に対する抗ウイルス療法
(2) 対症療法――――市中肺炎に対する抗菌薬投与
(3) 放射線療法―――食道がんに対する放射線照射
(4) 理学療法――――脳梗塞後の麻痺に対するリハビリテーション
(5) 緩和療法――――がん性疼痛に対するモルヒネ投与

問題のポイント

問1は画像検査の原理、問2は治療の種類に関する問題です。診断のための検査の種類と原理についてまとめておきましょう。

解答 → 問1 (3)　問2 (2)

問1 (1) × 胸部レントゲン撮影では、空気＞脂肪＞水＞骨＞金属の順でX線の透過性が高く、高いほど画像では黒く写ります。
(2) × CTもX線を使っているので被爆があります。
(3) ○ CT値（CTの画像濃度）は、皮下脂肪も内臓脂肪も同じ脂肪なのは変わりませんが、蓄積部位が全く異なるので容易に鑑別できます。
(4) × MRIは、X線ではなく磁気共鳴を使って画像化しています。
(5) × 超音波は、X線と異なるので被爆はありません。妊婦の胎児超音波検査

でも使われています。

問2 (1) ○ C型肝炎は、直接作用型抗ウイルス薬の登場により、原因療法としての治療効果が期待されています。
(2) × 市中肺炎は、抗菌薬により根治可能です。
(3) ○ 食道がんは食道周囲への浸潤が速く、手術、抗がん剤などと併せて放射線療法も行われます。
(4) ○ 理学療法は、身体に障害のある者に対し、基本的動作能力の回復を図るため、体操やその他の運動を行わせる治療法です。脳梗塞後の麻痺などの治療として重要です。
(5) ○ 緩和療法は、がんの末期などの苦痛を和らげることを目的に行われる医療的ケアをさし、がん性疼痛に対するモルヒネ投与も含まれます。

ここだけ丸暗記

検査の種類

臨床検査	検体検査	一般臨床検査	尿検査	一般性状、成分分析、沈さ
			糞便検査	化学的潜血反応、免疫学的潜血反応
				脂肪染色、寄生虫（卵）検査
			喀痰検査	微生物検査、細胞診
			脳脊髄液、腹水、胸水	
			血液学的検査	血算、血液像、凝固線溶系検査、生化学検査、免疫血清学検査
			微生物学検査	微生物同定
	生理機能検査	呼吸機能検査	スパイログラフィー、動脈血ガス、経皮酸素モニター
		心機能検査	心電図、心音図、心エコー検査
		脳波、筋電図、睡眠ポリグラフ	
画像検査	X線検査	単純X線検査、造影検査、CT、ヘリカルCT	
	核医学検査	シンチグラフィー、PET（positron emission tomography）	
	超音波（エコー）検査	断層エコー、ドプラーエコー、カラードプラーエコー、3次元エコー	
	磁気共鳴検査	核磁気共鳴（NMR） 核磁気共鳴画像法（MRI）	

解いてみよう

Q1 心電図のQRS波は、心房の興奮を反映している。
Q2 CRP（C反応性たんぱく質）値の上昇は、炎症を反映している。

048 栄養と代謝疾患の成因・病態・診断・治療

重要度 ★★★

問1 肥満とメタボリックシンドロームに関する記述である。正しいのはどれか。1つ選べ。

(2016年・問28「3B 肥満と代謝疾患」)

(1) わが国では、BMI23kg/m²以上を肥満とする。
(2) メタボリックシンドロームの診断には、LDLコレステロール値を用いる。
(3) 肥満は、骨粗鬆症のリスク因子である。
(4) 腸間膜に蓄積した脂肪は、内臓脂肪である。
(5) レプチンは、食欲を亢進させる。

問2 代謝疾患に関する記述である。正しいのはどれか。1つ選べ。

(2015年・問35「9 先天性代謝異常症」)

(1) 高尿酸血症は、ピリミジンヌクレオチドの代謝異常症である。
(2) ウイルソン病は、銅の代謝異常症である。
(3) 糖原病Ⅰ型では、高血糖がみられる。
(4) ホモシスチン尿症では、血中チロシン濃度が増加する。
(5) メープルシロップ尿症は、芳香族アミノ酸の代謝異常症である。

問題のポイント

問1は肥満とメタボリックシンドローム、問2は先天性代謝異常に関する問題です。肥満とメタボリックシンドロームの関連と先天性代謝異常についてまとめておきましょう。

解答 → 問1 (4) 問2 (2)

問1 (1) × BMIが25以上を肥満といいます。35以上は高度肥満です。ちなみに25〜30未満を肥満1度、30〜35未満は肥満2度、35〜40未満は肥満3度、40以上は肥満4度といいます。

(2) × メタボリックシンドロームは、ウエスト周囲径を必須項目として、血清脂質異常（中性脂肪150mg/dL以上あるいは、HDL-コレステロール40mg/dL未満）、血圧（最高血圧130mmHg以上あるいは、最低血圧85mmHg以上）、空腹時血糖値（110mg/dL以上）のうち2つ以上で診

　　　　断します。
(3) × 肥満は、骨粗鬆症のリスク因子に含まれません。
(4) ○ 内臓脂肪の多くは腸間膜に蓄積します。
(5) × レプチンは、脂肪組織でつくられるホルモンです。食欲の抑制とエネルギー代謝の調節に関わっています。

問2 (1) × ヌクレオチドを構成する塩基には、ピリミジン塩基とプリン塩基がありますが、尿酸はプリン体由来です。
(2) ○ ウイルソン病は、銅の輸送に関与する遺伝子異常です。銅は肝細胞や脳基底核、腎に沈着して、肝硬変、錐体外路症状などを呈します。血清銅やセルロプラスミン値が低下します。
(3) × 糖原病Ⅰ型では、グルコース-6-リン酸からグルコースを産生することができず、低血糖を起こします。肝臓などにグリコーゲンが蓄積し肝腫大を呈します。
(4) × ホモシスチン尿症は、シスタチオニン合成酵素の障害でホモシスチンやメチオニンが蓄積します。
(5) × メープルシロップ尿症は、分岐鎖アミノ酸（ロイシン、イソロイシン、バリン）の代謝異常です。

ここだけ丸暗記

☑ メタボリックシンドロームの診断基準

1) 必須項目	内臓脂肪蓄積（内臓脂肪面積100cm^{2}以上）のマーカーとして、ウエスト周囲径が男で85cm、女で90cm以上
2) 必須項目に加えて以下の3項目のうち2つ以上	①血清脂質異常 （TG値150mg/dL以上、またはHDL-コレステロール値40mg/dL未満） ②血圧高値 （最高血圧130mmHg以上、または最低血圧85mmHg以上） ③高血糖（空腹時血糖値110mg/dL）

解いてみよう

Q1 フェニルケトン尿症では、精神発達障害がみられる。
Q2 尿糖が陽性であれば、糖尿病と診断できる。
Q3 インスリンの絶対的不足によって、尿ケトン体が陽性になる。

049 消化器疾患の成因・病態・診断・治療

重要度 ★★★

問1 たんぱく漏出性胃腸症に関する記述である。**誤っている**のはどれか。
（2011年・問37「10B 消化器疾患の成因・病態・診断・治療d」）

(1) 炎症性腸疾患は、原因疾患となる。
(2) アルブミン/グロブリン比（A/G比）は、上昇する。
(3) アルブミンの合成は、亢進する。
(4) 腸管浮腫をきたす。
(5) 血中カルシウム値は、低下する。

問2 食道とその疾患に関する記述である。正しいのはどれか。1つ選べ。
（2015年・問37「10B 消化器疾患の成因・病態・診断・治療」）

(1) 食道は、胃の幽門につながる。
(2) 胃食道逆流症の原因には、食道裂孔ヘルニアがある。
(3) 食道アカラシアでは、食道の器質的狭窄がみられる。
(4) 食道静脈瘤の成因には、胆石症がある。
(5) わが国の食道がんは、腺がんの頻度が高い。

問題のポイント

問1はたんぱく漏出性胃腸症、問2は胃食道逆流症に関する問題です。たんぱく漏出性胃腸症の病態を理解し、胃食道逆流症の原因をまとめましょう。

解答 → 問1（2）　問2（2）

問1 (1) ○ 炎症性腸疾患では、胃腸粘膜上皮の異常（炎症性腸疾患等）、毛細血管透過性亢進（アレルギー等）、リンパ系の異常（悪性リンパ腫等）等が原因となり、アルブミンやトランスフェリン、セルロプラスミン、カルシウム、リンパ球、脂肪、鉄、葉酸などが漏出します。
(2) × 漏出成分の多くはアルブミンのためA/G比は低下します。
(3) ○ 低アルブミン血症のため肝臓でのアルブミン合成は亢進します。
(4) ○ (1)に説明した原因や低アルブミン血症により浮腫を伴います。
(5) ○ カルシウムの漏出、低アルブミン血症やビタミンDの吸収障害により低

カルシウム血症を起こします。

問2 (1) × 胃は、噴門で食道とつながります。
(2) ○ 食道裂孔ヘルニアのほかにも妊娠、肥満、胃全摘術後などが胃食道逆流の原因になります。
(3) × 食道アカラシアは、胃に近い部分の食道壁中の神経（アウエルバッハ神経叢）の変性、消失による食道蠕動運動の異常です。器質的ではなく機能性狭窄です。狭窄部分の食道筋肉が緩まず、いつも収縮状態で食べ物が通りにくくなります。
(4) × 食道静脈瘤は、おもに肝硬変に伴う側副血行路の発達により出現します。胆石症だけではみられません。
(5) × 食道下部のバレット上皮から発生した食道がんは、扁平上皮が腺上皮に化生して発症する腺がんです。しかし食道がんの多くは、食道中部の生理的狭窄部位で発症する扁平上皮がんです。

ここだけ丸暗記

☑ **胃食道逆流症**

下部食道括約筋を始めとする胃食道逆流防止機構が障害され、胃液および十二指腸液が食道内を逆流します。胸やけ、胸痛、呑酸、慢性的咳などの症状がみられます。肥満、便秘、妊娠、脂肪摂取は症状誘発の原因になります。食後すぐ横になることも原因になります。

胃酸、ペプシン、胆汁、膵酵素が食道粘膜に作用し、炎症所見（逆流性食道炎）も起こします。

下部食道の重層扁平上皮が円柱上皮（バレット上皮）に置き換わることがあり、食道腺がんの発症に関与することが知られています。

胃全摘後にみられる食道炎は、すべてアルカリ性逆流性食道炎になります。24時間食道内pHモニタリングや内視鏡にて診断されます。治療にはプロトンポンプ阻害薬が使われます。

解いてみよう

Q1 クローン病は、S状結腸に好発する。
Q2 非代償性肝硬変ではプロトロンビン時間（PT）延長する。
Q3 わが国の食道がんは、腺がんの頻度が高い。

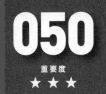

050 循環器疾患の成因・病態・診断・治療

重要度 ★★★

問1 うっ血性心不全に関する記述である。正しいのはどれか。**2つ選べ。**

(2015年・問39「11B 循環器疾患の成因・病態・診断・治療」)

(1) 右心不全では、肺水腫が起こる。
(2) 血漿BNP（脳性ナトリウム利尿ペプチド）濃度は、上昇する。
(3) 交感神経系は、抑制される。
(4) 血中アルドステロン濃度は、低下する。
(5) 悪液質を伴う患者の予後は、不良である。

問2 循環器系の疾患と病態に関する記述である。正しいのはどれか。**1つ選べ。**

(2016年・問31「11B 循環器疾患の成因・病態・診断・治療」)

(1) 狭心症は、肺塞栓を引き起こす。
(2) 心筋梗塞は心室細動を引き起こす。
(3) 下肢の動脈閉塞は、脳塞栓を引き起こす。
(4) 冠動脈血栓は、ラクナ梗塞を引き起こす。
(5) 低血圧は、脳出血を引き起こす。

問題のポイント

問1はうっ血性心不全、問2は循環障害に関する問題です。うっ血性心不全と虚血性心疾患の病態をまとめましょう。

解答 ➡ 問1 (2)、(5)　問2 (2)

問1 (1) × 右心不全では、肝臓や頸静脈でうっ血や怒張がみられます。左心系では、肺静脈のうっ血になります。

(2) ○ うっ血性心不全による左心室拡大は、心室由来のナトリウム利尿ペプチド（BNP）分泌を増加させます。BNPはうっ血性心不全の診断や重症度判定にも使われています。

(3) ×、(4) × うっ血による循環不全の改善と心機能を高めるため、一般にレニン・アンギオテンシン・アルドステロン系は亢進します。重要臓器への血流配分のため末梢血管は収縮し、心拍出量を増やすため、頻脈となり

ます。また循環血液量を増やすためにアルドステロンによるナトリウムイオンと水の貯留が進みます。

(5) ○ 悪液質は重い病気の末期症状で、全身が衰弱した病的状態です。予後はかなり不良となります。

問2 (1) × 狭心症は、肺塞栓の原因にはなりません。

(2) ○ 心筋梗塞は、心室細動などの致死的不整脈を引き起こします。AED（自動体外式除細動器）の適応となります。

(3) × 下肢の静脈血栓は、肺梗塞の原因となりますが、下肢の動脈閉塞は、脳塞栓の原因にはなりません。

(4) × 冠動脈血栓は、心筋梗塞の原因です。

(5) × 高血圧が脳出血の原因となります。

ここだけ丸暗記

☑ 狭心症の分類

分類	狭心症	特徴
発作の誘引による分類	労作性狭心症	・発作性の胸痛が労作に伴い出現、安静で消失 ・冠動脈硬化による冠血流低下が運動等により低下するために起こる
	安静狭心症 （冠攣縮性狭心症）	・安静時（特に睡眠中）発症 ・冠動脈攣縮による ・このうち発作時心電図でST上昇するものを異型狭心症と呼ぶ
症状の推移による分類	安定狭心症	動脈硬化に伴う器質的狭窄による通常の労作性狭心症
	不安定狭心症	・冠動脈粥腫が崩壊して血栓形成を経て心筋梗塞へ移行する ・突然死があることから治療上非常に重要な病態

+One　不安定狭心症

☑ 粥状硬化巣の破裂やそこの冠動脈内血栓形成による不安定狭心症は、急性心筋梗塞と発症機序が似ていることや安定狭心症と比べ予後や治療が異なることから、急性心筋梗塞と共に急性冠症候群と呼びます。

解いてみよう

Q1 原発性アルドステロン症では血清レニン値は低下している。

Q2 くも膜下出血では意識障害は伴わない。

腎・尿路疾患の成因・病態・診断・治療

重要度 ★★★

問 腎疾患に関する記述である。誤っているのはどれか。1つ選べ。

（2016年・問33「12B 腎・尿路疾患の成因・病態・診断・治療の概要」）

(1) 急性糸球体腎炎には、A群β溶血性連鎖球菌感染が関与する。
(2) ショックは、急性腎不全の原因になる。
(3) 腎代替療法として、血液透析がある。
(4) ネフローゼ症候群の診断に、脂質異常症は必須条件である。
(5) 糖尿病腎症2期では、微量アルブミン尿を認める。

問題のポイント

身体の中の不要なものを排泄するのが腎・尿路系の役割です（血液浄化）。それだけでなく、腎・尿路系は血液中の水や電解質の濃度が一定になるように調節しています。腎・尿路系がはたらかなくなると、様々な毒素が体内に残され蓄積されます。

解答 → (4)

(1) ○ 急性糸球体腎炎は、A群β溶血性連鎖球菌感染に伴い、血中で形成された免疫複合体が腎糸球体に沈着し炎症を起こすことで発症します。

(2) ○ ショックは全身の血圧が低下し、循環系に異常が生じたため、腎血流が減少して腎前性急性腎不全の原因となります。

(3) ○ 腎不全が進行して、自分の腎臓では日常生活を普通に送ることができない病態になったとき、自分の腎臓に代替して血中から不要なものを体外に排出する必要があります。これを腎代替療法といい、わが国では血液透析や腹膜透析が主流です。

(4) × ネフローゼ症候群では、高尿たんぱく（3.5g/日以上）、低アルブミン血症（3.0g/dL以下）の両所見を認めることが必須です。浮腫ならびに高コレステロール血症は診断の必須条件ではありませんが、所見の1つとしては重要です。

(5) ○ 糖尿病性腎症2期（早期腎症期）では、ごく微量のたんぱく質（微量アルブミン）が漏れ出ますが、治療によって漏れ出ない状態に戻すことができます。腎症が進行すると、さらにたくさんのたんぱく質が尿に出てくるようになり（たんぱく尿）、次第に血圧も上昇し、血管が傷つけられ、腎臓の状態を悪化させま

す。検査等で2期の段階で糖尿病性腎症をみつけることが重要です。

ここだけ丸暗記

☑ ネフローゼ症候群の病態生理と診断基準

ネフローゼ症候群は糸球体が血中のたんぱく質を選択的に保持する機能を失い、大量のたんぱく質（おもにアルブミン）が尿中に失われる病態です。

・ネフローゼ症候群の病態

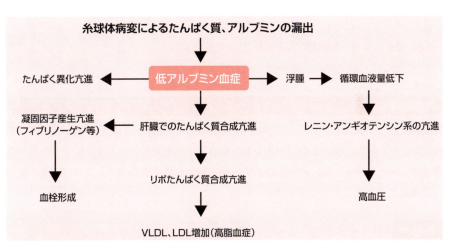

・ネフローゼ症候群の診断基準

症状	基準等
たんぱく尿	3.5g/日以上
低たんぱく血症	アルブミン　3.0g/dL以下
	総たんぱく　6.0g/dL以下
脂質異常症	高LDL-コレステロール血症
浮腫	下腿の浮腫等

たんぱく尿、低たんぱく血症（低アルブミン血症）は診断の必須条件です。高コレステロール血症、浮腫は診断の必須条件ではありませんが、所見の1つとしては参考になります。

解いてみよう

Q1 ネフローゼ症候群の診断に高LDL血症は必須条件である。
Q2 ネフローゼ症候群は腎糸球体の透過性が亢進することに起因する。

神経・精神系疾患の成因・病態・診断・治療

問 神経疾患に関する記述である。正しいのはどれか。2つ選べ。

(2016年・問37「14B 神経疾患の成因・病態・診断・治療の概要」)

(1) アルツハイマー病は、認知症の原因となる。
(2) アルツハイマー病には、ドーパミン補充が有効である。
(3) パーキンソン病の原因は、アミロイドβたんぱくの脳内蓄積である。
(4) パーキンソン病では、嚥下障害をきたす。
(5) ウェルニッケ脳症は、ビタミンB_6の欠乏で起きる。

問題のポイント

超高齢社会を迎えた現在の日本において、健康に関する避けられない問題がたくさんあります。とくに認知症およびパーキンソン病は最重要事項の1つです。なかでも最頻出事項は、パーキンソン病、アルツハイマー病と脳血管性認知症です。この3疾患の鑑別を正確に理解することが重要です。

解答 → (1)、(4)

(1) ○ アルツハイマー病は、大脳の神経細胞が変性し脱落することで脳萎縮が進行する疾患です。認知症の基礎疾患の大多数は、アルツハイマー病と脳血管性認知症です。

(2) × ドーパミンの補充が有効な治療法になるのは、パーキンソン病です。パーキンソン病は、黒質のニューロンが変性するため大脳基底核でドーパミンが不足し、大脳基底核のはたらきが悪くなるのが原因です。

(3) × 脳にアミロイドβというたんぱく質が蓄積することが引き金となり、脳の神経細胞が変性し脱落することで脳が萎縮するのは、アルツハイマー病です。

(4) ○ パーキンソン病は、静止時振戦、無動（寡動）、固縮、姿勢反射障害を4主徴とする神経変性疾患です。この4主徴のほかに、嚥下障害、起立性低血圧、発汗異常、頻尿、便秘などの自律神経症状が高頻度に認められます。

(5) × ウェルニッケ脳症は、ビタミンB_1の欠乏により生じる神経障害です。

ここだけ丸暗記

☑ アルツハイマー病・脳血管性認知症

	アルツハイマー型認知症	脳血管性認知症
症状進行状況	ゆっくりと進行する	脳卒中の再発により段階を経て進行する
神経障害の有無	初期には少ない	片麻痺、言語障害、めまい、感覚障害などの症状が出ることが多い
既往歴との関係	既往歴との関係は少ない	高血圧、糖尿病などの生活習慣病に罹患している場合が多い
特徴的な症状	全体的に記憶が低下する（比較的過去の記憶は保たれていることが多い）	部分的な記憶が低下する
認知症の性質	全般性認知症（全般的に能力が低下している）	まだら認知症（部分的に能力が低下している）

+One パーキンソン病

☑ パーキンソン病は静止時振戦，無動，固縮，姿勢反射障害を4主徴（パーキンソニズム）とする神経変性疾患です。4主徴のほかに嚥下障害、起立性低血圧、発汗異常、頻尿、便秘などの自律神経症状が高頻度に認められます。

わが国での有病率は、高齢社会の進行に伴い増加しています。

安静時振戦	安静時にみられるふるえ。上下肢、舌、下顎、頸部などに出現
無動（寡動）	動作が遅いこと。臥位からの立ち上がり動作など姿勢変換が困難となる。また表情の乏しい仮面様顔貌がみられ、抑揚のない話し方になる
筋固縮	筋を他動的に伸張させたときにみられる抵抗のこと
姿勢反射障害・歩行障害	特徴的な前傾姿勢による歩行

解いてみよう

Q1 アルツハイマー病は認知症の原因となる。

Q2 パーキンソン病は、ドーパミンの補充療法が有効である。

053 血液・造血器・リンパ系疾患の成因・病態・診断・治療

問 貧血に関する記述である。正しいのはどれか。2つ選べ。

(2016年・問41「18B 血液系疾患の成因・病態・診断・治療の概要」)

(1) 再生不良性貧血では、血中のハプトグロビンが増加する。
(2) 巨赤芽球性貧血では、赤芽球のDNA合成が障害される。
(3) 悪性貧血では、内因子が増加する。
(4) 溶血性貧血では、血中のビリルビンが増加する。
(5) 鉄欠乏性貧血では、不飽和鉄結合能(UIBC)が低下する。

問題のポイント

貧血とは、正常な赤血球数が減少することで血液の酸素運搬能力が低下し、多臓器・組織が低酸素状態になることで、倦怠感や失神などの諸症状が現れる病態です。過去10年間の貧血に関する問の出題頻度は極めて高く、分類をはじめ、病態や症状、原因に至るまで内容も多岐にわたっています。貧血に関してはきちんと整理し、必ず暗記しておきましょう。

解答 ➡ (2)、(4)

(1) × ハプトグロビン(Hp)は溶血などで血中に遊離されたヘモグロビン(Hb)と迅速かつ強固に結合して、肝臓に運び処理するはたらきを担っています。そのため、溶血性貧血では、血中ハプトグロビンは減少します。再生不良性貧血には関与しません。

(2) ○ 巨赤芽球性貧血は、ビタミンB_{12}または葉酸の欠乏により赤芽球(赤血球前駆細胞)のDNA合成が障害され、未熟な赤血球が増加した貧血の総称です。

(3) × 悪性貧血は、前項(2)の巨赤芽球性貧血の1つで、特に胃粘膜から分泌される内因子の分泌が不足するために生じるビタミンB_{12}の吸収障害による貧血をいいます。

(4) ○ 溶血性貧血は何らかの原因で赤血球が破壊され生じる貧血をいいます。症状は、一般的な貧血の症状に加えて、血中ビリルビン値の増加に伴い、黄疸、褐色尿、脾腫などがみられます。

(5) × 鉄欠乏性貧血は、ヘモグロビン産生に必須の鉄が不足して生じた貧血です。ま

た、**不飽和鉄結合能（UIBC）**とは、血漿たんぱくであるトランスフェリン（鉄運搬たんぱく）があとどれくらい鉄を運べる力をもっているかを示したもので、鉄欠乏性貧血では、不飽和鉄結合能（UIBC）は上昇します。

ここだけ丸暗記

☑ 成因による貧血の分類

赤血球の産生の低下、破壊の亢進などで赤血球が減少します。

赤血球産生障害	赤芽球成熟障害	DNA合成障害	巨赤芽球性貧血（ビタミンB_{12}、葉酸欠乏）
		ヘモグロビン合成障害	鉄欠乏性貧血、鉄芽球性貧血、サラセミア
	骨髄の異常	再生不良性貧血、急性白血病、悪性腫瘍の骨髄浸潤	
	エリスロポエチン産生低下（腎性貧血）		
赤血球寿命短縮、破壊亢進	外因性	自己免疫性溶血性貧血、血液型不適合輸血	
	内因性	遺伝性球状赤血球症	
出血	急性出血	外傷、血管破綻による大量出血	
	慢性出血	消化管出血、性器出血	

☑ 鉄欠乏性貧血の原因

鉄需要拡大	消化管出血	慢性潰瘍、がん、寄生虫疾患（鉤虫症）等の慢性出血
	女性性器出血	月経過多、子宮筋腫
	成長・発育	旺盛な成長期、新生児・乳児期や少年少女期
	妊娠出産	妊娠中の胎児への鉄移行
	授乳	授乳期の母乳への鉄消費
鉄供給不足	偏食	植物性食品鉄は動物性食品鉄よりも超過での吸収が悪い
	吸収不全	胃切除後や胃無酸症（胃炎や胃粘膜萎縮による）では、鉄の吸収が悪い

解いてみよう

Q1 悪性貧血とは、葉酸欠乏による巨赤芽球性貧血である。
Q2 鉄欠乏性貧血では、血清鉄が減少する。

054 感染症の成因・病態・診断・治療

重要度 ★★★

問1 感染症に関する記述である。正しいのはどれか。**2つ選べ。**

（2016年・問44「20A 感染症の成因・病態・診断・治療の概要」）

(1) エイズ（AIDS）では、CD4陽性リンパ球が増加する。
(2) MRSA（メチシリン耐性黄色ブドウ球菌）の感染経路は、接触感染である。
(3) 麻疹の感染経路は、経口感染である。
(4) 結核は、新興感染症である。
(5) ヘリコバクター・ピロリ菌は、ウレアーゼ活性をもつ。

問2 再興感染症の原因となる病原体である。正しいのはどれか。**1つ選べ。**

（2015年・問50「20A 感染症の成因・病態・診断・治療の概要」）

(1) 鳥インフルエンザウイルス
(2) ヒト免疫不全ウイルス（HIV）
(3) 結核菌
(4) バンコマイシン耐性腸球菌（VRE）
(5) SARSコロナウイルス

問題のポイント

感染症は病原体に感染したからといってすべてに症状が起きるわけではく、宿主の免疫力が病原体に勝れば無症状です。しかし、免疫力が低下したときには、病原性の低い病原体にも感染を起こします。これを日和見感染といいます。

解答 ➡ 問1 (2)、(5)　問2 (3)

問1 (1) × エイズ（AIDS）では、CD4陽性リンパ球は低下します。
(2) ○ MRSAの感染経路は、接触感染（経口感染）です。
(3) × 麻疹の感染経路は、飛沫感染です。
(4) × 結核は、再興感染症です。
(5) ○ ヘリコバクター・ピロリ菌は、ウレアーゼ活性をもち、アンモニアを発生する細菌です。

問2 (3) ○ 結核菌は再興感染症です。それ以外は新興感染症です。

ここだけ丸暗記

☑ 感染経路

直接感染	経口感染（食物経由等）、水系感染	食中毒、ポリオ、A型・E型肝炎
	飛沫感染	百日咳、麻疹、インフルエンザ
	空気感染（飛沫核感染）	結核、水痘
間接感染	水・食物を介した伝播	チフス、赤痢、食中毒
	動物を介した伝播	日本脳炎（蚊）、マラリア（蚊）
垂直感染	母から子への感染 （経胎盤・経産道・経母乳）	B・C型肝炎、エイズ（HIV）、風疹、成人T細胞性白血病ウイルス
水平感染	ヒトからヒト	インフルエンザ、エイズ、肝炎

＋One　再興・新興感染症

☑ **再興感染症**とは「既知の感染症で、既に公衆衛生上の問題とならない程度までに患者が減少していた感染症のうち、近年再び流行し始め、患者数が増加したもの」とWHOでは定義されています。つまり、かつては脅威であったものが、一度は制圧されたものの、再び勢いを盛り返して流行し始めた感染症をいいます。

☑ **新興感染症**とは、「かつては知られていなかった、新しく認識された感染症で、局地的に、あるいは国際的に公衆衛生上の問題となる感染症」とWHOでは定義されています。つまり、場合によっては、爆発的な感染によって、多くの人の生活や生命を脅かす危険のあるものということです。

解いてみよう

Q1 母乳を介する新生児への感染は水平感染である。
Q2 鳥インフルエンザウイルスは、再興感染症である。
Q3 ヘリコバクター・ピロリ菌は、ウレアーゼ活性をもつ細菌である。

055 悪性腫瘍の成因・病態・診断・治療

重要度 ★★☆

問1 がんに関する記述である。正しいのはどれか。1つ選べ。

(2012年・問29「6B 疾患に伴う変化」)

(1) *p53*は、がん遺伝子の1つである。
(2) がん細胞が腹膜にばらまかれる進展様式を播種という。
(3) A型肝炎ウイルスは、肝細胞がん発症と密接な関係がある。
(4) 原発性肺がんの大部分は、移行上皮がんである。
(5) 腸上皮化生は、直腸がんの前がん状態である。

問2 消化器がんに関する記述である。正しいのはどれか。1つ選べ。

(2016年・問30「10B 消化器疾患の成因・病態・診断・治療m」)

(1) 食道がんには、腺がんが多い。
(2) ダンピング症候群は、食道がん術後の合併症である。
(3) 早期胃がんでは、ボールマン(Borrmann)分類が用いられる。
(4) 大腸がん検診には、便潜血反応が用いられる。
(5) 肝細胞がんの治療では、外科手術は禁忌である。

問題のポイント

問1は癌（がん）の一般的知識、問2は消化器系のがんに関する問題です。
がんの病理所見、診断、治療法についてまとめておきましょう。

解答 ➡ 問1 (2) 問2 (4)

問1 (1) × *p53*は代表的ながん抑制遺伝子です。
(2) ○ 播種のほかに浸潤、血行性、リンパ行性などの進展があります。
(3) × A型は一過性肝炎の原因で、肝細胞がん発症には関係しません。
(4) × 組織学的に腺がん、扁平上皮がん、小細胞がん、大細胞がんがあります。
(5) × 胃粘膜が腸上皮に化生したもので、胃がんの前がん状態です。

問2 (1) × 食道は、扁平上皮で覆われているため、食道がんは扁平上皮がんになります。しかし胃食道逆流で胃食道接合部に発生するバレット上皮は、扁平上皮が化生して発症する腺がんです。

(2) ✗ 術後合併症としてのダンピング症候群は、胃を摘出した症例でみられます。
(3) ✗ **ボールマン分類**は、胃がん、大腸がんなどの進行がんの組織分類です。
(4) ○ **便潜血反応**は、大腸がんのスクリーニングで用いられます。
(5) ✗ **肝細胞がん**の治療には、肝移植、外科的切除、ラジオ波焼灼術、マイクロ波焼灼術、エタノール注入療法、抗がん剤投与、腫瘍血管塞栓療法などがあります。

ここだけ丸暗記

☑ 胃切除後合併症

吸収障害	鉄吸収障害	酸分泌の低下・欠如による鉄欠乏性貧血
	内因子、ビタミンB_{12}吸収障害	巨赤芽球性貧血 手術後5年以上経過してから発症する
	ビタミンD、カルシウム吸収障害	骨粗鬆症、骨軟化症
	下痢	吸収障害と脂肪性下痢、腸内細菌叢変化による不耐症
小胃症状	胃の欠損	少量頻回食とする
ダンピング症候群	早期（20〜30分）	高張食物成分の小腸への流入により血液成分腸管内漏出→循環血液量減少→発汗、動悸、めまいなど
	後期（2〜3時間）	食後急速一過性高血糖→インスリン過分泌→低血糖症状
輸入脚症候群		術後にできる輸入脚が過長、捻転などによる嘔吐や吸収障害
盲管症候群		術後にできる盲管による下痢、脂肪便、腹痛など
逆流性食道炎		胆汁・膵液やアルカリ性の腸液による
胆石症		手術による迷走神経切離による胆嚢収縮低下による

解いてみよう

Q1 悪性の非上皮性腫瘍をがん腫という。
Q2 PSA（前立腺特異抗原）は前立腺がん診断の腫瘍マーカーである。
Q3 アスベストは悪性胸膜中皮腫の発症に関与している。

2章 解いてみよう 解答・解説

23 ① ○ （→P.122） ② ○
24 ① ○
　　② × 形質細胞は獲得免疫に関与します。
25 ① ○
　　② × ミオシンは収縮たんぱく質に分類されますが、これ自体が収縮するわけではありません。
26 ① ○
　　② × マルトースは、グルコースのα-1,4-グリコシド結合による二糖です。
27 ① ○ ホスファチジルイノシトールは、リン脂質です。
　　② × ホルモン感受性リパーゼにより分解されるのは、トリアシルグリセロールです。
28 ① ○ ヒスチジンの脱炭酸反応により、ヒスタミンが生成されます。
　　② ○
29 ① × 赤血球にはミトコンドリアがないため、TCA回路はありません。
　　② × 糖新生は、おもに肝臓で行われます。
30 ① ○
　　② × 脂肪酸の合成は、細胞質で行われます。
31 ① × トリプシノーゲンが、トリプシンのプロ酵素です。
　　② × 基質は結合しません。エフェクター分子が結合します。
32 ① × 脱共役たんぱく質は、ATP合成を経ることなく電子伝達と水を生じます。
　　② × ATP合成酵素は、プロトンの濃度勾配を利用します。
33 ① × tRNAには、アンチコドンが存在します。
　　② × スプライシングでは、イントロン部分が切り取られます。
34 ① ○ ビタミンDは、遺伝子の転写を調節します。
　　② ○
35 ① ○
　　② ○ アレルギー症状が激しく出ることをアナフィラキシーといいます。
36 ① × 変形性関節症は、加齢などで関節が変形し、痛みが生じて起こります。
　　② ○
37 ① × 左心室は全身に血液を送り出すため、肺に血液を送り出す右心室より厚くなっています。
　　② ○
38 ① ○
　　② × 血圧の低下を糸球体傍細胞が感知すると、レニン分泌が増加します。
39 ① × 脂質は、膜消化を受けません。　② ○
40 ① ○
　　② × アルドステロンは、腎臓でのナトリウム再吸収を促進します。
41 ① × プロゲステロンは子宮内膜の分化を行います。増殖・肥厚はエストロゲンが担います。
　　② × 黄体期には、基礎体温は高くなります。

42 **1** ○
　　2 ○
43 **1** ○
　　2 × バソプレシンは下垂体後葉から分泌されます。
44 **1** ○　**2** ○
45 **1** × 副交感神経が興奮すると、唾液分泌は増大します。
　　2 × 有髄神経は、跳躍伝導をするため、速くなります。
46 **1** × 肥大では細胞の容積が増大します。
　　2 ○ 炎症では、血管内皮細胞が収縮し、細胞間隙が開くため血管透過性が上昇し、浮腫が生じます。
47 **1** × 心電図のQRS波は、心室の興奮を反映しています。
　　2 ○ CRP（C反応性たんぱく質）は、炎症や組織細胞の破壊が起こると血清中に増加するたんぱく質で、CRP値の上昇は、炎症を反映しています。
48 **1** ○ フェニルケトン尿症では、フェニルアラニンの蓄積による精神発達障害がみられます。
　　2 × 尿糖だけでは糖尿病の診断基準にはなりません。診断基準にはHbA1cもあります。
　　3 ○ インスリンの絶対的不足によって、脂肪の異化による代謝が亢進し、ケトン体が蓄積し、尿中にも排出されます。
49 **1** × クローン病は回盲部が好発部位です。
　　2 ○ 非代償性肝硬変では、肝臓での凝固因子合成が低下するため、血液の凝固時間が延長しプロトロンビン時間が延長します。
　　3 × 食道がんでは、扁平上皮がんの頻度が高くなります。
50 **1** ○ 原発性アルドステロン症では、アルドステロン過剰分泌により血圧が上昇し、レニン分泌が抑制されるため血清レニン値は低下します。
　　2 × くも膜下出血は意識障害を伴います。
51 **1** × ネフローゼ症候群の診断に、高LDL血症は必須ではありません。
　　2 ○
52 **1** ○ 神経細胞の変性脱落により、認知症の原因となります。
　　2 ○ パーキンソン病はドーパミンの不足による疾患のため、ドーパミンの補充療法が有効です。
53 **1** × 悪性貧血は、ビタミンB_{12}の欠乏によります。
　　2 ○
54 **1** × 母乳を介する新生児への感染は垂直感染です。
　　2 × 鳥インフルエンザウイルスは新興感染症です。
　　3 ○
55 **1** × 悪性の非上皮性腫瘍を肉腫といいます。
　　2 ○ PSAは前立腺がん診断の腫瘍マーカーです。
　　3 ○ アスベストは悪性胸膜中皮腫の発症に関与します。

3章

食べ物と健康

056 食糧と環境問題

問 食料と環境問題に関する記述である。正しいのはどれか。**2つ選べ。**

(2013年・問51「1C　人間と食品a」)

(1) 生物濃縮は、環境よりも高い濃度で生体内に外界の物質を蓄積する現象をいう。
(2) フードマイレージは、食料の輸入量を輸送距離で除した値である。
(3) 地産地消の輸送コストは、輸入の輸送コストに比べて一般的に増大する。
(4) 食品ロスの増大は、環境に対する負荷を増大させる。
(5) 食物連鎖における高次消費者の個体数は、一次消費者の個体数に比べて多い。

問題のポイント

わが国の農林水産物食品の輸入額は世界一であり、**カロリーベース総合食糧自給率も約40%**で先進国の中で最も低くなっています。食糧の輸送、生産、加工、消費、廃棄などは、環境と密接な関係にあります。消費者として、地球レベルで環境を考えながら、食べ物について考えてみましょう。

解答 ➡ (1)、(4)

(1) ○ 生物が環境から物質を取り込み、生体内のその物質の濃度が環境における濃度より高くなる現象を**生物濃縮**といいます。

(2) × **フードマイレージ**は、食料の輸入重量（単位：トン）に、輸送距離（単位：km）を乗じた値であり、輸送による環境への負荷（CO_2排出量）を数値として把握することができます。

(3) × **地産地消**とは、地域でとれた産物をその地域で消費することです。一般的に輸入するよりも地産地消では輸送距離が短いため、輸送コストは減少します。

(4) ○ **食品ロス**とは、食べられるのにもかかわらず、捨てられている食品のことで、年間約500〜900万トンと推計されています。食品ロスが増大すると環境に対する負荷が増大します。

(5) × 生産者（植物）→一次消費者（草食動物）→二次消費者（肉食動物）→高次消費者（大型肉食動物）のような捕食関係を**食物連鎖**といいます。一般に高次消費者になるほど生物個体は大型となりますが、その数は減少します。

ここだけ丸暗記

☑食べ物と環境に関係する用語

用語	説明	補足
生物濃縮	環境中の物質が食物連鎖の中で生体内に高い濃度で蓄積される現象	わが国では、生物濃縮された水銀に関して、妊娠期間中に食べる魚の種類や量に注意するよう呼びかけられている
フードマイレージ	フードマイレージ＝食糧の輸入重量（単位：トン）×輸送距離（単位：km） 数値が高いほど、二酸化炭素の排出などで、環境への負荷が大きいと考えられている	わが国のフードマイレージの数値は、世界で最も高くなっている。フードマイレージの数値が低くなれば、トレーサビリティにかかるコストは抑えられる
地産地消	地元で生産し、地元で消費すること	生産者の顔が見えて安心、輸送時間がかからないので、新鮮で栄養価が高いなどの利点がある
食品ロス	食品の過剰除去部分（成分表で示される廃棄部位以外）、食べ残し、食品廃棄のこと	食品ロス率＝ 食品ロス量÷食品使用量×100

＋One

☑ 牛肉のBSE（牛海綿状脳症）問題や、事故米の不正転売事件を受け、**牛トレーサビリティ法**や**米トレーサビリティ法**ができました。

☑ **トレーサビリティ**とは、生産、加工、流通、販売の各段階で、食品とその情報を記録するものです。食品の安心・安全につながるだけでなく、問題が生じたときには、商品の特定や回収などが迅速に行え、被害の拡大防止や原因解明に役立ちます。トレーサビリティは、牛肉や米だけでなく、現在では多くの商品で行われています。

解いてみよう

Q1 フードマイレージとは、食料の輸送距離に輸送時間を乗じた値である。

Q2 地産地消を実施すると、トレーサビリティのコストが低下する。

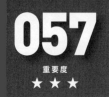

植物性食品

問1 穀類とその加工品に関する記述である。正しいのはどれか。1つ選べ。

（2016年・問45「2B　植物性食品」）

(1) とうもろこしは、イネ科である。
(2) 二条大麦は、押麦として利用される。
(3) デュラム小麦のセモリナ粉のたんぱく質含量は、小麦粉（薄力粉）より少ない。
(4) 精白米のアミノ酸価は、そば粉（全層粉）よりも高い。
(5) 古米臭は、アルコール類であるヘキサノールに起因する。

問2 野菜・果実の成分に関する記述である。正しいのはどれか。1つ選べ。

（2016年・問47「2B　植物性食品」）

(1) レモンの酸味の主成分は、リンゴ酸である。
(2) うんしゅうみかんの果肉の色素成分は、アスタキサンチンである。
(3) だいこんの辛味成分は、イソチオシアネートである。
(4) きゅうりの香りの主成分は、1-オクテン3-オールである。
(5) なすの果皮の色素成分は、ベタニンである。

問題のポイント

「食べ物と健康」の「2．食品の分類と食品の成分」からの出題に関しては、近年では、「B．植物性食品」からの出題が最も多くなっています。**問1**は、穀類に関する全体的な幅広い問題です。また、**問2**は野菜や果実の二次機能に関する成分の問題です。

解答 →　問1（1）　問2（3）

問1　(1) ◯
(2) ✕　**二条大麦**はビールの原材料として利用されます。押麦は六条大麦が利用されます。
(3) ✕　**デュラムセモリナ**はパスタに利用される小麦で、たんぱく質含量は13％程度です。薄力粉のたんぱく質含量は8％程度です。
(4) ✕　アミノ酸スコアは全粒そば粉で100、精白米および玄米で60程度です。穀類の制限アミノ酸はリシンです。

(5) ✗ **古米臭**の原因は、アルデヒド類のヘキサナールやペンタナールです。ヘキサノールは芝刈りの匂いといわれています。

問2 (1) ✗ レモンの酸味は**クエン酸**です。**リンゴ酸**はリンゴなどの酸味物質です。

(2) ✗ うんしゅうみかんの色素は**β-クリプトキサンチン**です。**アスタキサンチン**はサケの色素として有名です。

(3) ○

(4) ✗ きゅうりの香り成分は**キュウリアルコール**（2, 6-ノナジェン1-オール）です。1-オクテン3-オールはマツタケの香り成分のマツタケオールです。

(5) ✗ なすの色素は**ナスニン**です。**ベタニン**はビートの色素です。類似の名称のベタイン（トリメチルグリシン）は、動植物に広く含まれ旨みを呈します。

ここだけ丸暗記

☑ **穀類**は、おおよそ水分15%、炭水化物70%、たんぱく質10%、脂質2%、灰分1%です。

☑ **脂質**やミネラルやビタミンは皮部、胚芽部に多く含まれ、搗精、製粉で除かれます。

☑ 一般に第一制限アミノ酸は**リシン**です。

☑ 米のウルチ種は、アミロース20%とアミロペクチン80%からなりますが、モチ種はアミロペクチン100%です。粒食が主ですが、無洗米やでん粉を糊化（α化）した**アルファー化米**のほか、ビーフン、上新粉、白玉粉などもよく食されます。

☑ 小麦に含まれる主要たんぱく質であるグリアジンとグルテニンが粘弾性のある**グルテン**を形成する性質を利用し、小麦粉をめんやパンに加工して食します。

☑ 小麦粉はたんぱく質含量の違いで**強力粉、中力粉、薄力粉**に区分されます。

☑ 小麦粉は製粉工程で、灰分が多く残り色が純白でないものは、白い順（灰分の少ない順）に**一等粉、二等粉、三等粉**に区分されます。

+ One

☑ 植物類ではなく菌類に分類されますが、**きのこ類**や**藻類**も重要です。食物繊維、色や味など**二次機能成分**に着目しましょう。

解いてみよう

Q1 うるち米のでん粉は、アミロペクチン100%である。

Q2 薄力粉は、強力粉よりたんぱく質含量が高い。

058 動物性食品

問1 牛乳に関する記述である。正しいのはどれか。1つ選べ。

(2014年・問53「2C 動物性食品」)

(1) 含有する炭水化物は、マルトースである。
(2) 人乳よりも、カゼイン含量が少ない。
(3) LL牛乳は、低温殺菌法で製造される。
(4) 酸の添加によって、カゼインが凝固する。
(5) 乳清たんぱく質の約半分は、ラクトフェリンである。

問2 卵の成分に関する記述である。正しいのはどれか。1つ選べ。

(2012年・問52「2C 動物性食品」)

(1) オボムコイドは、ゆで加熱により凝固する。
(2) 卵黄の脂質は、トリアシルグリセロールが主成分である。
(3) 卵白の鉄含量は、卵黄より多い。
(4) 卵黄は、卵白よりアレルギーを起こしやすい。
(5) 全卵のコレステロール含量は、牛肉(脂身つき)と同程度である。

問題のポイント

動物性食品には、肉類、魚介類、卵類、乳類が含まれますが、近年、肉類と魚介類の出題がありません。**問1**は、乳類の一次機能(栄養性)、二次機能(嗜好性)、食毒性、調理加工に関する問題で、**問2**は卵類の一次機能、二次機能、食毒性に関する問題です。

解答 → 問1 (4) 問2 (2)

問1
(1) × マルトース(麦芽糖)ではなく、乳糖(ラクトース)です。
(2) × たんぱく質含量は牛乳3.3%、人乳1.1%です。炭水化物含量は牛乳4.8%、人乳7.2%です。
(3) × LL牛乳は超高温瞬間殺菌で無菌化されています。
(4) ○
(5) × ラクトグロブリンやラクトアルブミンが主要なたんぱく質です。

問2 (1) × **オボムコイド**は、耐熱性が高く、アレルギー作用も強いのが特徴です。
(2) ○ リン脂質の**レシチン**が有名ですが、脂質の80％はトリアシルグリセロールです。
(3) × **鉄分**は、卵白より卵黄に多く含まれています。
(4) × 卵白たんぱく質が卵アレルギーのおもなアレルゲンです。
(5) × **コレステロール**は、100g当たり、全卵で420mg、牛肉で53〜310mg程度です。

ここだけ丸暗記

☑ 乳たんぱく質はカゼインと**乳清たんぱく質（ホエー）**に分けられます。
☑ 牛乳の脂質は低級飽和脂肪酸に特徴があります。
☑ 牛乳の炭水化物はほとんどが**ラクトース（乳糖）**で、乳糖不耐症の人は下痢などの症状を呈します。乳糖をあらかじめ分解した乳糖不耐症者用の牛乳も市販されています。
☑ 牛乳アレルギーのアレルゲンには、**カゼイン**や**ラクトグロブリン**があります。
☑ 卵白の主要たんぱく質はオボアルブミンで、リゾチーム、オボムコイド、オボムチンなどが含まれます。
☑ 卵黄たんぱく質は**リポたんぱく質**として存在しています。
☑ 卵の脂質は、卵黄に含まれ乳化作用を示す**リン脂質（レシチン）**、コレステロールが特徴的です。
☑ 卵黄にはビタミンCは含まれていませんが、**脂溶性ビタミン**、**水溶性ビタミン**が含まれ、卵白にはビタミンB_2が含まれています。
☑ ミネラルは、卵黄に、カルシウム、鉄、リン、亜鉛などが多く含まれますが、卵白にはほとんど含まれていません。

+One

☑ 動物性食品として、肉類、魚介類も重要です。
☑ **コラーゲン**、**ミオグロビン**、**アクチン**、**ミオシン**など特徴的なたんぱく質について理解するとともに、「死後硬直」や「熟成」など物性と味の変化にも着目しましょう。

解いてみよう

Q1 乳糖不耐症者用の牛乳では、乳糖が分解されている。
Q2 卵黄にはビタミンCが豊富に含まれている。

059 油脂・調味料・香辛料・嗜好飲料食品

問1 脂質に関する記述である。正しいのはどれか。1つ選べ。

（2015年・問53「2D　油脂・調味料・香辛料・嗜好飲料食品」）

(1) 飽和脂肪酸の構成割合が大きくなると、ヨウ素価は大きくなる。
(2) 天然に存在する不飽和脂肪酸は、おもにトランス型である。
(3) リン脂質のリン酸部分は、疎水性を示す。
(4) 活性メチレン基の多い脂肪酸は、酸化しにくい。
(5) 不飽和脂肪酸は、酵素的に酸化される場合がある。

問2 嗜好飲料に関する記述である。正しいのはどれか。1つ選べ。

（2012年・問53「2D　油脂・調味料・香辛料・嗜好飲料食品」）

(1) 果汁100％の果実飲料は、JAS規格では果実ジュースという。
(2) コーラには、カフェインが含まれない。
(3) ココアの苦味成分は、テアニンである。
(4) ウーロン茶のタンニン量は、紅茶に比べて多い。
(5) 緑茶は、茶葉を発酵させてつくる。

問題のポイント

問1は脂質の化学的性質に関する問題で、問2は嗜好飲料に関する全体的な幅広い知識を問う問題です。

解答 → 問1(5)　問2(1)

問1 (1) ✗　ヨウ素価は、脂肪酸の二重結合に付加するヨウ素の量です。二重結合のない飽和脂肪酸は、ヨウ素価が小さくなります。
(2) ✗　天然に存在する不飽和脂肪酸のほとんどは、シス型の二重結合です。
(3) ✗　リン脂質のリン酸部分は、水になじみやすい親水性の性質です。
(4) ✗　脂肪酸の二重結合と二重結合に挟まれた炭素の活性メチレン基は酸素との反応性が高く、酸化されやすい性質があります。
(5) 〇　豆類や野菜類に含まれるリポキシゲナーゼは、不飽和脂肪酸を酸化します。

問2 (1) 〇 果汁が10％以上100％未満ものは、「果実入り飲料」と呼ばれます。
(2) × 通常のコーラにはカフェインが含まれています。
(3) × テアニンは緑茶のうまみ成分です。テオブロミンは苦味です。
(4) × タンニンは渋味成分で、ウーロン茶より紅茶に多く含まれています。
(5) × 緑茶は不発酵茶で、紅茶が発酵茶です。

ここだけ丸暗記

☑ 嗜好飲料には、アルコール飲料やお茶などのほか、清涼飲料水（サイダーやコーラ）や、ジュースなども含まれます。

☑ アルコール飲料（酒類）は、酒税法でエタノール1％以上とされていて、醸造酒、蒸留酒、混成酒に分類されます。

☑ 清酒（日本酒）は、米を原料として麹による糖化と酵母によるアルコール発酵を同時に行うため、並行複発酵と呼ばれます。

☑ ビールは、麦芽とホップを原料として、麦芽による糖化ののち、酵母による発酵を行うため単行複発酵と呼ばれます。

☑ ワインは、ぶどうを直接酵母で発酵させます。赤ワインはぶどうの種や果皮ごと発酵させるのに対して、白ワインは果汁のみを用い発酵させます。

☑ 茶には、不発酵茶の緑茶、半発酵茶のウーロン茶、発酵茶の紅茶があります。

☑ カフェインは覚醒作用や苦味があり、カテキンやポリフェノールは抗酸化作用や渋味があります。

☑ コーヒーには、カフェインやポリフェノールが多く含まれています。インスタントコーヒーは、コーヒー抽出液を噴霧乾燥、凍結乾燥したものです。

☑ ココアは、カカオマス（ビターチョコ）からココアバターの一部をのぞいたものです。チョコレートは、カカオマス、ココアバター、糖類、などを混合したものです。

+One

☑ **香辛料**については、二次機能成分について学習しましょう。**調味料**については、多くが発酵食品なので、微生物利用食品と関連付けて学習しましょう。

解いてみよう

Q1 エタノールが0.1％以上含まれるものをアルコール飲料（酒類）という。
Q2 カカオマスは、チョコレートの原材料に使われる。

060 微生物利用食品

重要度 ★☆☆

問1 発酵食品に関する記述である。正しいのはどれか。1つ選べ。

(2015年・問52「2E 微生物利用食品」)

(1) 米みその製造では、麦麹が用いられる。
(2) うす口しょうゆの塩分濃度は、濃口しょうゆに比べて低い。
(3) 本みりんは、アルコールを含まない。
(4) 野菜の漬物では、乳酸菌が生育する。
(5) ワインの製造では、酢酸菌が用いられる。

問2 発酵食品に関する記述である。正しいのはどれか。1つ選べ。

(2013年・問53「2E 微生物利用食品」)

(1) たまりしょう油の主原料は、大豆である。
(2) ぶどう酒のアルコール含量は、ブランデーより多い。
(3) みりん風調味料は、混成酒である。
(4) しょう油の色は、こうじかびのもつ酵素のはたらきにより生じる。
(5) 納豆のビタミンKは、おもにフィロキノンである。

問題のポイント

問1、問2は発酵食品の製造方法と成分に関する問題です。

解答 → 問1(4)　問2(1)

問1
(1) ✕　米みその製造では、米麹（こめこうじ）が用いられます。
(2) ✕　うす口しょうゆの塩分濃度は、濃口しょうゆに比べて高くなっています。
(3) ✕　本みりんは約14％程度アルコールを含みますが、みりん風調味料には0.1％以下しか含まれません。
(4) ○　古漬は乳酸菌が生育し、乳酸菌が産生した乳酸で酸味が増します。
(5) ✕　ワインの製造では、酵母が用いられます。

問2
(1) ○　しょうゆの原材料は大豆、小麦、塩です。**たまりしょうゆ**は、東海地方独特のしょうゆで大豆と塩が原材料です。
(2) ✕　ぶどう酒（ワイン）のアルコールを蒸留し、アルコール濃度を高めて熟成

貯蔵したものがブランデーです。
(3) ✗ **みりん風調味料**は煮きりしたみりんと考えて使用する調味料です。
(4) ✗ 酵素によらない**メイラード反応**（アミノ・カルボニル反応）です。
(5) ✗ **フィロキノン**は植物性食品です。フィロキノンは大豆に含まれていますが、納豆は納豆菌が**メナキノン**を合成します。

ここだけ丸暗記

☑ **アルコール発酵**では、アルコールの直接の原料であるぶどう糖（グルコース）をどのようにして得るのか（糖化）が重要です。
☑ 日本酒は、米に含まれているでん粉を、麹かびにより糖化し、同時に、酵母によるアルコール発酵を行うため**並行複発酵**と呼ばれます。
☑ ビールは、大麦に含まれているでん粉を大麦麦芽に含まれるアミラーゼによりでん粉を糖化の後、酵母による発酵を行うため**単行複発酵**と呼ばれます。
☑ ぶどう酒（ワイン）は、ぶどうに含まれるぶどう糖を直接、酵母がアルコール発酵するため**単発酵**と呼ばれます。
☑ 一般によく利用されている旨味調味料も、**核酸発酵法**、**アミノ酸発酵法**でつくられていることから、微生物利用食品といえます。

+One　発酵

☑ 「魚介類の**塩辛**」や「紅茶」などは、食品自身が産生した酵素による化学変化を利用した食品です。これらの食品についても「**発酵**」という言葉が用いられます。つまり「発酵」には、微生物を利用するものと、元々の食材が産生した酵素を利用するものの2つがあります。

解いてみよう

Q1 ワインは、並行複発酵酒である。
Q2 カツオの塩辛の製造には、麹が利用される。

食品成分表

問 日本食品標準成分表2015年版に関する記述である。正しいのはどれか。1つ選べ。

(2013年・問54改変「2F 食品成分表の理解a」)

(1) こんにゃくのエネルギー値は、Atwaterの係数を適用して求めた値に0.1を乗じて算出されている。
(2) たんぱく質量の算出では、全窒素量からグルタミン酸由来の窒素量を差し引いている。
(3) レチノール活性当量は、β-カロテン当量に係数1/12を乗じたものとレチノール量を合計して算出されている。
(4) ビタミンCの成分値は、マイクログラム（μg）で表示されている。
(5) 「Tr」は、食品成分表の最小記載量の1/20未満であることを示している。

問題のポイント

食品成分表に関する問題は、ほぼ毎年出題されます。食品成分表の特徴を知り、正しく使うことは、対象者の摂取栄養素量を算出する基礎となります。2015年度には「日本食品標準成分表2015年版（七訂）」（以下、成分表2015）が公表されました。成分表2010に比べ、収載食品の大幅な増加、成分項目の増加、別冊として「成分表2015・炭水化物成分表編」の追加、などの改訂が行われているので、必ずチェックしましょう。

解答 → (3)

(1) × きくいも、こんにゃく、きのこ類、藻類、昆布茶のエネルギーは、暫定的な算出法として、Atwater係数（たんぱく質4kcal/g、脂質9kcal/g、炭水化物4kcal/g）を適用して求めた値に0.5を乗じて算出されています。
(2) × 改良ケルダール法によって定量した窒素量に、窒素－たんぱく質換算係数を乗じて算出されています。
(3) ○ レチノール活性当量（μgRAE）は、レチノール＋1/12 β－カロテン当量で得られます。なお、β－カロテン当量は、β－カロテン＋1/2 α－カロテン＋1/2 β－クリプトキサンチンで求められます。
(4) × ビタミンCは、mgの単位で表示されています。
(5) × Tr（微量、トレース）は、最小記載量の1/10以上含まれていますが、5/10未満で

あることを示しています。

ここだけ丸暗記

☑ 成分表2015のおもな変更点

変更点	説明
収載食品の増加 食品数2,191 （313食品増加）	①日本人の食文化を反映：刺身（皮なしの成分）、天ぷら ＊成分表では、大部分の魚において皮は可食部であったため ②健康志向を反映：あわ、きび、あまに油、えごま油、米粉など ③備考欄の数値を本表へ：ほうれん草は、通年平均、夏採り、冬採りに区別 ④調理後食品の追加：鶏のから揚げ、とんかつ ⑤食べる機会が増えた食品：ベーグル、アンチョビ（缶詰）など
新規の栄養成分項目	利用可能炭水化物（単糖当量） 利用可能炭水化物は、ヒトの消化酵素で消化可能で、吸収、代謝されるもの。でん粉、ぶどう糖など、8成分が測定されている。本編の表では、単糖類に換算して「単糖当量」の値が示されている。別冊として利用可能炭水化物、糖アルコール、有機酸の成分値を収載した、「炭水化物成分表編」がある
索引番号の追加	個々の食品に従来の食品番号に加え、索引番号（収載順の通し番号）が採用された

＋One

☑ より正確に栄養成分値を求められるように、成分表2015には補足の表として、調理による重量変化や調理方法などが収載されています。さらに、従来の表に加え、成分値の算出を助ける表が新規に追加されたものもあるので、頭にいれておきましょう。

・各食品の調理による重量変化（表15）
・調理方法の概略（表16）
・揚げ物における衣の割合及び脂質量の増減（表17）←新規
・各そうざいの成分値（表24）←新規
・調理による成分変化率区分別一覧（表25）
・水道水中の無機質（表26、27）←新規

解いてみよう

Q1 成分表2015では、こんにゃくのエネルギー値は、Atwaterの係数を適用して求めた値に0.1を乗じて算出されている。

Q2 成分表2015では、レチノール活性当量は、β-カロテン当量に係数1/12を乗じたものとレチノール量を合計して算出されている。

062 たんぱく質

重要度 ★☆☆

問 穀類のたんぱく質に関する記述である。**誤っているのはどれか。1つ選べ。**

(2012年・問51改変「3A 食品の機能a」)

(1) 米の主要たんぱく質は、オリゼニンである。
(2) 小麦の主要たんぱく質は、グルテニンとグリアジンである。
(3) とうもろこしの主要たんぱく質は、ゼインである。
(4) そばのたんぱく質含有量は、とうもろこしより少ない。
(5) 精白米のたんぱく質含有量は、小麦より少ない。

問題のポイント

主食となる**穀類**は、問題としてよく取り扱われる食品です。**エネルギー源**として炭水化物を多く含むことが特徴ですが、**たんぱく質の供給源**としても重要です。穀類は、イネ科植物である米、小麦、大麦、あわ、えん麦、とうもろこしなどや、タデ科のそばがあります。なかでも米、小麦、とうもろこしは、三大穀類と呼ばれます。人間にとって重要な食糧源であり、家畜にとっても飼料となる穀類は、基本からしっかりおさえておく必要があります。

解答 → (4)

(1) ◯ 米（こめ）の主要なたんぱく質は、グロブリンに分類される**オリゼニン**です。オリゼニンは水に不溶性で、酸、アルカリに溶ける性質をもちます。

(2) ◯ 小麦（こむぎ）のたんぱく質は、グルテリンに属する**グルテニン**と、プロラミンに属する**グリアジン**で、小麦の全たんぱく質の約80％を占めます。両者とも水に溶けない性質をもちます。

(3) ◯ とうもろこしの主要たんぱく質は、**ゼイン**（ツェイン）です。アミノ酸組成では、**リシン**が第一制限アミノ酸になりますが、トリプトファンが少ないのも特徴です。とうもろこしを主食とする地域でナイアシン欠乏症である**ペラグラ**が見られたのは、トリプトファンからのナイアシン合成量が少なかったためです。

(4) ✕ たんぱく質含量は、そば、全層粉が12.0％で、とうもろこし、コーングリッツ、黄色種の8.2％より多く含まれます。

(5) ◯ 米（精白米）のたんぱく質含有量は6.1％で、小麦粉、強力粉に比べると少ないです。

ここだけ丸暗記

☑ おもな食品に含まれるたんぱく質

分類	食品名	たんぱく質	分類	食品名	たんぱく質
アルブミン	卵白 乳	オボアルブミン ラクトアルブミン	グルテリン	小麦 米	グルテニン オリゼニン
グロブリン	卵白 乳 大豆 筋肉	オボグロブリン ラクトグロブリン グリシニン ミオシン	プロラミン	小麦 大麦 トウモロコシ	グリアジン ホルデイン ゼイン（ツェイン）

＋One

- ☑ **米**のたんぱく質のうち、約80％がグルテリンに属するオリゼニンです。
- ☑ **小麦粉**に水を加えてこねると、グルテニンとグリアジンの間でジスルフィド（S-S）結合などによって網目構造をつくり、**グルテン**が形成されます。
- ☑ **とうもろこし**は、白色種にくらべ黄色種が多く栽培され、黄色の色素であるルテインやクリプトキサンチンを含みます。
- ☑ 以上の穀類は、アミノ酸スコア（アミノ酸価）が低く、リシンが制限アミノ酸となっています。一方、豆類の大豆はリシンを多く含むのが特徴です。
- ☑ 米などの穀類と大豆を組合せて摂取すると、**アミノ酸の補足効果**が期待できます。

食品名	たんぱく質量 （g/100g）	アミノ酸スコア （1985年パターン）	第一制限アミノ酸
こめ、精白米、うるち米	6.1	61	リシン
小麦粉、薄力粉	8.3	42	リシン
小麦粉、強力粉	11.8	36	リシン
そば、全粉層	12.0	100	ー
とうもろこし、コーングリッツ	8.2	31	リシン
大豆、国産、黄大豆、乾	33.8	100	ー
牛肉、サーロイン、脂身なし、生 豚肉、ロース、脂身なし、生 鶏卵、全卵、生	12.9 17.8 12.3	100 100 100	ー ー ー

解いてみよう

Q1 精白米のアミノ酸スコアは、そば粉のそれよりも高い。

Q2 小麦グリアジンは、水によく溶けるたんぱく質である。

063 水分

重要度 ★★☆

問 食品の水分に関する記述である。正しいのはどれか。1つ選べ

（2014年・問56「3B 食品の機能a」）

(1) 純水の水分活性は、1である。
(2) 水分活性が低いほど、酵素反応は早く進行する。
(3) 中間水分食品は、生鮮食品に比べて水分活性が高い。
(4) 結合水は、自由水に比べて凍結しやすい。
(5) 自由水は、食品成分と水素結合を形成している。

問題のポイント

食品の変質を防止するためには、おもに微生物（かび、酵母、細菌）の増殖抑制や、酵素活性を低下させることが重要です。水分のうち、自由水が微生物や酵素に利用されますが、結合水は利用されません。食品中の自由水の割合をあらわす指標として、水分活性があります。水分活性は次の式で求められ、最大値は1です（分母は自由水100％の純水の蒸気圧）。

　水分活性（Aw）＝食品の蒸気圧／純水の蒸気圧

水分活性は、アミノカルボニル反応や脂質の酸化などとも関係するので、しっかり頭にいれておきましょう。

解答 → (1)

(1) ◯ 純水は自由水のみからなるので、水分活性は最大値である1になります。
(2) × 酵素反応には自由水が使われるので、水分活性の低下（＝自由水の割合の減少）とともに酵素反応は低下します。
(3) × 生鮮食品の水分活性は1.00〜0.95の範囲で、中間水分食品の0.65〜0.85よりも高いです。
(4) × 結合水は水素結合などにより束縛されているため、自由水に比べ氷結は起こりにくいです。
(5) × 自由水は、食品中の成分に束縛されていない水です。結合水は、食品表面の官能基との間に水素結合をつくり、束縛された状態の水です。

ここだけ丸暗記

☑ 水分活性が1.0に近い＝食品中の水分のうち、自由水の割合が多い

☑ 水分活性が低い＝自由水の割合が少ない＝結合水の割合が多い

☑ 水分活性と微生物の増殖、酵素活性、非酵素的褐変（アミノカルボニル反応）、脂質酸化の関係を示したのが下の図です。

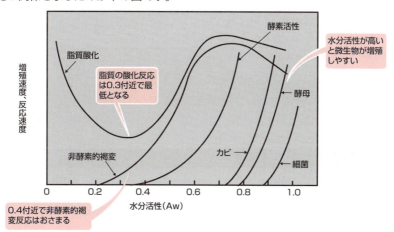

出典：中谷延二（久保田紀久枝、森光康次郎『食品学− 食品成分と機能性− 第2版補訂』東京化学同人、2011）

+One

☑ ジャム、マーマレード、塩辛などは、食塩や砂糖を加え、水分活性を0.65〜0.85に調節した中間水分食品です。水を加えて戻す必要がない程度に水分が含まれており、保存性が高い食品です。食塩や砂糖を加えると、自由水が結合水（水和水）となるため、水分活性をある程度下げて、保存性を高めています。

☑ 水分活性を低下させる方法として、冷凍して自由水を氷にする、乾燥して自由水を減少させるなどの方法もあります。

解いてみよう

Q1 結合水の割合が増えると、水分活性は低くなる。

Q2 細菌の生育に必要な最低の水分活性は、かびの場合より低い。

三次機能

問 特定保健用食品の関与成分とその生理機能である。正しいのはどれか。1つ選べ。

(2016年・問52「3C　三次機能」)

(1) マルチトールは、ミネラルの吸収を助ける作用がある。
(2) 植物ステロールは、血糖値の上昇を抑える作用がある。
(3) 茶カテキンは、血圧を降下させる作用がある。
(4) ラクチュロースは、お腹の調子を整える作用がある。
(5) ラクトトリペプチドは、歯の再石灰化を促進する作用がある。

問題のポイント

特定保健用食品に関する問題です。法律や表示に関する考え方と、三次機能（生体調節機能）に関する考え方の二方向から考える必要があります。

解答 → (4)

(1) × マルチトールは、二糖類の糖アルコールで、むし歯の原因になりにくい作用があります。
(2) × 植物ステロールは、コレステロールの吸収を阻害する作用があります。
(3) × 茶カテキンは、体脂肪を減少させる作用と血清コレステロールを低下させる作用があります。
(4) ○ ラクチュロースは、ガラクトースとフルクトースの二糖類で、ビフィズス菌を増殖させます。
(5) × ラクトトリペプチドは、血圧を降下させる作用があります。

+One

☑ 食品のもつ三次機能に着目した食品は、特定保健用食品、機能性表示食品、栄養機能食品、特別用途食品のほか、「いわゆる健康食品」や「サプリメント」があります。

☑ これらは、「健康や老いへの不安」、「医療や医薬品への不安や不信」、「代替医療への関心の高まり」、「医療費増大によるセルフメディケーションの推進」、などの背景で誕生しました。

ここだけ丸暗記

☑ おもな三次機能とその成分

整腸作用 （プロバイオティクス）	乳酸菌、ビフィズス菌
整腸作用 （プレバイオティクス）	食物繊維（難消化性デキストリン、ポリデキストロース、低分子アルギン酸ナトリウム、）、オリゴ糖（キシロオリゴ糖、ガラクトオリゴ糖）
血糖値降下作用	難消化性デキストリン、グアバ葉ポリフェノール、小麦アルブミン、豆鼓エキス、アラビノース
血中コレステロール低下作用	大豆たんぱく質、キトサン、植物ステロール、低分子アルギン酸ナトリウム、茶カテキン
血中中性脂肪低下作用	グロビンたんぱく分解物、EPA（IPA）とDHA、重合ポリフェノール、β－コングリシニン、難消化性デキストリン、モノグリコシルヘスペリジン
体脂肪減少作用	中鎖脂肪酸、茶カテキン、マンノオリゴ糖、クロロゲン酸、プロシアニジン、ケルセチン配糖体
血圧低下作用	杜仲葉配糖体、ラクトトリペプチド、かつお節オリゴペプチド、GABA、酢酸
ミネラル吸収促進作用	CPP、CCM、ヘム鉄、オリゴ糖（フラクトオリゴ糖）
骨強化作用	MBP、ポリグルタミン酸、フルクトオリゴ糖、大豆イソフラボン、ビタミンK_2
歯の健康増進作用	糖アルコール（パラチノース、マルチトール、キシリトール）、茶ポリフェノール、POs-Ca、CPP-ACP、緑茶フッ素

解いてみよう

Q1 マルチトールは、むし歯の原因になりにくい。

Q2 ケルセチン配糖体は、血糖値降下作用がある。

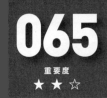

065 食品衛生と法規

問1 食品衛生関係法規に関する記述である。正しいのはどれか。1つ選べ。

(2015年・問57「4A 食品衛生と法規」)

(1) 食品安全委員会は、食品衛生法により設置された。
(2) 食品衛生監視員を任命するのは、農林水産大臣である。
(3) 食品添加物公定書を作成するのは、厚生労働大臣および内閣総理大臣である。
(4) 食品衛生推進員は、国が委嘱する。
(5) 管理栄養士免許は、食品衛生管理者の任用資格である。

問2 コーデックス委員会とその規格に関する記述である。**誤っている**のはどれか。1つ選べ。

(2016年・問53「4A 食品衛生と法規」)

(1) コーデックス委員会は、国連食糧農業機関（FAO）と世界保健機関（WHO）により設置された。
(2) コーデックス委員会は、消費者の健康保護と食品の公正な貿易の確保を目的として設置された。
(3) コーデックス規格は、コーデックス委員会が定める規格等の総称である。
(4) コーデックス規格には、食品表示に関するガイドラインは含まれない。
(5) コーデックス規格には、医療用医薬品の規格は含まれない。

問題のポイント

問1は食品衛生行政と関連法規に関する問題です。行政の組織・機構、関連法規の内容、および各種資格の任命・委嘱権に関する問題は繰り返し出題されています。
問2は食品の国際基準を策定する政府間組織として設立されたコーデックス委員会の位置づけと内容を問う問題です。

解答 → 問1 (3)　問2 (4)

問1 (1) × 食品安全委員会は、食品安全基本法により内閣府に設置されました。
(2) × 食品衛生監視員（任用資格）は、厚生労働大臣または都道府県知事等により任命されます。
(3) ○ 食品衛生法第21条に定められています。

- (4) × 食品衛生推進員は、**都道府県等**が委嘱します。
- (5) × 管理栄養士免許は、食品衛生管理者の任用資格ではありません。医師、歯科医師、獣医師、薬剤師等も食品衛生管理者となる資格を有します。

問2 (1)、(2) ○
- (3) ○ **コーデックス規格**は、コーデックス委員会が定める食品の安全性に関する国際規格です。
- (4) × コーデックス規格には、包装食品の表示に関する規格や、包装済み特殊用途食品の表示、強調表示に関する規格等が含まれています。
- (5) ○ コーデックス規格は、食品を対象に設定されたもので、**医療用医薬品は規格対象外**となります。

ここだけ丸暗記

- コーデックス委員会が決定する食品の国際規格や衛生取り扱い規範は、リスクアナリシスに基づき設定されています。
- **リスクアナリシス**は、リスクマネジメント、リスクアセスメント、リスクコミュニケーションの三要素からなり、**リスクマネジメント**はおもに厚生労働省や農林水産省などの行政が担当します。
- **食品安全委員会**は、リスクアセスメントとリスクコミュニケーションを実施し、評価結果の通知・勧告を行政機関にフィードバックします。
- **リスクコミュニケーション**には消費者も参加し、関係者相互の幅広い情報や意見の交換が行われます。

+One

- 国際的な品質・安全性保障システムとして、民間の**ISO（国際標準化機構）**が構築した品質管理システムも普及してきています。

解いてみよう

Q1 食品安全委員会は、消費者庁に設置された。
Q2 コーデックス規格は、リスクアナリシスに基づき設定された。

066 食品の変質

問1 鮮度・腐敗・酸敗に関する記述である。正しいのはどれか。1つ選べ。

(2013年・問59「4B 食品の変質」)

(1) 揮発性塩基窒素量は、サメの鮮度指標に用いる。
(2) 初期腐敗とみなすのは、食品1g中の生菌数が$10^3 \sim 10^4$個に達したときである。
(3) 酸価は、油脂の加水分解により生成する二酸化炭素量を定量して求める。
(4) K値は、ATPの分解物を定量して求める。
(5) トリメチルアミン量は、食肉の鮮度指標に用いる。

問2 食品の変質に関する記述である。正しいのはどれか。1つ選べ。

(2014年・問59「4B 食品の変質」)

(1) 油脂の劣化は、窒素により促進される。
(2) 油脂の劣化は、光線により促進される。
(3) 細菌による腐敗は、水分活性の上昇により抑制される。
(4) 酸価は、初期腐敗の指標である。
(5) ヒスタミンは、ヒスチジンの脱アミノ反応により生じる。

問題のポイント

問1は鮮度・腐敗・酸敗の判定に用いられる様々な指標についての問題です。その内容と指標値を理解することが大切です。問2は食品の変質の促進要因と制御法についての問題です。

解答 → 問1 (4)　問2 (2)

問1 (1) × サメやエイなどの軟骨魚類は、尿素を多く含むため、揮発性塩基窒素量は鮮度の指標にはなりません。
(2) × 生菌数が$10^7 \sim 10^8$/gで初期腐敗の目安とします。
(3) × 酸価は遊離脂肪酸量を表し、試料1g中の遊離脂肪酸を中和する水酸化カリウムのmg数で表されます。
(4) ○ K値が小さいほど、生鮮度が良好なことを示します。
(5) × トリメチルアミンは、魚肉の鮮度指標として用いられています。

問2 (1) × 油脂の劣化は、酸素を窒素に置換することにより抑制されます。
(2) ○ その他、高温、金属、酵素などにより劣化が促進されます。
(3) × 細菌による腐敗は、水分活性の上昇により促進されます。
(4) × 酸価は、食用油の劣化の指標となります。
(5) × ヒスタミンは、ヒスチジンの脱炭酸反応により生じます。

ここだけ丸暗記

☑ 微生物による食品の変質や油脂の酸敗の指標

測定値	測定指標	内容、指標値
K値	魚の鮮度を示す	ATPおよびATP関連物質成分中に占めるイノシンとヒポキサンチンの割合。初期腐敗値：60〜80%
VBN値	食肉、魚肉の鮮度を示す	アンモニアや揮発性アミンなど揮発性塩基窒素の量。初期腐敗値：30〜40mg/100g
TMA値	トリメチルアミンの量	魚介類の初期腐敗の指標。新鮮な魚介類：ほとんど存在しない、鮮度の低下：4〜5mg/100g
AV値	遊離脂肪酸の量	油脂が加水分解を受けたり、加熱されて生じる遊離脂肪酸量を表す。油脂の劣化の指標
POV値	油脂の初期酸化の指標	不飽和脂肪酸の酸化に伴って上昇する。その後、アルデヒドやケトンへの分解に伴い減少する
pH	食品変質の指標	たんぱく質が多い食品は、pHがいったん低下するが、アミンなどの生成により再び上昇する

+One トランス脂肪酸

☑ 不飽和脂肪酸は、通常シス型を示します。しかし、①植物油製造時の水素添加の過程、②植物油の精製過程、③油を高温で加熱する加工や調理過程、④ウシなどの反芻動物の胃内で、トランス脂肪酸が生成されます。

☑ トランス脂肪酸を過剰に摂取すると、LDL－コレステロール濃度を増加させ、HDL－コレステロール濃度を低下させるため、心臓疾患のリスクを高める作用があります。

解いてみよう

Q1 AV値は、不飽和脂肪酸の量を表している。
Q2 K値が30〜40%を示した場合、初期腐敗とみなす。

067 食中毒

重要度 ★★★

問1 最近の食中毒発生状況調査の結果に関する記述である。正しいのはどれか。1つ選べ。

（2015年・問58「4C 食中毒」）

(1) 化学物質による発生件数が最も多い。
(2) 夏期の発生件数が増加傾向にある。
(3) サルモネラ属菌による発生件数が増加している。
(4) ノロウイルスによる発生件数は冬季に多い。
(5) 家庭における発生件数が最も多い。

問2 植物とその毒成分の組合せである。正しいのはどれか。1つ選べ。

（2016年・問55「4C 食中毒」）

(1) ぎんなん ──────── ソラニン
(2) あんず種子 ──────── アミグダリン
(3) じゃがいもの芽 ──────── リコリン
(4) ジギタリス ──────── ムスカリン
(5) スイセンのりん茎 ──────── テトラミン

問題のポイント

問1は食中毒統計に関する問題です。食中毒に関する問題は、毎年必ず出題されています。問2は植物性自然毒に関する問題です。この他動物性自然毒についてもよく出題されます。

解答 ➡ 問1 (4) 問2 (2)

問1
(1) × 微生物（細菌とウイルス）による食中毒の発生件数が最も多いです。
(2) × 近年カンピロバクターなどによる食中毒が年間を通し発生しています。
(3) × 年次変化はありますが、サルモネラ属菌による発生件数は減少傾向です。
(4) ○ 11月から3月にかけ多発しています。
(5) × 発生件数が最も多いのは飲食店です。

問2
(1) × ぎんなんには、4'-メトキシピリドキシンが含まれています。
(2) ○ あんず種子や青梅には、アミグダリンが含まれています。

(3) ✗ じゃがいもの芽や緑色皮には、**ソラニン**が含まれています。

(4) ✗ ジギタリスには、**ジギトキシン**と呼ばれる強心配糖体が含まれています。

(5) ✗ スイセンのりん茎には、アルカロイドである**リコリン**が含まれています。

ここだけ丸暗記

食中毒原因菌の感染源とその特徴

細菌名	感染源	特徴
サルモネラ属菌	鶏卵、食肉	卵殻内汚染の原因菌、発熱あり
腸炎ビブリオ	海産魚介類	好塩菌、真水で死滅、上腹部腹痛
腸管出血性大腸菌	牛肉、汚染水	ベロ毒素によりHUS（溶血性尿毒症症候群）を続発
その他の病原大腸菌	糞便汚染食品	下痢を主症状とする
ウエルシュ菌	加熱調理食品	45℃で増殖可能、芽胞形成菌
エルシニア・エンテロコリチカ	豚肉、ペット	4℃で増殖可能、ブタ、イヌ、ネコ、ネズミなどが保菌
カンピロバクタージェジュニ／コリ	鶏肉、ペット	鶏の保菌率が高い、年中多発、微好気性菌
セレウス菌	炒飯、ピラフ	嘔吐型と下痢型に分類される
ブドウ球菌	米飯、惣菜	潜伏期間が3時間、嘔吐が主症状
ボツリヌス菌	いずし、蜂蜜	易熱性の神経毒を産生する
ナグビブリオ	海産魚介類	コレラ菌と同属でO抗原が異なる
コレラ菌	海産魚介類	米のとぎ汁様の激烈な下痢をする
赤痢菌	常在地の生水	海外渡航者による輸入感染症
チフス菌	汚染食品、水	40℃前後の高熱を主徴とする
パラチフスA菌	汚染食品、水	チフス菌に類似するが軽症

+One 動物性自然毒

テトロドトキシン（フグ毒）、サキシトキシン（麻痺性貝毒）、オカダ酸（下痢性貝毒）、シガテラ毒（ドクカマス）、ビタミンA過剰症（イシナギ）、ワックスエステル（バラムツ）などの動物性自然毒についてもまとめておきましょう。

解いてみよう

Q1 ボツリヌス食中毒の予防には、喫食前の直前加熱が有効である。

Q2 エルシニア食中毒の予防には、肉の冷蔵庫内保管が有効である。

食品による感染症・寄生虫症

問1 寄生虫症のおもな感染源に関する記述である。正しいのはどれか。1つ選べ。

(2013年・問61「4D 食品による感染症・寄生虫症」)

(1) トキソプラズマは、淡水魚類を介する。
(2) 回虫は、魚介類を介する。
(3) サイクロスポーラは、肉類を介する。
(4) 赤痢アメーバは、生水を介する。
(5) アニサキスは、野菜類を介する。

問2 食品から感染する寄生虫症に関する記述である。正しいのはどれか。1つ選べ。

(2016年・問56「4D 食品による感染症・寄生虫症」)

(1) 冷凍処理は、寄生虫症の予防にならない。
(2) アニサキスは、卵移行症型である。
(3) クドアは、ひらめの生食により感染する。
(4) 肝吸虫は、不完全調理の豚肉摂取により感染する。
(5) サルコシスティスは、鶏肉の生食により感染する。

問題のポイント

問1は体内寄生虫である原虫と蠕虫から出題されています。その感染源を押さえましょう。問2は寄生虫症の感染予防、型分類、感染源に関する問題です。

解答 → 問1 (4) 問2 (3)

問1 (1) × トキソプラズマの感染源は、汚染豚肉や猫の糞便で汚染されたものです。
(2) × 回虫は、糞便中に排泄された虫卵が野菜などに付着して経口的に感染します。
(3) × サイクロスポーラの感染源は、汚染された水、生野菜、果物などです。
(4) ○ 赤痢アメーバシストに汚染された生水や食物から感染します。
(5) × アニサキスの感染源は、幼虫が寄生したイカ、サバ、アジ、ホッケなどです。

問2 (1) × −20℃、数時間〜数日の冷凍により寄生虫を死滅させることができます。

(2) × アニサキスは、幼虫のまま体内を移行する幼虫移行症型です。
(3) ○ クドアはひらめの筋肉内に寄生し、生食により感染します。
(4) × 肝吸虫は、ウグイ、フナ、コイなどコイ科の淡水魚の摂取により感染します。
(5) × サルコシスティスは、おもに馬刺しの喫食により感染します。

ここだけ丸暗記

☑ 主要寄生虫と感染源

感染源	寄生虫名	分類	中間宿主・感染経路
魚介類	肺吸虫	吸虫	モクズガニ、サワガニ
	肝吸虫	吸虫	フナ、コイ、ウグイ
	アニサキス	線虫	サバ、タラ、スルメイカ
	日本海裂頭条虫	条虫	サクラマス、カラフトマス
	クドア	胞子虫	ヒラメ
食肉類	無鉤条虫	条虫	ウシ
	有鉤条虫	条虫	ブタ
	トキソプラズマ	原虫	ブタ
	サルコシスティス	原虫	ウマ
野菜類	回虫	線虫	幼虫包蔵卵の経口摂取
	鞭虫	線虫	幼虫包蔵卵の経口摂取
	鉤虫	線虫	幼虫の経口摂取
汚染水	エキノコックス	条虫	キタキツネの糞便汚染水
	赤痢アメーバ	原虫	シストに汚染された生水
	クリプトスポリジウム	原虫	オーシストの経口摂取、水
ペット、動物	トキソプラズマ	原虫	ネコの糞便
	エキノコックス	条虫	キタキツネなどとの接触
	旋毛虫	線虫	ネズミ、ブタなどとの接触

+One

☑ ヒトと脊椎動物との間に自然に伝えられる人畜共通感染症についても覚えておきましょう。代表的な感染症として、リステリア症（髄膜炎）、ブルセラ症（波状熱）、エルシニア症（回腸末端炎、胃腸炎）、結核（肺結核）などがあげられます。

解いてみよう

Q1 有鉤条虫は、ウシを感染源とする。
Q2 リステリア症は、ヒト固有の疾患である。

食品中の汚染物質

問1 食品汚染物質とその健康障害との組合せである。正しいのはどれか。1つ選べ。

(2015年・問61「4E 食品中の汚染物質」)

(1) ホルムアルデヒド ―――― 甲状腺障害
(2) ビスフェノールA ―――― 腎臓障害
(3) カドミウム ―――― 膵臓障害
(4) 有機水銀 ―――― 中枢神経障害
(5) 有機スズ ―――― 造血器障害

問2 カビ毒に関する記述である。正しいのはどれか。1つ選べ。

(2016年・問57「4E 食品中の汚染物質」)

(1) アフラトキシンB_1は、胃腸炎を引き起こす。
(2) ニバレノールは、肝障害を引き起こす。
(3) ゼアラレノンは、アンドロゲン様作用をもつ。
(4) パツリンは、リンゴジュースに規格基準が設定されている。
(5) フモニシンは、米で見出される。

問題のポイント

問1の食品を汚染する物質は、自然毒、環境汚染物質、加工・調理時産生物、容器由来物、放射性物質など種々ありますが、それら危害因子の生体に及ぼす作用が重要です。問2では代表的カビ毒（マイコトキシン）とその作用を覚えましょう。

解答 ➡ 問1 (4)　問2 (4)

問1
(1) × ホルムアルデヒドは、細胞毒として知られ、呼吸器などの粘膜を刺激します。
(2) × ビスフェノールAは、内分泌攪乱作用が疑われています。
(3) × カドミウムは、イタイイタイ病の原因物質として知られ、腎臓障害を起こします。
(4) ○ 有機水銀は水俣病の原因物質として知られています。
(5) × 有機スズ、特にトリアルキルスズは、中枢神経障害を引き起こします。

問2 (1) × アフラトキシンB_1は、耐熱性のカビ毒で肝臓がんを引き起こします。
(2) × ニバレノールは、胃腸障害、臓器出血、造血機能障害などを引き起します。
(3) × ゼアラレノンは、エストロゲン様作用を示しホルモン異常を起こします。
(4) ○ リンゴ果汁のパツリンの基準値は、50ppbです。
(5) × フモニシンは、トウモロコシとその加工品から高頻度で検出されています。

ここだけ丸暗記

主要なマイコトキシンの産生真菌とその汚染食品および毒性

マイコトキシン	産生真菌	おもな汚染食品	毒性・標的臓器
アフラトキシンB_1	アスペルギルス属	豆類、米	肝硬変、肝がん
アフラトキシンM_1	上記代謝産物	乳、チーズ	肝硬変、肝がん
オクラトキシンA	アスペルギルス属	トウモロコシ	腎腫瘍、腎炎
チトリニン	アスペルギルス属	トウモロコシ	腎ネフローゼ
ニバレノール	フザリウム属	麦、トウモロコシ	胃腸障害
ゼアラレノン	フザリウム属	麦、トウモロコシ	ホルモン異常
フモニシン	フザリウム属	トウモロコシ	肝硬変、肝がん
パツリン	ペニシリウム属	りんご	消化管の充血
ルテオスカイリン	ペニシリウム属	米、豆類、麦	黄変米、肝がん
シクロクロロチン	ペニシリウム属	米、豆類、麦	黄変米、肝がん
麦角アルカロイド	クラビセプス属	麦類	痙攣、壊疽

+One 加工・調理、容器、環境から食品を汚染する危害因子

危害因子	誘起原因等	毒性
アクリルアミド	アスパラギンと還元糖の加熱	発がん性
ベンゾ[a]ピレン	魚肉・食肉の高温長時間加熱	発がん性
ヘテロサイクリックアミン	アミノ酸の熱分解により生成	変異原性
N-ニトロソアミン	酸性下でアミンと亜硝酸が反応	発がん性
ビスフェノールA	ポリカーボネイトの原料	内分泌攪乱作用
ノニルフェノール	酸化防止剤の原料	内分泌攪乱作用
ダイオキシン類	塩素化合物燃焼過程で発生	発がん性

解いてみよう

Q1 ルテオスカイリンは、赤カビ病の原因となる。
Q2 アフラトキシンB_1は、加熱調理では失活しない。

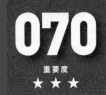

食品添加物

問1 食品添加物とその用途の組合せである。正しいのはどれか。**2つ選べ。**

(2015年・問63「4F 食品添加物」)

(1) アスパルテーム ―――――― 着色料
(2) ジフェニル ―――――― 酸化防止剤
(3) エリソルビン酸 ―――――― 甘味料
(4) 亜硝酸ナトリウム ―――――― 発色剤
(5) 次亜塩素酸ナトリウム ――― 殺菌料

問2 食品添加物に関する記述である。正しいのはどれか。**1つ選べ。**

(2016年・問58「4F 食品添加物」)

(1) 食品添加物は、JAS法によって定義されている。
(2) 加工助剤の表示は、省略できない。
(3) キャリーオーバーの表示は、省略できない。
(4) 酸化防止の目的で使用したビタミンEの表示は、省略できない。
(5) 栄養強化の目的で使用したビタミンCの表示は、省略できない。

問題のポイント

問1は食品添加物の用途、問2は食品添加物の表示に関する問題です。食品添加物では、食品衛生法上の分類と定義、食品添加物の種類と用途、食品添加物の表示、食品添加物の安全性の分野からおもに出題されます。食品添加物の表示では、表示の省略が可能なもの（栄養強化の目的で使用した添加物、加工助剤、キャリーオーバー、表示面積が30cm^{2}以下、ばら売りの場合など）に関してよく出題されます。

解答 → 問1 (4)、(5)　問2 (4)

問1
(1) × アスパルテームは、アスパラギン酸とフェニルアラニンからなる甘味料です。
(2) × ジフェニルは、かんきつ類の防かび剤として使用されています。
(3) × エリソルビン酸は、水溶性の酸化防止剤として広く使用されています。
(4) ○ 亜硝酸ナトリウムは、発色剤としてハムやソーセージなどに使用されます。
(5) ○ 次亜塩素酸ナトリウムは、殺菌料として野菜や果物の消毒に使用されます。

問2 (1) × 食品添加物は、食品衛生法によって定義されています。
(2) × 加工助剤は、**表示を省略**することができます。
(3) × キャリーオーバーは、**表示を省略**することができます。
(4) ○ 酸化防止の目的で使用された添加物の**表示は省略できません。**
(5) × 栄養強化の目的で使用された添加物の**表示は省略**することができます。

ここだけ丸暗記

☑ 食品添加物の食品衛生法上の分類
※平成27年9月現在

食品添加物
- 指定添加物（449品目）[例] ソルビン酸、キシリトール等：有効性と安全性が確認され、厚生労働大臣が指定した添加物（天然添加物も含む）
- 既存添加物（365品目）[例] クチナシ色素、柿タンニン等
- 天然香料（612品目）[例] バニラ香料、カニ香料
- 一般飲食物添加物（72品目）[例] イチゴジュース、寒天

いわゆる天然添加物

☑ 代表的な食品添加物の使用目的と例

目的	種類	例
保存性	保存料	ソルビン酸、ソルビン酸ナトリウム（Na）、安息香酸
	殺菌剤	過酸化水素、次亜塩素酸Na
	防かび剤	ジフェニル、オルトフェニルフェノール、イマザリル
	酸化防止剤	エリソルビン酸Na、L−アスコルビン酸、$d/-\alpha-$トコフェロール
色調	着色料	合成タール色素、クチナシ色素、$\beta-$カロテン
	発色剤	亜硝酸Na、硝酸Na
	漂白剤	亜硫酸Na、次亜硫酸Na、亜塩素酸Na、過酸化水素水
味	甘味料	サッカリン、アスパルテーム、キシリトール、ステビア抽出物
栄養	栄養強化剤	ビタミン、ミネラル、アミノ酸など

＋One　1日摂取許容量

☑ ヒトが一生涯にわたって毎日摂取し続けても、無害と推定される1日当たりの摂取量を1日摂取許容量（ADI）といいます。この値は、動物実験によって求められた最大無毒性量（NOAEL）を安全係数100で除して求められます。単位は（mg/kg/日）です。

解いてみよう

Q1 ソルビン酸は、酸化防止剤である。
Q2 せんべいに使用されたしょうゆに含まれる保存料は、表示が免除される。

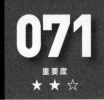

食品の衛生管理

問1 食品衛生管理に関する記述である。正しいのはどれか。1つ選べ。

(2012年・問64「4G 食品の衛生管理」)

(1) 総合衛生管理製造過程の承認は、内閣総理大臣が行う。
(2) 総合衛生管理製造過程には、HACCPシステムが組み込まれている。
(3) HACCPシステムでは、管理基準から逸脱した場合の措置は対象外である。
(4) コーデックス(Codex)委員会は、国際標準化機構(ISO)の下部組織である。
(5) ISO14000シリーズは、「食品安全マネジメントシステム− フードチェーンに関わる組織に対する要求事項」の国際規格である。

問2 残留農薬等のポジティブリスト制度に関する記述である。正しいのはどれか。1つ選べ。

(2013年・問65「4G 食品衛生管理」)

(1) 残留農薬基準値は、農薬の種類にかかわらず同じである。
(2) 残留農薬基準値は、農薬の1日摂取許容量と同じである。
(3) 特定農薬は、ポジティブリスト制度の対象である。
(4) 動物用医薬品は、ポジティブリスト制度の対象である。
(5) 残留基準値の定めのない農薬は、ポジティブリスト制度の対象外である。

問題のポイント

問1は食品衛生管理に関する問題です。HACCPシステムは国際的に認められている総合衛生管理システムで、わが国では総合衛生管理製造過程とともに積極的に導入が図られています。それらの内容を把握しておくことが大切です。
問2は食の安全を守るための制度に関する問題です。ポジティブリスト制度の内容を理解するとともに、規格・基準値についても押さえておきましょう。

解答 ➡ 問1(2) 問2(4)

問1 (1) × 総合衛生管理製造過程の承認は、厚生労働大臣が行います。
 (2) ○ 総合衛生管理製造過程には、HACCPシステムの基本概念が組み込まれています。
 (3) × モニタリング等により管理基準から逸脱した場合は、速やかに改善措置

(4) ✗ **コーデックス委員会**は、1963年にFAOおよびWHOにより設置された国際的な政府間機関で、国際標準化機構の下部組織ではありません。
(5) ✗ **ISO14000シリーズ**は、国際標準化機構が発行した「環境マネジメントシステム」に関する国際規格です。

問2 (1) ✗ **残留農薬基準値**は、農薬の種類や対象食品により異なります。
(2) ✗ 残留農薬基準値は、農薬の摂取量が1日摂取許容量以下に設定されています。
(3) ✗ 特定農薬は、原材料に照らし農作物等、人畜および水産動植物に対して害を及ぼすおそれがないことが明らかなものとして指定され、**ポジティブリスト制度の対象外**です。
(4) ◯ ほかに**農薬と飼料添加物**もポジティブリスト制度の対象です。
(5) ✗ **残留基準値の定めのない農薬**もポジティブリスト制度の対象となり、一律基準値として0.01ppmを超えて残留してはならないと定められています。

ここだけ丸暗記

☑ **HACCP**
危害分析重要管理点と訳され、原材料の段階から製品の完成に至るまでの製造・加工工程で発生しうる危害をあらかじめ分析し、それらを防ぐための重要管理点を定め、管理基準を設け、これをモニターし、管理基準から逸脱した場合は速やかに改善措置を講じ、記録を残すことにより製品の安全確保を目指す総合衛生管理システムのことです。HACCPシステム導入にあたっては、コーデックス委員会が定めた7原則12手順に従って衛生管理計画を立案します。

+One 国際標準化機構（ISO）

☑ 製品規格の統一の必要性から設立された非政府組織で、ISO9001（品質マネジメントシステム）、ISO14001（環境マネジメントシステム）、ISO22000（食品安全マネジメントシステム）などを発行しています。

解いてみよう

Q1 HACCPでは最終製品の抜き取り検査を行う。
Q2 ISOは国際的な政府間機関である。

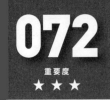

表示の種類

問1 食品の期限表示に関する記述である。正しいのはどれか。1つ選べ。

(2014年・問64「5A 食品表示制度」)

(1) 消費期限は、品質が急速に劣化しやすい食品に表示される。
(2) 消費期限は、年月表示でもよい。
(3) 賞味期限は、包装容器を開封した後にも適用される。
(4) 期限表示した場合には、保存方法の表示は省略できる。
(5) 砂糖や食塩にも期限表示が必要である。

問2 食品のアレルギー表示に関する記述である。正しいのはどれか。1つ選べ。

(2015年・問65「5A 食品表示制度」)

(1) さばを原材料とする食品には、表示が義務づけられている。
(2) 落花生を原材料とする食品には、表示が奨励されている。
(3) 特定原材料であっても、表示が免除されることがある。
(4) 一括表示は認められていない。
(5) 「アイスクリーム」は、乳の代替表記として認められていない。

問題のポイント

問1は食品の期限表示に関する問題です。消費期限と賞味期限の定義、対象となる食品の違い、長期保存が可能な食品については、よく出題されます。

問2は食品のアレルギー表示に関する問題です。食品表示法の施行によりアレルギー表示に関して変更がありました。おもな変更点は、個別表記が原則となった点、特定加工食品とその拡大表記が廃止された点です。

解答 → 問1 (1)　問2 (3)

問1
(1) ○　品質の劣化が早い食品には消費期限を記載します。
(2) ×　製造または加工した日から消費期限や賞味期限までの期間が3か月以内のものは年月日で表示し、3か月を超えるものは年月で表示します。
(3) ×　期限表示は開封前の期限を表示しているため、適用されません。
(4) ×　保存方法の違いによって品質は変化するため、保存方法は省略できません。

(5) ✕ 品質の劣化が極めて少ないものは、**賞味期限を省略**することができます。

問2 (1) ✕ さばは特定原材料に準ずるものとして、表示が推奨されています。

(2) ✕ 落花生は特定原材料として、表示が義務づけられています。

(3) ○ 最終加工品に含まれる特定原材料等の総たんぱく量が、数μg/mL濃度レベルまたは数μg/g含有レベルに満たない場合は**表示が免除**されます。

(4) ✕ 個別表記が原則ですが、表示面積に限りがあり、個別表記が困難な場合は一括表記が認められます。

(5) ✕ 「アイスクリーム」は「乳」の代替表記として認められています。

ここだけ丸暗記

☑ 消費期限と賞味期限

消費期限は、弁当や調理パンなど、品質の劣化が急速ですみやかに消費すべき食品を対象としています。一方、賞味期限は、品質の劣化が遅いカップめんやスナック菓子などの食品を対象としています。

☑ アレルギー表示対象品目

特定原材料として表示が義務付けられている食品　【7品目】
えび、かに、卵、乳、小麦、そば、落花生
特定原材料に準ずるものとして表示が奨励されている食品　【20品目】
あわび、いか、いくら、オレンジ、キウイフルーツ、牛肉、くるみ、さけ、さば、大豆、鶏肉、豚肉、バナナ、まつたけ、もも、やまいも、りんご、ゼラチン、ごま、カシューナッツ

+One 食品表示法

☑ 平成27年4月、食品表示制度に関する新しい法律「**食品表示法**」が施行されました。食品表示法は、食品衛生法、JAS法、健康増進法の3法に分かれていた食品の表示を一元化し、よりわかりやすい表示にするためのものです。食品表示法により、今まで任意だった栄養成分表示が義務化され、機能性表示制度が創設されました。

栄養成分表示の表示方法 (項目、順番)
①熱量、②たんぱく質、③脂質、④炭水化物、⑤食塩相当量 (ナトリウムの量は食塩相当量で表示)、⑥栄養表示されたその他の栄養成分

解いてみよう

Q1 食品の期限表示において、調理パンは賞味期限の対象食品である。

Q2 大豆を原料とする食品は、アレルギー表示を奨励されている。

3 食べ物と健康

健康や栄養に関する表示の制度 (1)

問 特定保健用食品の表示に関する記述である。正しいのはどれか。1つ選べ。

(2012年・問67「5B 健康や栄養に関する表示の制度」)

(1)「歳をとってからの骨粗鬆症になるリスクを低減するかもしれません」の表示が許可されている関与成分は、ビタミンDである。
(2) 規格基準型特定保健用食品には、「根拠は必ずしも確立されていません」の表示が含まれている。
(3) 条件付き特定保健用食品の表示は、特定保健用食品と同じである。
(4) 特定保健用食品の保健の用途の表示を許可するのは、厚生労働省である。
(5) 保健の用途の表示内容は、ヒトにおける有効性と安全性が明らかにされている必要がある。

問題のポイント

特定保健用食品については、分類、定義、許可基準に関する問題がよく出題されます。

解答 → (5)

(1) ✕ この問題の関与成分はビタミンDではなく**カルシウム**です。
(2)、(3) ✕ 「根拠は必ずしも確立されていません」と表示されるのは、**条件付き特定保健用食品**です。
(4) ✕ 特定保健用食品の表示を許可するのは、厚生労働省ではなく**消費者庁**です。
(5) 〇

ここだけ丸暗記

☑ **特別用途食品**

乳児、妊産婦、授乳婦、病者など、医学・栄養学的な配慮が必要な対象者の発育や健康の保持・回復に適するという「**特別の用途の表示が許可された食品**」を指します。特別用途食品の表示をするためには、**健康増進法に基づく消費者庁の許可**が必要です。許可基準があるものは適合性を審査し、許可基準のないものは個別に評価します。

☑ **保健機能食品**

一定の条件を満たした食品に「保健機能食品」と称することを認めるもので、国の許

可等の有無や食品の目的、表示する機能等の違いによって、特定保健用食品、栄養機能食品、機能性表示食品の3つのカテゴリーに分類されます。

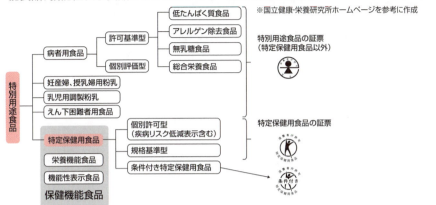

※国立健康・栄養研究所ホームページを参考に作成

+One 特定保健用食品の区分

☑ 特定保健用食品は、食品のもつ特定の保健の用途を表示して販売される食品です。特定保健用食品として販売するためには、製品ごとに食品の有効性や安全性について審査を受け、表示について国の許可を受ける必要があります。

(1) 特定 保健用食品	健康増進法の許可または承認を受け、食生活において特定の保健の目的で摂取をする者に対し、その摂取により当該保健の目的が期待できる旨の表示をする食品
(2) 特定 保健用食品 (疾病リスク 低減型)	関与成分の疾病リスク低減効果が医学的・栄養学的に確立されている場合、疾病リスク低減表示を認める特定保健用食品
	カルシウム摂取と将来の骨粗鬆症になるリスク、女性の葉酸摂取と神経管閉鎖障害をもつ子供が生まれるリスク、の2つに関して表示が認められている(平成25年3月現在)
(3) 特定 保健用食品 (規格基準型)	特定保健用食品としての許可実績が十分であるなど科学的根拠が蓄積されている関与成分について規格基準を定め、消費者委員会の個別審査なく、事務局において規格基準に適合するか否かの審査を行い許可する特定保健用食品
	「お腹の調子を整える」9成分、「食後の血糖値が気になる方に適する」1成分が定められている(平成25年3月現在)
(4) 特定 保健用食品 (条件付き特定 保健用食品)	特定保健用食品の審査で要求している有効性の科学的根拠のレベルには届かないものの、一定の有効性が確認される食品を、限定的な科学的根拠である旨の表示をすることを条件として、許可対象と認める。
	許可表示:「○○を含んでおり、根拠は必ずしも確立されていませんが、△△に適している可能性がある食品です。」

解いてみよう

Q1 特別用途食品は、食品衛生法に基づいて定められている。
Q2 規格基準型特定保健用食品は、消費者庁事務局の審査で許可される。

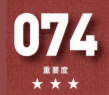

健康や栄養に関する表示の制度 (2)

問 栄養機能食品の機能表示である。正しいのはどれか。1つ選べ。

（2016年・問61「5B 健康や栄養に関する表示の制度」）

(1) ビタミンB_1は、脚気予防に役立つ栄養素です。
(2) ビタミンB_{12}は、夜間の視力を助ける栄養素です。
(3) カルシウムは、骨粗鬆症になるリスクを低減する栄養素です。
(4) 鉄は、貧血予防に役立つ栄養素です。
(5) 亜鉛は、皮膚や粘膜の健康維持を助ける栄養素です。

問題のポイント

栄養機能食品については、分類、定義、栄養機能表示についてよく出題されます。

解答 → (5)

(1) × ビタミンB_1は、炭水化物からのエネルギー産生と皮膚や粘膜の健康維持を助ける栄養素です。
(2) × ビタミンB_{12}は、赤血球の形成を助ける栄養素です。
(3) × カルシウムは、骨や歯の形成に必要な栄養素です。
(4) × 鉄は、赤血球をつくるのに必要な栄養素です。
(5) ○ 亜鉛の栄養機能表示は、「亜鉛は、味覚を正常に保つのに必要な栄養素です。」、「亜鉛は、皮膚や粘膜の健康維持を助ける栄養素です。」、「亜鉛は、たんぱく質・核酸の代謝に関与して、健康の維持に役立つ栄養素です。」となっています。

ここだけ丸暗記

☑ 栄養機能食品は、栄養素の機能の表示をして販売される食品です。特定保健用食品とは異なり、個別に表示許可を受けている食品ではありません。平成27年4月より、n-3系脂肪酸、ビタミンK、カリウムが追加となりました。

+One 新たな機能性表示制度

☑ 機能性表示食品では、特定の保健の目的が期待できる（健康の維持及び増進に役立つ）という食品の機能性を表示できます。しかし、特定保健用食品のように消費者庁

長官の個別の許可を受けたものではなく、消費者庁に届け出た安全性や機能性に関する科学的根拠に基づいて事業者の責任で表示を行うものです。これらの科学的根拠は、消費者庁のウェブサイトに公開されます。たとえば、「ヒアルロン酸」を機能性関与成分として「本品にはヒアルロン酸Naが含まれています。ヒアルロン酸Naは肌の潤いに役立つことが報告されています」などの表示が届け出られています。

栄養成分	栄養機能食品の栄養機能表示
n-3系脂肪酸	n-3系脂肪酸は、皮膚の健康維持を助ける栄養素です。
亜鉛	亜鉛は、味覚を正常に保つのに必要な栄養素です。
	亜鉛は、皮膚や粘膜の健康維持を助ける栄養素です。
	亜鉛は、たんぱく質・核酸の代謝に関与して、健康の維持に役立つ栄養素です。
カリウム	カリウムは、正常な血圧を保つのに必要な栄養素です。
カルシウム	カルシウムは、骨や歯の形成に必要な栄養素です。
鉄	鉄は、赤血球を作るのに必要な栄養素です。
銅	銅は、赤血球の形成を助ける栄養素です。
	銅は、多くの体内酵素の正常な働きと骨の形成を助ける栄養素です。
マグネシウム	マグネシウムは、骨や歯の形成に必要な栄養素です。
	マグネシウムは、多くの体内酵素の正常な働きとエネルギー産生を助けるとともに、血液循環を正常に保つのに必要な栄養素です。
ナイアシン	ナイアシンは、皮膚や粘膜の健康維持を助ける栄養素です。
パントテン酸	パントテン酸は、皮膚や粘膜の健康維持を助ける栄養素です。
ビオチン	ビオチンは、皮膚や粘膜の健康維持を助ける栄養素です。
ビタミンA※	ビタミンAは、夜間の視力の維持を助ける栄養素です。
	ビタミンAは、皮膚や粘膜の健康維持を助ける栄養素です。
ビタミンB_1	ビタミンB_1は、炭水化物からのエネルギー産生と皮膚や粘膜の健康維持を助ける栄養素です。
ビタミンB_2	ビタミンB_2は、皮膚や粘膜の健康維持を助ける栄養素です。
ビタミンB_6	ビタミンB_6は、たんぱく質からのエネルギーの産生と皮膚や粘膜の健康維持を助ける栄養素です。
ビタミンB_{12}	ビタミンB_{12}は、赤血球の形成を助ける栄養素です。
ビタミンC	ビタミンCは、皮膚や粘膜の健康維持を助けるとともに、抗酸化作用をもつ栄養素です。
ビタミンD	ビタミンDは、腸管のカルシウムの吸収を促進し、骨の形成を助ける栄養素です。
ビタミンE	ビタミンEは、抗酸化作用により、体内の脂質を酸化から守り、細胞の健康維持を助ける栄養素です。
ビタミンK	ビタミンKは、正常な血液凝固能を維持する栄養素です。
葉酸	葉酸は、赤血球の形成を助ける栄養素です。
	葉酸は、胎児の正常な発育に寄与する栄養素です。

※ビタミンAの前駆体であるβ-カロテンについては、ビタミンAと同様の栄養機能表示が認められています。

解いてみよう

Q1 栄養機能食品では、消費者庁の許可を示す証票は表示すべき事項である。

Q2 機能性表示食品は、保健機能食品の1つとして分類されている。

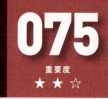

安全性に関わる基準

問 遺伝子組換え食品の表示に関する記述である。正しいのはどれか。1つ選べ。

(2012年・問65「5A 食品表示制度」)

(1) 分別流通管理をしていない非遺伝子組換え作物は、「遺伝子組換え不分別」の表示が省略できる。
(2) 遺伝子組換え大豆を原料とするしょう油は、遺伝子組換え食品の表示が義務づけられている。
(3) 表示義務の対象となっている作物を原材料とする食品であっても、その原材料の食品に占める重量が5%未満のものは、表示が省略できる。
(4) 遺伝子組換えトウモロコシを主原料とするコーン油は、遺伝子組換え食品の表示が義務づけられている。
(5) 非遺伝子組換え大豆を原料とした豆腐は、「非遺伝子組換え食品」の表示が義務づけられている。

問題のポイント

遺伝子組換え食品に関しては、表示義務の有無に関する問題がよく出題されます。

解答 → (3)

(1) × 分別生産流通管理が行われていない非遺伝子組換え作物には、「遺伝子組換え不分別」等の表示が義務づけられています。
(2) × 組み換えられたDNAおよびこれにより生じたたんぱく質が、加工工程で除去・分解等されることにより、食品中に残存しない加工食品（しょうゆ、大豆油、コーン油、コーンフレーク等）には、表示義務はありません。
(3) ○ 表示義務の対象となっている作物を原材料とする食品でも、その食品がおもな原材料となっていない食品（おもな原材料とは、全原材料中重量が上位3品目以内であり、全原材料に占める重量が5%以上のもの）は表示が不要です。
(4) × 一般にコーン油からはたんぱく質やDNAが除去されているため、表示義務はありません。
(5) × 分別生産流通管理が行われた非遺伝子組換え作物またはこれを原材料とする加工食品では、「非遺伝子組み換え食品」等の表示は任意で、義務ではありません。

ここだけ丸暗記

☑ 遺伝子組換えの表示

食品としての安全性が確認された遺伝子組換え食品については、**食品表示法**等に基づく表示が義務づけられています。

☑ 義務表示の対象となる食品

農産物8作物(大豆、とうもろこし、ばれいしょ、なたね、綿実、アルファルファ、てんさい、パパイヤ)および加工食品33食品群

①従来のものと組成、栄養価が同等のものの表示(区分に応じた表示)

(1) 分別生産流通管理が行われた遺伝子組換え農産物を原材料とする場合【**義務表示**】
　　表示例:「大豆(遺伝子組換えのものを分別)」等
(2) 遺伝子組換え農産物と非遺伝子組換え農産物が不分別の農産物を原料とする場合【**義務表示**】
　　表示例:「大豆(遺伝子組換え不分別)」等
(3) 分別生産流通管理が行われた非遺伝子組換え農産物を原材料とする場合 【**任意表示**】
　　表示例:「大豆(遺伝子組換えでないものを分別)」等

＊組み換えられたDNAおよびこれにより生じたたんぱく質が、加工後に残存しない食品(しょうゆ、大豆油、コーン油、コーンフレーク等)は表示不要

②従来のものと組成、栄養価が著しく異なるものの表示

「大豆(高オレイン酸遺伝子組換え)」等と表示します。油やしょうゆなど組み換えられたDNAおよびこれによって生じたたんぱく質が加工後に残存しない場合であっても、**おもな原材料として使用した場合等には表示義務**があります。

＋One 食品中の放射性物質に関する食品衛生法上の基準値(平成24年4月)

☑ 基準値は、年間許容線量1mSvを超えないよう、4つの食品区分ごとに設定されています。

放射性セシウムの基準値　　単位(Bq/kg)

食品群	一般食品	乳児用食品	牛乳	飲料水
基準値	100	50	50	10

＊放射性ストロンチウム、プルトニウム等を含めて基準値を設定

解いてみよう

Q1 分別生産流通管理が行われた非遺伝子組換え食品には、「非遺伝子組換え食品」の表示が義務づけられている。

Q2 食品が放射能汚染を受けた場合に、食品1kg当たりに含まれる放射能を表す単位は、シーベルト(Sv)である。

食品加工と栄養、加工食品とその利用

問 加工食品と利用する微生物の組合せである。正しいのはどれか。1つ選べ。

(2014年・問69「6B 食品の生産・加工・保存・流通と栄養b」)

(1) 食酢 ──────── 乳酸菌
(2) ビール ──────── 酪酸菌
(3) みりん ──────── こうじかび
(4) ヨーグルト ──────── 酢酸菌
(5) 糸引き納豆 ──────── 酵母

問題のポイント

食品の保存性や嗜好性などを高める方法として、微生物を利用した食品加工があります。日本では、古くからこうじかびがもつ酵素（アミラーゼ、プロテアーゼなど）を利用した発酵食品（清酒、みそ、しょうゆ、みりんなど）があります。また、乳酸菌を利用したヨーグルトやチーズ、酵母菌を利用した清酒、ビール、ワインなど、身近に多くある食品に利用されているので、しっかりと理解しておきましょう。

解答 ➡ (3)

(1) ✕ 食酢の製造では、穀類のでん粉を糖化させたもの、あるいは果実の果汁を原料に、酵母によるアルコール発酵を行います。さらにアルコールから酢酸を生成する酢酸菌を用いて、製造されます。

(2) ✕ ビールの製造では、麦芽に含まれる麦芽糖（マルトース）からエタノールと二酸化炭素をつくる酵母菌が用いられます。酪酸菌は、整腸薬などに利用されています。

(3) 〇 みりんは、蒸した米にこうじかびを繁殖させた米麹に、もち米と焼酎を混合し、糖化と熟成を経て製造されます。約14％のアルコールを含み、成分表ではし好飲料類に分類されます。

(4) ✕ ヨーグルトには、乳糖から乳酸を生成する乳酸菌が用いられます。

(5) ✕ 糸引き納豆は、蒸煮した大豆に納豆菌を植え付け発酵させて製造されます。一方、塩辛納豆（浜納豆、寺納豆）は、大豆をこうじかびで発酵させ、熟成、乾燥させたもので、塩分を含みます。

ここだけ丸暗記

☑ **食品製造に利用される微生物**

微生物	食品の例
かび	かつお節（カツオブシかび）
乳酸菌	ヨーグルト、乳酸飲料、漬物
酵母	ビール、ワイン、パン
乳酸菌＋かび	ブルーチーズ、カマンベールチーズ
こうじかび＋酵母	みりん、焼酎
酵母＋細菌	果実酢（酢酸菌）
こうじかび＋酵母＋細菌	みそ（耐塩性乳酸菌）、しょうゆ（耐塩性乳酸菌）、穀物酢（酢酸菌）、清酒（乳酸菌）

+One 食品の加工に幅広く応用されている酵素

酵素名	おもなはたらき	用途
キモシン	牛乳のκ－カゼインに作用して、凝固させます	チーズ
パパイン、ブロメライン	プロテアーゼとしてたんぱく質の分解にはたらく	肉の軟化、みそ・しょうゆの製造
ラクターゼ	乳糖（ラクターゼ）を分解し、ガラクトースとグルコースに	無乳糖食品、乳糖不耐症用の牛乳
ヘスペリジナーゼ	白色のヘスペリジンを分解	みかん缶詰の白濁防止
ペクチナーゼ	ペクチンを分解し、果実果汁を透明に	りんごジュースの清澄化
トランスグルタミナーゼ	たんぱく質同士を架橋（共有結合でつなぐ）により、結合させる	魚肉練り製品、畜肉加工品
リボヌクレアーゼ	核酸を分解	イノシン酸の製造
α－アミラーゼ	でん粉のα－1, 4－結合をランダムに分解	水あめ
グルコースイソメラーゼ	グルコースを異性化し、フルクトースをつくる	異性化糖の製造

解いてみよう

Q1 食品加工関与する酵素の組合せで、紅茶の製造→α－アミラーゼ、は正しい。

Q2 かつお節枯れ節は、培乾（ばいかん）後かび付けして製造する。

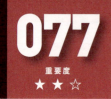

食品流通・保存と栄養

問 食品の保存に関する記述である。**誤っている**のはどれか。1つ選べ。

(2014年・問70「6C 食品流通・保存と栄養d」)

(1) チルドでは、食品の温度を0℃付近に保つ。
(2) CA (Controlled Atmosphere) 貯蔵では、庫内の二酸化炭素濃度を上昇させる。
(3) 乾燥では、食品の水分活性は低下する。
(4) 冷燻（くん）では、食品の水分活性は上昇する。
(5) 塩蔵では、食品の浸透圧は上昇する。

問題のポイント

食品の保存には、水分や浸透圧の制御、酸の利用、温度、殺菌、ガス調節などの方法があります。おもに食品の腐敗や変質に関与する微生物や酵素反応の制御を目的としています。食品の保存は、食品の加工において特に重要です。水分活性、微生物、容器包装などとも関連するので、保存の原理についてしっかり理解しておきましょう。

解答 → (4)

(1) ◯ チルドは、JISの冷蔵庫規格では0℃付近と規定されており、食品を凍結寸前の0～－1℃で保存します。パーシャルは、「パーシャルフリージング」の略で、食品を微凍結状態の低温にすることで、温度は－2～－3℃です。
(2) ◯ CA貯蔵は、青果物を保存する庫内を、二酸化炭素濃度2～8%、酸素3%、温度0～3℃に保ちます。
(3) ◯ 食品を乾燥させると、自由水が蒸発するため、水分活性は低下します。
(4) × 冷燻法は、塩漬けした食品を低温 (15～20℃) で、1～3週間くん煙する方法で、この間に水分（自由水）が蒸発するため、水分活性は低下します。
(5) ◯ 塩蔵すると、食品に食塩が浸透するため、浸透圧は上昇します。同様に、糖蔵でも食品の浸透圧は上昇します。

ここだけ丸暗記

☑ 食品の保存方法と原理

名称	原理	食品例
CA（Controlled Atmosphere）貯蔵	青果物の貯蔵庫内を、酸素を減少させ、代わりに二酸化炭素を高め、さらに低温、高湿度の条件にして呼吸を最小限に抑え、劣化を防ぐ方法。成熟の後半になって急速に熟してしまう**クリマクテリックライズ**がある果物に有効	りんご、もも、アボガド
簡易MA（Modified Atmosphere）貯蔵	青果物をガスバリア性の低いポリエチレンなどの袋で密閉包装（**MA包装**）する方法。青果物自身の呼吸作用で、袋の中が酸素濃度は低く、二酸化炭素濃度は高い状態になる。CA貯蔵よりも簡単に同じような気体条件ができる	かき、トマト
放射線	海外では香辛料の殺菌などに使用されているが、日本ではじゃがいもの発芽防止にのみ、**コバルト60**から放出されるガンマ線が許可されている	じゃがいものみ
くん煙	ブナ、カシ、サクラなどの木を不完全燃焼させ、煙（くん煙）で食品をいぶすことにより保存性を高める方法。くん煙中のアルコール類、アルデヒド類、フェノール類が食品表面に付着するため防腐効果をもたらし、保存性を高める	ハム、ベーコン、ソーセージ、いか

+One

☑ ブランチング

冷凍野菜や果実缶詰の製造で行われます。材料に存在する酵素を失活させ、冷凍保存中の褐変や栄養価の低下を防止するために行われる、加工前の短時間の加熱処理です。

☑ グレージング

魚や肉などは、冷凍中でも食品表面が乾燥、酸化し、「冷凍焼け」と呼ばれる劣化を起こします。冷凍焼けを防止するため、あらかじめ食品の表面を薄い氷の膜で覆うグレージングが行われます。

☑ 最大氷結晶帯を30分以上かけて凍結する緩慢凍結では、食品組織の中で氷結晶が大きく成長するため、解凍すると組織はスポンジ状になり、融けた氷が食品から出て、**ドリップ**と呼ばれる液体が多くなります。

解いてみよう

Q1 解凍後のドリップ量は、急速凍結により減少する。

Q2 MA（Modified Atmosphere）包装では、包装内の二酸化炭素濃度を低下させる。

器具と容器包装

問 かつお節の削り節を品質良く長期間保存するための包装に関する記述である。正しいのはどれか。1つ選べ。 （2014年・問71「6D 器具と容器包装b」）

(1) 水蒸気が容易に透過する包装容器を使用する。
(2) 空気が容易に透過する包装容器を使用する。
(3) 密閉しない包装を行う。
(4) 包装容器に窒素を充填する。
(5) 包装容器に酸素を充填する。

問題のポイント

食品の容器包装は、内容物を保護することがおもな目的ですが、保存性を高めるために内容物に合わせて包装内のガスの調整や、気体の遮断（ガスバリア）、光の遮断をする工夫がされています。

たとえばプラスチック包材には、それぞれ長所や短所があるため、2種類以上の異なる性質のフィルムを、層状に貼り合わせたラミネートフィルムは広く用いられています。また、最終的に廃棄を考えて、環境に負担のかからない材質の開発や、リサイクルの推進を目的とした容器包装リサイクル法もあります。身近な食品の包装を普段からよく見てチェックしておきましょう。

解答 → (4)

乾燥食品の保存中に生じる品質低下要因には、おもに微生物の増殖や酸化などが考えられます。微生物増殖の防止には、微生物の侵入防止、水分含量を低下させる（増加させない）などがあります。また、かびなどの好気性微生物の増殖防止のため、酸素を除去することが挙げられます。酸化防止のために、酸素を除去するだけでなく、包装容器内の気体を窒素などのガスで置換する方法があります。

(1) × 水蒸気が通過すると、乾燥したかつお節が吸湿するとともに、微生物の増殖に必要な水分が増える可能性があります。
(2) × 空気が容易に通過すると、酸素が入りやすく、酸化の原因になります。
(3) × 密閉しないと、ゴミや虫などが入る可能性があります。
(4) ○ 窒素が充填されると、酸素濃度が下がり、酸化が防止できます。

(5) × 酸素を充填すると、火源があったときに引火する危険性があるだけでなく、酸化反応が促進される要因になります。

ここだけ丸暗記

☑ プラスチック材料の特徴

材料	特徴	用途
ポリエチレン（PE）	低密度PEは、安価で熱を加えると接着性をもつ「ヒートシール性」が高いため、ラミネートフィルムの材料として汎用されている。気体遮断性は低いので、臭い移りなどには注意が必要	包装フィルム、レジ袋
ポリエチレンテレフタレート（PET）	ペットボトルに利用。包材としては、強度、透明性、気体遮断性、印刷性、など優れた点が多くある。ヒートシール性はない	ペットボトル、包装フィルム
ポリ塩化ビニリデン	気体遮断性や耐熱性があり、透明性が高いため、ハムやソーセージのケーシングとしても用いられる	ラップフィルム
ポリスチレン	発泡剤を加えて加工され、発泡ポリスチレン（＝発泡スチロール）がつくられます。フィルム包材としては、気体遮断性に優れない	食品用トレーなど

+One 各種包装方法の特徴

包装方法	特徴	利用例
無菌充填包装	滅菌した食品を、そのまま滅菌した包材を用いて包装。包装後に加熱殺菌を行う必要がないので、品質低下が抑えられる	レトルト米飯、LL牛乳
ガス置換包装	包装時に、包装内の空気を他のガスと置き換えて包装する方法。安価な窒素ガスが多く用いられ、酸化されやすい食品に適した包装	植物油、ポテトチップス、缶詰
脱酸素剤封入包装	気体遮断性の高い密閉容器内に酸素吸着剤を入れ、中を無酸素状態にし、かびなどの好気性微生物の増殖を防ぐ方法。食品の酸化も防ぐ	菓子、レトルト米飯、みそ
レトルトパウチ包装	半調理食品をラミネートフィルムなどで包装した後、レトルト釜を用いて加圧・加熱殺菌した食品	カレー、調理ソース

解いてみよう

Q1 脱酸素剤は、嫌気性微生物の増殖抑制に有効である。
Q2 ラミネートは、2種類以上の包装素材を層状に成型したものである。

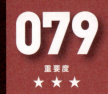

079 調理の基本（1）——熱の伝わり方

重要度 ★★★

問 調理における熱の伝わり方に関する記述である。正しいのはどれか。1つ選べ。

(2013年・問73「7B 調理の基本 c」)

(1) 炒め加熱における鍋から食材への伝熱は、対流伝熱である。
(2) 揚げ加熱における油から食材への伝熱は、伝導伝熱である。
(3) ゆで加熱における食材表面から内部への伝熱は、伝導伝熱である。
(4) オーブン加熱における空気から食材への伝熱は、放射伝熱である。
(5) 電子レンジ加熱では、マイクロ波から食材へ伝熱する。

問題のポイント

加熱調理には、水や水蒸気を使う**湿式加熱**と、熱せられた空気や油を使う**乾式加熱**の大きく2つがあります。乾式加熱は高温、短時間の調理が可能なため、栄養の損失が少ない調理法です。食品に熱が伝わる方式は、対流、伝導、放射の3つです。

解答 ➡ (3)

(1) × 炒め加熱は、油と鍋から食品へ**伝導**により熱が伝わります。
(2) × 揚げ加熱は、加熱された油から食品へ**対流**により熱が伝わります。
(3) ○ 食品表面から内部への伝熱は、固体から固体、または流体を介さない熱の伝わりである**伝導伝熱**で熱が伝わります。
(4) × オーブン加熱では、おもに熱せられた空気が**対流**することにより、食品に熱を伝えます。その他、天板が熱せられて食品を加熱する**伝導伝熱**、熱せられた庫内の壁から放射される**放射熱**の3つの伝熱形式で加熱されます。
(5) × 電子レンジ加熱では、マイクロ波が食品に吸収され、おもに**水が発熱**することによって、食品自体が発熱します。

ここだけ丸暗記

☑ **対流熱** 鍋底で温められた水などが、体積が膨張して比重が軽くなり、上部に移動する代わりに比重の重い低温部が下部に移動していくことによって熱が伝わります。「ゆでる」、「煮る」では水が、「揚げる」では油が、「蒸す」では蒸気が対流します。

☑ **伝導熱** 食品に直接接触して熱が伝わる現象です。焼く、炒める、煎るでは、なべ底

が直接食品に触れ、熱が食品へ伝導して加熱されます。

☑ **放射熱** 高温の熱源から放射される赤外線を食品に吸収させ、赤外線が熱エネルギーとなって食品が加熱されます。直火焼きや、オーブン加熱で利用されます。

☑ 食品の加熱方法と熱の伝わり方

加熱方法	調理操作	熱を伝える媒体	熱の伝わり方
湿式加熱 （最高100℃）	ゆでる、煮る	水（ゆで汁、煮汁）	対流
	蒸す	水蒸気（の潜熱）	対流
乾式加熱 （100～300℃）	焼く（直火）	熱源	放射（赤外線）
	焼く（鉄板焼き）	鉄板	伝導
	オーブン焼き	熱源、金属板（内壁、天板）、空気	対流、伝導、放射
	揚げる	油	対流
	炒める	油、鍋	伝導

☑ 加熱調理に利用される鍋は、使われる金属素材によって特徴が異なります。特に大きく作用するのは熱伝導率です。**熱伝導率**は、熱源からの熱の伝わりやすさを数値化したもので、大きいほど熱を伝えやすく、均一に伝える特徴があります。一方、熱伝導率が低いものは、加熱むらが生じやすいので、食品が焦げやすくなります。

熱伝導率　（高い）　銅＞アルミニウム＞鉄＞ステンレス　（低い）

＋One　電子レンジと電磁調理器

調理器具	熱のエネルギー	加熱対象	備考
電子レンジ ［誘電加熱法］	マイクロ波	おもに 食品中の水分	発生させたマイクロ波によって、食品中の電気的に極性のある分子（おもに水）が振動、回転するため摩擦熱が発生。食品自体が発熱するため、加熱効率が良く、**栄養価の損失が少ない**加熱法の１つ
電磁調理器 （IH）※ ［誘導加熱法］	磁力線	鍋底の金属	発生させた磁力線に抵抗性のある金属（鉄、ステンレスなど）を発熱させ、食品を加熱する方法。電磁調理器は鍋底が直接発熱するので、**熱効率は80～90％**と高い

※電磁調理器は、鍋素材の金属が鉄やステンレスに限られていましたが、最近ではアルミニウムなどでも可能なタイプ（オールメタル対応）があります。

解いてみよう

Q1 電磁調理加熱では、食品自体を発熱させる。
Q2 アルミ鍋は、ステンレス鍋よりも熱伝導率が低い。

080 調理の基本（2）
——ゆでる調理

問 食材をゆでる時の添加材料とその目的に関する記述である。正しいのはどれか。1つ選べ。

(2012年・問73「7B 調理の基本e」)

(1) れんこんの歯ざわりをよくするために、酢を入れる。
(2) たけのこのあくを除くために、唐辛子を入れる。
(3) さつまいもを軟らかくするために、みょうばんを入れる。
(4) カリフラワーの色を白くするために、重曹を入れる。
(5) わらびの色を良くするために、酢を入れる。

問題のポイント

ゆでる調理操作は、大量のゆで水の中で食品を加熱する操作で、材料を加熱してやわらかくする以外に、不味成分であるあくを除くなど、下処理として行われます。
一般に、緑色を保つために加熱時間を短くしたい葉菜類や、でん粉質の多いめん類は、沸騰水中に入れます。火の通りにくい根菜類やいも類、鶏卵（ゆで卵）は、常温の水から加熱していきます。
ゆで水には、食材の色や味、テクスチャーを高めるために、添加物を入れる場合があり、ゆで水を重曹でアルカリ性にしたり、食酢を入れて酸性にしたりします。
ゆでる調理では、水溶性ビタミンやミネラル類は、ゆで汁中に出るため損失しやすい成分です。しかし、カリウム制限などがある場合、ゆでる操作によってある程度除去できるのがポイントです。

解答 ➡ (1)

(1) ○ 酢を入れると、れんこんに含まれる粘性物質である**ムチンが粘度を失う**ため、歯触りが良くなります。
(2) × たけのこをゆでるときは、煮汁に**ぬか**を入れ、あく成分である**ホモゲンチジン酸を吸着**して除きます。米のとぎ汁や、小麦粉が用いられる場合もあります。
(3) × みょうばんを入れてゆでると、**ペクチンが不溶化**するため、煮くずれを防ぐことができます。くりを煮るときにも、煮くずれ防止に利用されます。
(4) × カリフラワーに含まれる色素のフラボノイドは、酸性で白くなるため、白く仕上げるため食酢を入れてゆでます。

(5) × わらびのクロロフィルをアルカリ性にして色よく仕上げるとともに、あくを抜くため、ゆで汁には重曹を加えます。

ここだけ丸暗記

☑ ゆで汁の中に入れられるもの

目的	添加物	用途
あくを吸着し、除く	ぬか、米のとぎ汁、小麦粉	たけのこ、だいこん、カリフラワー
組織の煮崩れ、軟化の防止	みょうばん	くり、さつまいも
組織を白く仕上げる	食酢	れんこん、ごぼう、カリフラワー、うど
鮮やかな緑色を保つ	食塩、重曹	青菜、ふき、アスパラガス
組織の軟化とあく抜き	重曹、木灰	ぜんまい、わらび、よもぎ、豆類
たんぱく質の熱凝固を早める	食塩、食酢	ゆで卵、ポーチドエッグ

＋One　食塩と砂糖の食品物性や保存性への影響

☑ 食塩

小麦粉のグルテン形成を促進する	[例] パン、うどん
魚肉、食肉の粘性や結着性を増加させる	[例] かまぼこ、ハンバーグ
水分活性を低下させ、保存性を高める	[例] かずのこ、塩辛、漬け物

☑ 砂糖

たんぱく質の熱変性を抑制し、やわらかく	[例] 甘い卵焼き
卵白の泡の安定性を高める	[例] メレンゲ ※ただし起泡性は低下する
糊化したでん粉の老化（β化）を抑制	[例] ぎゅうひ、ようかん
水分活性を低下させ、保存性を高める	[例] ジャム、マーマレード
酸とともに高メトキシルペクチンをゲル化する	[例] ジャム、マーマレード

解いてみよう

Q1 落し卵をつくるとき、ゆで汁に食酢や塩を加えると凝固しにくくなる。
Q2 くりの煮くずれ防止のために、焼きみょうばんを加える。

081 調理操作と栄養

重要度 ★★☆

問 調理操作における成分の変化に関する記述である。正しいのはどれか。

(2011年追試・問69「7C 調理操作と栄養a」)

(1) 干ししいたけの5'-グアニル酸溶出量は、高温（50℃）より低温（5℃）で水戻しした方が多い。
(2) 青菜は炒めるよりもゆでる方が、ビタミンCの損失が少ない。
(3) せんキャベツの水浸漬によるカリウムの溶出量は、水道水よりも1％食塩水に漬けた方が少ない。
(4) にんじんをゆでると、ビタミンAは約30％減少する。
(5) じゃがいもを電子レンジ加熱すると、ビタミンCの残存量は天火加熱よりも少なくなる。

問題のポイント

加熱調理により、食品中の栄養成分は変動します。
ゆでる、煮るは、炒める、揚げる、蒸すの調理操作に比べ、水溶性ビタミンやミネラル分がゆで汁や煮汁の中に溶出します。**蒸す**調理は、蒸気で食品全体を均一に加熱でき、煮るに比べると、栄養成分の損失率は低い加熱操作です。**揚げる、炒める**調理は、高温調理のため急速にビタミン類が損失する条件ですが、加熱時間は短いため、栄養成分の損失率が低い調理操作になります。

解答 → (1)

(1) ○ できるだけ**低温で戻し、その後に加熱**すると旨味成分は多くなります。40℃以上では、うま味成分であるグアニル酸の生成と分解が同時に進行します。
(2) × 炒めたり揚げる方が、ゆでるよりもビタミンCの損失率は低くなります。
(3) × 細胞内の浸透圧は0.85％食塩水と同じ浸透圧であるため、1％では細胞内のカリウムイオンが溶出します。
(4) × ゆででは、数％減少するといわれています。成分表から試算すると、レチノール活性当量は、にんじん・皮むき・生690μg、皮むき・ゆで730μgで、重量変化率は87％です。変化率から換算すると、ゆで後では730×87÷100＝635μgです。したがって、(690－635)÷690×100で、減少率は約8％です。

(5) × 電子レンジは食品自体が発熱し、効率よく加熱されるとともに、加熱時間が短く、天火加熱よりもビタミンC残存率は高くなります。

ここだけ丸暗記

☑ **加熱調理**では、**ビタミンの損失やミネラルの損失**がおこります。その程度は、水を使う、油を使う、加熱温度など、様々な要因によって影響を受けます。調理操作によって、どの程度栄養成分が変化するかは、重要なポイントですので、傾向を大まかにでもとらえておきましょう。

☑ 調理操作による栄養成分の損失率・ほうれんそうの場合（％）

成分	解凍	振り洗い水さらし	ゆでる煮る	蒸す	炒める	電子レンジ
カロテン	—	—	10～25	5～10	3～5	—
ビタミンB_1	10～30	—	20～30※	20～25	10～25	—
ビタミンC	20～50	20	30～55※	30～40	—	20～30
カルシウム	—	10～15	20～35	—	—	20
鉄	—	5～10	40～50	—	—	30

肥後温子：文献資料をもとに作成
※：煮汁を利用するとビタミンB_1は約10％、ビタミンCでは20％の損失率となる。
出典：和田淑子・大越ひろ編著『三訂 健康・調理の科学 第3版』建帛社、2016年

+One　揚げる調理による油の増減

☑ 揚げ物100gに使われた生の材料、衣等の重量（g）

調理法	食品名	揚げ物に使われた食品の重量			脂質量の増減
		揚げる前の食品と衣	生の材料	調理後	衣付きの調理前から
天ぷら	なす	127	91	100	13.6
	きす	127	95	100	14.8
フライ	まあじ	107	86	100	12.8
	まいわし	111	85	100	20.2
とんかつ	ぶた・ロース・脂身付き	134	110	100	11.4
から揚げ	にわとり・若鶏肉・もも・皮付き	153	134	100	－1.2
	にわとり・若鶏肉・もも・皮なし	142	123	100	5.1

出典：日本食品標準成分表2015年版（七訂）より一部抜粋

解いてみよう

Q1 青菜は炒めるよりもゆでる方が、ビタミンCの損失が少ない。
Q2 ほうれんそうのβ-カロテンは、ゆで物より蒸し物で損失率が高い。

3章 解いてみよう 解答・解説

56 ❶ × 輸入重量に輸送距離を乗じた数値です。 ❷ ○
57 ❶ × もち米のでん粉は、アミロペクチン100％ですが、うるち米は80％です。
　　 ❷ × たんぱく質含量は、薄力粉より強力粉が高いです。
58 ❶ ○
　　 ❷ × 卵黄にはビタミンCが含まれていません。
59 ❶ × エタノールが1％以上含まれているものをアルコール飲料（酒類）といいます。
　　 ❷ ○
60 ❶ × ワインは単発酵酒です。
　　 ❷ × カツオの塩辛の製造には、カツオ自身の酵素による自己消化反応が利用されています。
61 ❶ × こんにゃくのエネルギー値は、0.5を乗じて算出されています。 ❷ ○
62 ❶ × 精白米はそば粉よりアミノ酸スコアが低いです。
　　 ❷ × 小麦のグリアジンは水に溶けません。
63 ❶ ○　❷ × 細菌の生育に必要な水分活性は、かびよりも高いです。
64 ❶ ○　❷ × ケルセチン配糖体には、体脂肪減少作用があります。
65 ❶ × 食品安全委員会は、内閣府に設置されました。 ❷ ○
66 ❶ × AV値は、遊離脂肪酸の量を表しています。
　　 ❷ × K値が60〜80％を示した場合、初期腐敗とみなします。
67 ❶ ○ ボツリヌス毒素は易熱性のため、喫食前の直前加熱が有効です。
　　 ❷ × エルシニア菌は、冷蔵庫内でも増殖可能です。
68 ❶ × 有鉤条虫の感染源は、ブタです。
　　 ❷ × リステリア症は、人畜共通感染症です。
69 ❶ × ルテオスカイリンは、黄変米の原因マイコトキシンです。 ❷ ○
70 ❶ × ソルビン酸は保存料です。 ❷ ○
71 ❶ × 抜き取り検査をするのは従来の衛生管理方式です。
　　 ❷ × ISOは、非政府組織です。
72 ❶ × 調理パンは消費期限の対象食品です。 ❷ ○
73 ❶ × 特別用途食品は健康増進法に基づいて定められています。 ❷ ○
74 ❶ × 栄養機能食品の証票はありません。
　　 ❷ ○ 073節（P.185）参照。
75 ❶ × 非遺伝子組換え食品については表示義務はありません。
　　 ❷ × シーベルト（Sv）ではなくベクレル（Bq）です。
76 ❶ × ポリフェノールオキシダーゼが関与しています。 ❷ ○
77 ❶ ○　❷ × 包装内の二酸化炭素濃度は上昇します。
78 ❶ × 好気性微生物の増殖抑制に有効です。 ❷ ○
79 ❶ × 電磁調理器は、鍋の底が発熱します。
　　 ❷ × アルミの熱伝導率は、ステンレスよりも高いです。
80 ❶ × ゆで汁に食酢や食塩を加えると、卵白は凝固しやすくなります。 ❷ ○
81 ❶ × 炒めるよりもゆでる方が、ビタミンCの損失率は高いです。
　　 ❷ × ゆでるよりも、蒸す調理の方がβ-カロテンの損失率は低いです。

4章

基礎栄養学

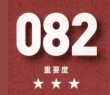

082 栄養の概念と健康・疾患の関わり

重要度 ★★★

問 栄養素の過不足と疾患リスクに関する組合せである。正しいのはどれか。
(2010〜2013年過去問組合せ「1B　栄養と健康・疾患」)

(1) 炭水化物の過剰 ——————— マラスムス
(2) たんぱく質の過剰 —————— クワシオルコル
(3) ビタミンDの不足 —————— 高カルシウム血症
(4) 葉酸の不足 ————————— 貧血
(5) ヨウ素の過剰 ———————— クレチン病

問題のポイント

栄養素の過不足と疾患リスクについての問題です。栄養と健康・疾患は密接に関わっており、エネルギー・栄養素摂取量の過不足は、欠乏症や過剰症など健康障害をもたらします。覚えてしまえば、比較的点数につながりやすい項目です。

解答 → (4)

(1) ✕ **マラスムス**は、炭水化物（エネルギー）不足状態で発症します。そのため、体たんぱく質がエネルギー源や糖新生の材料として消費され、たんぱく質欠乏の症状もみられます。
(2) ✕ **クワシオルコル**は、たんぱく質の欠乏が原因の低栄養症です。過剰摂取による疾患リスクは報告されていません。
(3) ✕ **ビタミンDの欠乏**は、くる病や骨軟化症のリスク因子です。過剰摂取では、高カルシウム血症の原因となります。
(4) 〇 葉酸の欠乏状態では、**巨赤芽球性貧血**が発症します。受胎前後における妊婦の葉酸欠乏では、胎児に**神経管閉鎖障害の発症リスク**が高まります。
(5) ✕ **クレチン病**は、先天性の甲状腺機能低下症です。

+One　栄養と健康

☑ **栄養とは**
人間をはじめとして生物は、生命の維持、発育成長、活動、体温の維持、繁殖などの生活現象を営むために必要な物質を外界から取り入れ、それらを利用しています。

外界から必要な物質を取り入れて生活現象を営むために活用することを「栄養」といいます。栄養には、生体が健康を保持するための恒常性の維持と、生命活動のために、食物から必要な栄養素・非栄養素を摂取し利用する過程で行われるすべての相互作用が含まれます。

☑ 健康な人は、栄養学的に適正な状態であるのに対し、半健康人は、エネルギー・栄養素摂取のバランスが崩れた状態であり、病気に移行する可能性のある人を指します。

ここだけ丸暗記

☑ 栄養素の過剰症や欠乏症

過剰・欠乏症はよく出題されますので、しっかり覚えましょう。

栄養素	不足による疾患リスク	過剰による疾患リスク
炭水化物	マラスムス	肥満
たんぱく質	クワシオルコル	
ビタミンA	角膜乾燥症、夜盲症	頭蓋内圧亢進
ビタミンD	くる病、骨軟化症	高カルシウム血症、腎障害、石灰化障害
ビタミンK	血液凝固の遅延	
ビタミンB_1	脚気、ウェルニッケ-コルサコフ症候群	頭痛、いらだちなど
ビタミンB_2	成長障害	口内炎、口角炎、舌炎、脂漏性皮膚炎など
ナイアシン	ペラグラ	
ビタミンB_6	ペラグラ様症候群、脂漏性皮膚炎など	感覚性ニューロパシー
ビタミンB_{12}	巨赤芽球性貧血、末梢神経障害	
葉酸	巨赤芽球性貧血	
パントテン酸	成長障害、副腎傷害など	
ビオチン	乳酸アシドーシス	
ビタミンC	壊血病	
マグネシウム	低マグネシウム血症	下痢
鉄	貧血など	バンツー鉄沈着症
亜鉛	皮膚炎、味覚障害など	銅吸収阻害、貧血など
ヨウ素	甲状腺機能低下、甲状腺腫など	甲状腺機能低下、甲状腺腫など
セレン	克山病、カシン・ベック病	毛髪と爪の脆弱化など

解いてみよう

Q1 栄養とは、生物が食物から必要な物質を摂取して生命を維持する営みをいう。
Q2 栄養素の必要量は、他の栄養素の摂取量によって変わらない。

083 遺伝形質と栄養の相互作用

重要度 ★★★

問 遺伝子多型と倹約（節約）遺伝子に関する記述である。正しいのはどれか。2つ選べ。
(2011年追試、2016年過去問組合せ「1C 遺伝形質と栄養の相互作用」)

(1) 倹約（節約）遺伝子とは、体脂肪の蓄積しやすい体質を生む遺伝子である。
(2) 遺伝子多型の出現頻度には、人種差は存在しない。
(3) フェニルケトン尿症は、遺伝子多型によって発症する。
(4) 肥満と関連する遺伝子の多型は、次の世代に遺伝しない。
(5) 脱共役たんぱく質（UCP）遺伝子は、倹約（節約）遺伝子の候補である。

問題のポイント

遺伝子多型と倹約（節約）遺伝子仮説に関する問題です。個体を形成するのに重要な設計図ともいうべき遺伝子と栄養との関わりを整理して理解しておくことがポイントになります。

解答 → (1)、(5)

(1) ○ 倹約（節約）遺伝子は、食の欠乏などによる身体活動エネルギー低下を防ぐため、エネルギーを効率よく利用させる（基礎代謝を下げる）遺伝子です。現代の飽食や身体活動量の減少は、肥満や生活習慣病を発症しやすくさせる原因になっています。
(2) × 遺伝子多型は、個人間で異なる遺伝子の塩基配列のことであり、人種や地域によって特有の塩基配列があることがわかっています。
(3) × フェニルケトン尿症は単一遺伝病（メンデル遺伝病）になります。
(4) × 肥満と関連する遺伝子の多型は、次の世代にも遺伝していきます。
(5) ○ 脱共役たんぱく質（UCP）遺伝子は、熱産生に関わる遺伝子として褐色脂肪細胞に存在し、遺伝子多型をもつ人は肥満になりやすいと考えられています。

ここだけ丸暗記

☑ **生活習慣病と遺伝子多型**

単一遺伝（子）病は、1つの遺伝子異常が病気の原因であるのに対し、生活習慣病の多くは、複数の遺伝子の小さな機能異常（遺伝因子）や食習慣（摂取過多や不足）、身体

活動状況（環境因子）が相互に関わり発症します。

遺伝子多型は、個人における遺伝子の小さな機能異常（易罹患性）の指標となるもので、対象となる集団の中で1％以上の頻度で認められるゲノムDNAの塩基配列の違い（バリエーション）と定義されています。

特に、わずか一塩基の相違でおこる多型は、**一塩基多型（SNP）** と呼ばれ、ヒトゲノム上500〜1000塩基ごとに1か所存在する最も多い多型です。

☑ 倹約（節約）遺伝子仮説

ジェームス・ニール（James Neel）が集団遺伝子学の立場から提唱した仮説遺伝子のことで、**基礎代謝を下げるもの**として考えられています。

倹約遺伝子の候補として、肥満や糖尿病、体熱産生との関連が指摘されている**$β_3$-アドレナリン受容体遺伝子**（Trp64Arg）や脂肪組織の脂肪蓄積に関わる**PPAR$γ$遺伝子**（Pro12Ala）などが知られています。

☑ 栄養素に対する応答の個人差

$β_3$-アドレナリン受容体遺伝子やPPAR$γ$遺伝子など、代謝調節に関わる酵素や受容体たんぱく質をコードする遺伝子には、多型（バリエーション）が存在し、これが栄養素に対する応答性の違いの原因となっています。

「エネルギー消費が低い」や「脂肪を蓄積しやすい」などの遺伝素因をもつ人は、エネルギー摂取量の制限や身体活動量の増加で、**エネルギー出納を0に保つ**ことが、肥満や糖尿病の予防により重要となります。

＋One　後天的な遺伝子変異と栄養

☑ 遺伝子多型など先天的な変異と異なり、**後天的遺伝子変異**は、様々な汚染物質などの環境要因によって引き起され、代表例として**がん**があげられます。

☑ 細胞ががん化するまでには、正常細胞の遺伝子DNAに変異が起こる**イニシエーション過程**と、遺伝子が変異した細胞（変異細胞）が異常増殖能を獲得する**プロモーション過程**、さらにがん細胞が悪化する**プログレッション過程**が知られており、各過程を抑制することができれば、がんを予防できると考えられています。

解いてみよう

Q1 栄養素には、摂取不足が生活習慣病の原因となるものがある。

Q2 倹約遺伝子とは、基礎代謝を低下させるように変異した仮説的遺伝子である。

084 摂食の調節、食事の日内リズムと栄養補給

重要度 ★★★

問 食物摂取および生体リズムに関する記述である。正しいのはどれか。1つ選べ。

(2011年追試、2013年過去問組合せ「2B 食事のリズムとタイミング」)

(1) 味覚の閾値は、加齢に伴って低くなる。
(2) 甘味の感覚は、ミネラルを認識することによる。
(3) 食欲は、レプチンによって亢進する。
(4) 不規則な食生活によって、生体リズムの乱れが生じる。
(5) 食物の消化・吸収には、日内リズムはない。

問題のポイント

生体リズムの摂食に関する問題です。**局所的栄養感覚**（味覚・視覚・嗅覚・聴覚・触覚、いわゆる五感）と**全身的栄養感覚**（食欲、嗜好などによる調節）について、日内リズムを絡ませて理解しておくことがポイントになります。

解答 ➡ (4)

(1) × **味覚閾値**は、加齢に伴って上昇します。とくに塩味に対する味覚閾値の上昇が顕著です。
(2) × 甘味の感覚は、エネルギー源である**糖質の認識シグナル**です。ミネラルの認識シグナルとなるものは塩味の感覚です。
(3) × **レプチン**は食欲を抑制する摂食抑制ポリペプチドです。
(4) 〇 規則正しい食生活によって、内分泌・代謝リズムなどの生体リズムを整えることができます。
(5) × 食物の消化・吸収には、**日内リズム**が存在します。

ここだけ丸暗記

☑ **空腹感と食欲は異なる**

空腹感とは、通常、不快感を伴う生命維持のために生まれつき備わった本能的な内臓感覚で、**食欲**とは、快感を伴う特定の食べ物を食べてみたいという欲望のことです。食欲も多くの場合は空腹時に生じますが、空腹でも食欲がないことや満腹でも食べてみたい欲求（食欲）があることがあり、この点が空腹感と食欲の相違点になります。

☑ 摂食中枢と満腹中枢により摂食は調整される

摂食の調整は、全身的栄養感覚により、脳の視床下部にある摂食中枢（外側野）と満腹中枢（腹内側核）で行われます。

摂食中枢は摂食行動を促進し、満腹中枢が摂食行動を抑制します。これらの調整には脳内アミンや摂食調整ポリペプチドが関与します。

摂食促進ポリペプチド	ニューロペプチドY、オレキシン、グレリン
摂食抑制ポリペプチド	レプチン、コレシストキニン、ニューロテンシン、インスリン
摂食抑制脳内アミン	ドーパミン、セロトニン、ヒスタミン

☑ 日内リズムと栄養補給

ヒトは、体温や血圧、睡眠、運動などのからだの基本的なはたらきを、約24時間のリズムで変化させており、これを日内リズム（サーカディアンリズム）といいます。

小腸と肝臓のはたらきにも日内リズムがあり、1日に3回の食事を規則正しい時間帯にとることは、日内リズムの同調因子の1つとなって、消化や代謝のリズムを活性化させ、健康の維持に重要となります。

+One 栄養感覚と摂食調節に関わる定常説

☑ 摂食は五感に依存する

空腹感がなくても料理の彩りや匂い、音などによって食欲がわくことや、体調不良時の味や匂いの感覚低下など、摂食は局所的栄養感覚に依存します。

特に味覚は、摂食行動に大きく影響します。舌表面に散在する味蕾（みらい）は、基本味（甘味、酸味、塩味、苦味、うま味）を感じる器官であり、味覚の種類および部位による差異があります。

☑ 糖定常説と脂肪定常説

全身的栄養感覚の調整は、血中グルコース量（血糖値）の変動（糖定常説）や体脂肪量（または血中レプチン量）の変動（脂肪定常説）によって行われます。

解いてみよう

Q1 空腹感は、出生後の食経験によって形成される。
Q2 摂食行動は、迷走神経刺激の影響を受けない。

栄養素の消化・吸収と体内動態

問 栄養素の消化・吸収と体内動態に関する記述である。正しいのはどれか。**2つ選べ。**

（2011年、2013年過去問組合せ「3F　栄養素別の消化・吸収」）

(1) でんぷんがα-アミラーゼによって消化されると、グルコースが生じる。
(2) 脂溶性ビタミンの吸収は、胆汁酸によって抑制される。
(3) スクロースは、小腸微絨毛膜の酵素によって消化される。
(4) ペプシノーゲンは、トリプトファンによって活性化される。
(5) 吸収された脂溶性ビタミンは、キロミクロンによって取り込まれて運搬される。

問題のポイント

栄養素の消化・吸収に関する問題です。糖質、たんぱく質、脂質、ビタミンおよびミネラルについて、分泌源別の消化過程と栄養素別の吸収機構を理解しましょう。さらに、各栄養素の吸収後の体内動態についても説明できるようにしましょう。

解答 ➡ (3)、(5)

(1) ✕　でんぷんは、α-アミラーゼによってデキストリンやマルトースへと消化されます。
(2) ✕　脂溶性栄養素の吸収は、胆汁酸により促進されます。
(3) ◯　スクロースは、小腸微絨毛膜のスクラーゼによって消化されます。
(4) ✕　ペプシノーゲンは、胃酸によって活性型のペプシンになります。
(5) ◯　吸収された脂溶性ビタミンや脂溶性栄養素は、キロミクロンに取り込まれて運搬されます。

ここだけ丸暗記

☑ 消化された栄養素が消化管の上皮組織を透過して体内に入る過程には、能動輸送と受動輸送によるものがあります。
☑ 小腸吸収細胞に取り込まれた水溶性の栄養素は、側底膜から毛細血管網へ送り出され、門脈を経て肝臓に送られます。
☑ 疎水性の栄養素はカイロミクロン（キロミクロン）に取り込まれ、リンパ系を経て血液循環に入ります。

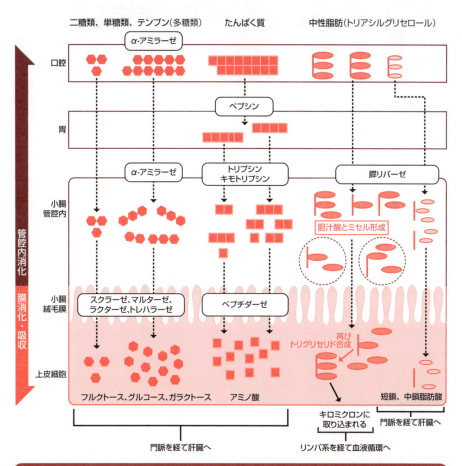

+One　胆汁酸の腸肝循環

☑ 肝臓でのコレステロールの異化で生成された **胆汁酸** は、胆汁中に溶解して **胆嚢** に蓄えられます。食事を摂り消化粥が十二指腸に送られると、**コレシストキニン** が分泌され、胆汁が十二指腸に分泌され、脂溶性栄養素の吸収を助けます。

☑ 十二指腸に分泌された **胆汁酸の大部分** は、回腸で再吸収→門脈→肝臓に戻ります。

一次胆汁酸	肝臓でのコレステロールから合成されたコール酸やケノデオキシコール酸
二次胆汁酸	十二指腸へ分泌された一次胆汁酸から腸内細菌のはたらきで生成されたデオキシコール酸やリトコール酸

解いてみよう

Q1 胃液中に分泌されるたんぱく質の消化酵素は、不活性型のプロ酵素である。
Q2 コレステロールの吸収は、胆汁酸により阻害される。

086 食後と空腹時の代謝変化

重要度 ★★★

問 空腹時や食後の代謝変化に関する記述である。正しいのはどれか。1つ選べ。
(2011年追試、オリジナル問題組合せ「4A たんぱく質・アミノ酸の体内代謝、5A 糖質の体内代謝、6A 脂質の体内代謝」)

(1) 食後には、肝臓におけるグリコーゲン合成が促進される。
(2) 食後には、筋肉におけるたんぱく質の分解が促進される。
(3) 空腹時には、脂肪組織における脂肪酸の放出が抑制される。
(4) 空腹時には、肝臓からのアラニンの放出が増大する。
(5) 空腹時には、脂肪組織におけるトリアシルグリセロールの分解が抑制される。

問題のポイント

空腹時と食後の代謝変化に関する問題です。食後と空腹時（食間期）の各組織における代謝の違いと代謝調節の全体像について、十分に整理し、理解しておきましょう。特に、食後のインスリンによる代謝調節と空腹時のアドレナリンやグルカゴンによる代謝調節、また栄養素間の相互作用が重要なポイントになります。

解答 → (1)

(1) ○
(2) × 食後には、筋肉におけるたんぱく質合成が促進されます。
(3) × 空腹時には、エネルギー産生のため脂肪組織から脂肪酸が放出されます。
(4) × 空腹時には、筋肉からのアラニンの放出が増大します。
(5) × 空腹時には、脂肪組織におけるトリアシルグリセロールの分解が促進されます。

ここだけ丸暗記

☑ 食後の糖質変化

小腸から吸収されたグルコースは、門脈を経て肝臓に運ばれ、血糖として血液中に放出→血糖値が上昇し、膵臓からインスリンが分泌→インスリンの作用で血液中のグルコースが筋肉や脂肪組織などに取り込まれる→血糖値が正常範囲に戻ります。

- ☑ 組織へ取り込まれたグルコースは**エネルギー源**として利用されます。
- ☑ 肝臓と筋肉組織では、グルコースは**グリコーゲンに合成されて貯蔵**されます。
- ☑ 必要量以上に摂取された糖質（グルコース）は、アセチルCoAを経て**脂肪酸**に合成され、トリアシルグリセロールとなって脂肪組織などに蓄積されます。

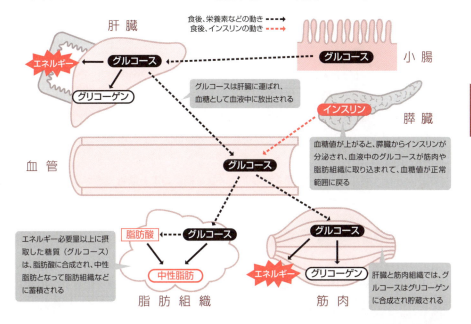

+One　空腹時の糖質変化

- ☑ 空腹時や食間期などに血糖が低下すると、**膵臓からグルカゴン**が、**副腎髄質からアドレナリン**（エピネフリン）が分泌されます。
- ☑ 肝臓に蓄積したグリコーゲンは、グルカゴンやアドレナリンにより加リン酸分解が促進され、**グルコース**に変換されます。血液中へ放出されたグルコースによって**血糖値**が維持されます。

解いてみよう

Q1 絶食により血中の遊離脂肪酸濃度が上昇する。

Q2 空腹時には、小腸においてカイロミクロン（キロミクロン）分泌が促進する。

087 たんぱく質の体内代謝と調節

重要度 ★★★

問 アミノ酸の代謝とたんぱく質の栄養に関する記述である。正しいのはどれか。1つ選べ。

(2011年、2016年過去問、オリジナル問題組合せ「4A　たんぱく質・アミノ酸の体内代謝、4C　摂取するたんぱく質の量と質の評価」)

(1) シトルリンは、たんぱく質合成に利用される。
(2) トリプトファンは、葉酸に変換される。
(3) ロイシンは、糖新生の材料として利用される。
(4) フィッシャー比に用いる血漿芳香族アミノ酸は、フェニルアラニンとチロシンである。
(5) たんぱく質の栄養価は、第1制限アミノ酸を補足しても改善できない。

問題のポイント

アミノ酸の代謝とたんぱく質の栄養評価に関する問題です。たんぱく質・アミノ酸代謝での各臓器・組織の特徴や臓器間の連携について、細胞から組織・個体レベルまで整理しましょう。肝臓と筋肉での代謝の特徴と調節、臓器間の連携がポイントです。

解答 → (4)

(1) × シトルリンは、尿素回路の代謝中間体として機能するアミノ酸で、たんぱく質の構成アミノ酸になりません。
(2) × トリプトファンは、セロトニンに変換されます。
(3) × ロイシンは、代表的なケト原性アミノ酸であり、糖新生の材料になりません。
(4) ○ フィッシャー比は、血液中の分岐鎖アミノ酸とトリプトファンを除く芳香族アミノ酸濃度の比率を表します。
(5) × たんぱく質の栄養評価は、第1制限アミノ酸を補足することで改善できます。これをアミノ酸補足効果といいます。

ここだけ丸暗記

☑ たんぱく質は消化・吸収を経てアミノ酸として肝臓へ送られます。肝臓は、アミノ酸代謝における主要な臓器で、分岐鎖アミノ酸以外のほとんどのアミノ酸を代謝します。

☑ 分岐鎖アミノ酸はそのまま全身の組織へ分布され、おもに骨格筋で代謝されます。
☑ アミノ酸は最終的にアミノ基（窒素）と炭素骨格に分解され、アミノ基の大部分は尿素として排泄され、炭素骨格は糖代謝や脂肪酸代謝を受け、エネルギーとなります。

アミノ酸の異化

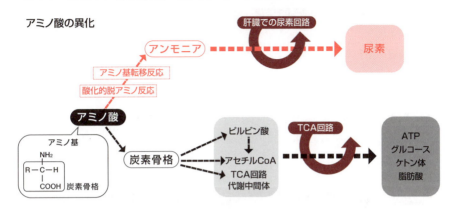

☑ アミノ酸代謝におる中心的な酵素反応（合成と異化に共通）
・グルタミン酸デヒドロゲナーゼによるアンモニアの固定と遊離の反応
・アミノ基転移酵素によるアミノ酸とα-ケト酸との間のアミノ基の受け渡しの反応
☑ 代謝中間体のα-ケト酸（ピルビン酸やα-ケトグルタル酸、オキサロ酢酸）は、解糖系とTCA回路の基質で、アミノ酸代謝と糖代謝や脂肪酸代謝を結びつけます。
☑ アミノ基転移反応で生成されるアンモニア（有毒）は、肝臓で尿素（無毒）になります。
☑ 食事由来たんぱく質の消化吸収と体たんぱく質分解により、アミノ酸は体内にたまり（アミノ酸プール）、体たんぱく質の合成に使われます。骨格筋には、全体の50％以上の遊離アミノ酸が含まれています（3～4g/kg）。

+One 摂取するたんぱく質の量と質の評価

☑ 窒素出納＝食事からの窒素（たんぱく質とアミノ酸）摂取量 －（尿中や糞便中、汗中への）窒素排出量
☑ アミノ酸スコア（アミノ酸価）
基準とする必須アミノ酸評点パターンと各食品たんぱく質中の必須アミノ酸の比率を比較し、最も少ないアミノ酸（第1制限アミノ酸）の比率を評価値としたもの。

解いてみよう

Q1 分岐鎖アミノ酸は、肝臓において効率よく代謝される。
Q2 消化管から吸収されたアミノ酸は、体内のアミノ酸プールに加わる。

糖質の体内代謝と血糖調節

問 糖質の栄養に関する記述である。正しいのはどれか。1つ選べ。

(2013年、2014年過去問組合せ「5A　糖質の体内代謝、5B　血糖とその調節」)

(1) 糖質の重量当たりに発生するエネルギー量は、脂肪酸より大きい。
(2) 筋肉グリコーゲンの分解は、アドレナリン（エピネフリン）により抑制される。
(3) 筋肉グリコーゲンは、脳のエネルギー源として利用される。
(4) 糖質摂取量の増加は、ビタミンB_1必要量を減少させる。
(5) 急激な運動時には、グルコースから乳酸が生成される。

問題のポイント

糖質の体内代謝に関する問題です。糖質代謝における各臓器・組織の特徴や臓器間の連携について、細胞から組織・個体レベルでの代謝まで、全体像を体系づけて整理しましょう。特に、肝臓と筋肉、脂肪組織における代謝の特徴とその調節、臓器間の連携がポイントになります。

解答 → (5)

(1) × 　重量1g当たりに発生するエネルギー量は、糖質が4kcalで、脂肪が9kcalです。
(2) × 　筋肉グリコーゲンの分解は、空腹時のアドレナリン（エピネフリン）分泌により亢進されます。
(3) × 　筋肉には、グルコース-6-フォスファターゼが存在しないため、グリコーゲンからグルコースを生成することができません。脳は、グルコースのみをエネルギー源とするため、筋肉グリコーゲンは脳のエネルギー源として利用されません。
(4) × 　糖質摂取量の増加は、ビタミンB_1必要量を増加させます。
(5) ○ 　急激な運動時は、筋肉への酸素供給が不十分であり、嫌気的過程の解糖系によりエネルギーを供給します。解糖系では、グルコースや筋肉グリコーゲンを無酸素的（嫌気的）に分解して乳酸を生成します。

ここだけ丸暗記

☑ 糖質の代謝と肝臓の役割

空腹時の血糖値は、70〜110mg/dLで維持されていますが、糖質摂取により30〜60分で最大となり、120分後にはもとのレベルに戻ります。この間に、グルコースは肝臓に取り込まれ、グリコーゲンとして貯蔵されます。血糖値が低下すると、グリコーゲンはグルコースに変換されて血液中へ放出され、血糖を維持します。

肝臓は糖新生を行う主要臓器です。ピルビン酸、乳酸、グリセリン、アラニンなど筋たんぱく質分解物のアミノ酸からグルコースを合成して、血糖として供給します。脂肪酸は糖新生の原料になりません。生体のグルコース要求量が少なく、同時にグリコーゲン貯蔵量が十分なときは、グルコースから脂肪酸や非必須（可欠）アミノ酸を合成します。

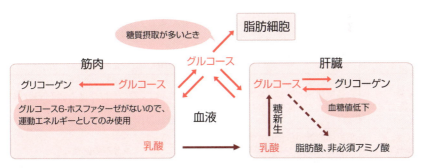

☑ 糖質の代謝と筋肉の役割

食後にインスリンの作用で血液中から筋肉に取り込まれたグルコースは、グリコーゲンとして貯蔵されます。

筋肉グリコーゲンは血糖維持に利用されず、筋収縮の運動エネルギーとしてのみ利用されます。これは、筋肉細胞にグルコース-6-フォスファターゼが存在しないためです。

☑ 糖質の代謝と脂肪組織の役割

糖質の摂取量が、肝臓と筋肉組織におけるグリコーゲン貯蔵量を超える、すなわち、エネルギー摂取量が多すぎると、グルコースは脂肪組織へ取り込まれて、脂肪酸合成に利用されます。脂肪組織では、脂肪酸合成に必要なNADPHを供給するため、ペントースリン酸経路の活性が高くなっています。

+One

☑ **血糖調節ホルモン**

血糖は、各種ホルモンによって調節されます。血糖値を上げるホルモンは5つありますが、下げるホルモンはインスリンただ1つです。

ホルモン	分泌	作用
インスリン	膵臓ランゲルハンス島β細胞でつくられ血糖値の上昇で分泌	・血糖値の低下 ・筋肉・脂肪組織への血糖の取り込み促進 ・肝臓の解糖系・グリコーゲン合成の促進
グルカゴン	膵臓ランゲルハンス島α細胞でつくられ低血糖で分泌	・血糖値の上昇 ・肝臓グリコーゲンホスホリラーゼの活性化によるグリコーゲン分解の促進 ・糖新生の促進
アドレナリン	副腎髄質から低血糖で分泌 興奮や恐怖などストレスで分泌	・血糖値の上昇 ・肝臓と筋肉グリコーゲンホスホリラーゼの活性化によるグリコーゲン分解の促進(筋グリコーゲンの分解は血糖を供給できない)
成長ホルモン	下垂体前葉から低血糖で分泌	・血糖値の上昇(インスリン作用との拮抗) ・筋肉へのグルコースの取り込み抑制
グルココルチコイド (糖質コルチコイド)	下垂体前葉から分泌される副腎皮質刺激ホルモン(ACTH)による刺激で副腎皮質から分泌	・糖新生の促進(インスリン作用との拮抗) ・組織たんぱく質の分解促進による肝臓へのアミノ酸供給の促進 ・肝外組織におけるグルコース利用の阻害
甲状腺ホルモン	下垂体前葉から分泌される甲状腺刺激ホルモンによる刺激で、甲状腺より分泌	・血糖値の上昇 ・肝臓グリコーゲン分解の促進 ・小腸での糖吸収の促進

解いてみよう

Q1 難消化性糖質は、発酵を受けて代謝される。

Q2 糖質の摂取量が多いと、ビタミンB_6の必要量が増加する。

089 脂質の体内代謝と臓器間輸送

重要度 ★★★

問 脂質の体内代謝と臓器間輸送に関する記述である。正しいのはどれか。1つ選べ。

(オリジナル問題「6A　脂質の体内代謝、6B　脂質の臓器間輸送、6D　コレステロール代謝の調節」)

(1) エイコサペンタエン酸は、リノール酸から生成される。
(2) コレステロール合成は、小腸でも行われる。
(3) 二次胆汁酸は、肝臓で合成される。
(4) キロミクロンは、コレステロールを含まない。
(5) 食事由来のトリアシルグリセロール (TG) は、脂肪組織に蓄積されない。

問題のポイント

必須脂肪酸の知識、脂質の代謝、リポたんぱく質の種類と機能、脂質代謝の臓器差など脂質の栄養に関する総合的な知識を整理しておくことが必要です。

解答 → (2)

(1) ✕ エイコサペンタエン酸 (EPA) やドコサヘキサエン酸 (DHA) はn-3 (ω3) 系の必須脂肪酸であるα-リノレン酸から生合成されます。

(2) 〇 コレステロールはアセチルCoAを出発物質としてメバロン酸経由で生合成されます。ヒトでは肝臓と小腸が重要な合成組織です。

(3) ✕ 二次胆汁酸とは、肝臓で生合成された胆汁 (一次胆汁酸) が小腸内で微生物による代謝を受けた代謝物です。

(4) ✕ キロミクロンはリポたんぱく質の一種で食事由来の脂質をリンパ管経由で運搬するはたらきがあり、中性脂肪を最も多く含みますが、コレステロールやリン脂質なども含みます。

(5) ✕ 食事由来のトリアシルグリセロール (TG) はキロミクロンに取り込まれて肝臓に運ばれますが、途中でリポたんぱく質リパーゼの作用を受けて遊離脂肪酸 (FFA) を放出します。FFAは脂肪組織に取り込まれ、TGに再合成されて蓄積されます。

ここだけ丸暗記

☑ 必須脂肪酸

ヒトが体内で合成できないリノール酸（n-6（ω6）系）、α-リノレン酸（n-3（ω3）系）と十分量を合成できず食事から摂取しなければならないアラキドン酸を含めて必須脂肪酸と呼びます。α-リノレン酸からエイコサペンタエン酸（EPA）やドコサヘキサエン酸（DHA）、リノール酸からはアラキドン酸などが生合成されます。

☑ リポたんぱく質

脂質とたんぱく質の複合体で、脂質成分としてコレステロール、コレステロールエステル、リン脂質およびトリアシルグリセロールが含まれます。

リポたんぱく質	比重	直径	たんぱく質(%)	TG[※1](%)	Ch[※2](%)	重要な性質と機能
キロミクロン（カイロミクロン）	小 ↑	大 ↑	2	86	4	・小腸で吸収された脂質をキロミクロン粒子中に取り込み、リンパ管を経て肝臓に運ぶ役割 ・血流中では、リポたんぱく質リパーゼのはたらきで、粒子中の中性脂肪が加水分解され、生成した遊離脂肪酸は筋肉や脂肪組織などに供給される ・代謝過程で、中性脂肪の含有量が少なくなったキロミクロンレムナントに代謝
超低密度（超低比重）リポたんぱく質（VLDL）			8	52	21	・肝臓で生合成された脂質を末梢組織に供給する役割 ・血流中では、リポたんぱく質リパーゼのはたらきで、粒子中の中性脂肪が加水分解され、生成した遊離脂肪酸は筋肉や脂肪組織などに供給される ・代謝過程で、VLDLは中間密度（比重）リポたんぱく質（IDL）に変化
低密度（低比重）リポたんぱく質（LDL）			21	10	47	・肝臓から末梢組織にコレステロールを供給する役割 ・LDLは細胞のLDL受容体に結合して、細胞内へ取り込まれる
高密度（高比重）リポたんぱく質（HDL）	↓ 大	↓ 小	50	8	20	・末梢組織はコレステロールを異化できないため、末梢で余剰となったコレステロールを、肝臓に戻す役割

※1　TG：トリアシルグリセロール（中性脂肪）、※2　Ch：コレステロールとコレステロールエステルの合計

☑ リポたんぱく質リパーゼ（LPL）

血管内皮細胞表面に存在し、血液中のVLDLやキロミクロン中の中性脂肪（トリグリセリド）を遊離脂肪酸とグリセロールに分解します。遊離脂肪酸は脂肪細胞に取り込

まれ、中性脂肪に再合成され貯蔵されます（食後の脂質代謝）。

☑ **ホルモン感受性リパーゼ（HSL）**
脂肪細胞内に存在して、中性脂肪を遊離脂肪酸とグリセロールに分解し、血液中に遊離脂肪酸を放出します（空腹時の脂質代謝）。

☑ 食後分泌が増加するインスリンはリポたんぱく質リパーゼ（LPL）を活性化しますが、ホルモン感受性リパーゼ（HSL）は抑制します。

☑ 生体内でのコレステロール合成はアセチルCoAからメバロン酸を経て行われます。メバロン酸を生成する過程はコレステロール合成の律速段階で、3-ヒドロキシ-3-メチルグルタリル還元酵素（HMG-CoA還元酵素）が触媒します。この酵素はコレステロールによるネガティブフィードバックを受けます。

+One 脂肪酸のβ酸化

☑ 脂肪酸はおもにミトコンドリアにおけるβ酸化によってアセチルCoAに代謝され、TCA回路へ合流しエネルギーの産生に使われます。

☑ **β酸化**

①脂肪酸がアシルCoA合成酵素により、CoAと反応してアシルCoAに変換
↓
②アシルCoAはアシルカルニチンに変換され、ミトコンドリア内に転送
↓
③ミトコンドリア内で再びアシルCoAに変換
↓
④4種類の脂肪酸酸化酵素群の反応により、β位で酸化・開裂して炭素数の2個少ない
　アシルCoAとアセチルCoAに
　長鎖脂肪酸はこの繰り返しにより完全にアセチルCoAに分解されます。

☑ エネルギー源としてグルコースが使われる場合、解糖系で生成されたピルビン酸からアセチルCoAを生成するピルビン酸脱水素酵素の反応でビタミンB_1が消費されます。一方、脂肪酸のβ酸化によるアセチルCoAの生成ではビタミンB_1を必要としません。したがって、脂肪酸がエネルギー源として使われる場合は、糖質が使われる場合と比べてビタミンB_1の消費が節約されます。

解いてみよう

Q1 VLDL中の中性脂肪はホルモン感受性リパーゼにより遊離脂肪酸となる。

Q2 肝臓におけるコレステロール合成は、食事性コレステロールが多いと促進される。

脂溶性ビタミンの構造と栄養学的機能

問 脂溶性ビタミンの代謝と栄養学的機能に関する記述である。正しいのはどれか。**2つ選べ。**

（オリジナル問題「7A　ビタミンの構造と機能a、7B　ビタミンの栄養学的機能、7C　ビタミンの生物学的利用度」）

(1) ビタミンAの欠乏では、溶血性貧血が起こる。
(2) ビタミンKは、生体膜におけるフリーラジカルの生成を防止する。
(3) 脂溶性ビタミンは、水溶性ビタミンに比べて体内に蓄積しやすい。
(4) ビタミンDは、核内受容体に結合して作用する。
(5) 日照を受ける機会が少ないと、ビタミンDの必要量は増加する。

問題のポイント

脂溶性ビタミンのはたらき、過剰症と欠乏症についてよく整理して記憶することが重要です。

解答 → (3)、(5)

(1) ×　溶血性貧血はビタミンEの欠乏症として生じます。
(2) ×　フリーラジカルの生成を防止する、いわゆる抗酸化ビタミンとして、ビタミンEとビタミンCが重要です。β-カロテンにも抗酸化作用が知られています。
(3) ○　必要量以上の脂溶性ビタミンは肝臓に貯蔵されます。そのため、欠乏症にはなりにくいですが、過剰症が起こりやすくなります。一方、水溶性ビタミンの過剰分は排泄されるため、過剰症はあまり問題になりません。
(4) ×　ビタミンDとビタミンAにはホルモン様作用が知られており、ステロイドホルモンなどと同様に核内受容体のリガンドとしてのはたらきがあります。
(5) ○　皮膚中の7-デヒドロコレステロール（プロビタミンD）は紫外線の照射と熱による異性化によって、ビタミンD_3（コレカルシフェロール）となります。そのため、日照を受ける機会が少ないと、ビタミンDの必要量が増加すると考えられます。

ここだけ丸暗記

- **脂溶性ビタミンの消化吸収**には、**胆汁酸**の分泌が必要です。
- 脂溶性ビタミンは胆汁酸塩と**ミセル**をつくり、小腸吸収上皮細胞から吸収されます。
- 吸収細胞では**キロミクロン**に取り込まれ、リンパ管を経て肝臓へ運ばれます。脂肪を極端に制限した食事では、脂溶性ビタミンの吸収は低下します。

✓ ビタミンA

欠乏症	・夜盲症 ・催奇形性 ・眼球乾燥症 など	過剰症	・頭蓋内圧亢進（頭痛） ・皮膚の落屑 ・催奇形性

- アルデヒド型（レチノール）、カルボン酸型（レチノイン酸）
- **レチノール**はロドプシンの構成成分として視覚作用に関連／粘膜や上皮細胞の機能維持に関与・**レチノイン酸**は核内受容体を介して発がん抑制や細胞の分化誘導作用

✓ ビタミンD

欠乏症	・小児におけるくる病 ・成人における骨軟化症 ・高齢者における骨粗鬆症	過剰症	・高カルシウム血症 ・腎障害 ・軟組織の石灰化障害

- **ビタミンD_3**：動物起源
- **ビタミンD_2**：植物起源
- 核内受容体に作用するホルモン様作用
- 生体内での生成

> **7-デヒドロコレステロール**が皮膚で紫外線を受けることで**コレカルシフェロール**（ビタミンD_3）生成→肝臓で水酸化され**カルシフェロール**（25-OH-D_3）生成→腎臓で水酸化され**活性型ビタミンD_3**（$1\alpha,25\text{-}(OH)_2\text{-}D_3$、カルシトリオール）生成

- **活性型ビタミンD_3**
  小腸からのカルシウムとリンの吸収を促進
  骨吸収・骨形成共に促進し、骨代謝を高める（骨のリモデリングやカルシウムの恒常性維持）
  腎臓（遠位尿細管）での副甲状腺ホルモン（パラソルモン、PTH）のカルシウム再吸収作用を増強
  [参考] **PTH**：破骨細胞を活性化して骨吸収を促進、骨からカルシウムとともに遊離した血中のリン、水酸化物イオンの腎臓（近位尿細管）からの排泄促進、腎臓（遠位尿細管）でカルシウムの再吸収促進、腎臓（近位尿細管）で活性型ビタミンDの産生を促進
  [参考] **カルシトニン**：骨吸収を抑制し、血中カルシウムを低下させる

✓ ビタミンE

欠乏症	・溶血性貧血	過剰症	・明確な過剰症の報告はない

- 4種のトコフェロールと4種のトコトリエノールがある
- 抗酸化作用を有し生体膜におけるフリーラジカルの生成を抑制

☑ ビタミンK

欠乏症	・血液凝固の遅延	過剰症	・フィロキノンとメナキノンの大量摂取では毒性は認められていない

- ビタミンK_1（フィロキノン）：植物の葉緑体で産生
- ビタミンK_2（メナキノン-4、メナテトレノン）：微生物（納豆菌など）によって産生
- 血液凝固や骨形成に関与
- プロトロンビン前駆体をγ-カルボキシル化してプロトロンビンを生成する酵素（ビタミンK依存性カルボキシラーゼの補酵素）（プロトロンビンからトロンビンが生成されフィブリノーゲンをフィブリンに変える）
- 骨中のオステオカルシンもγ-カルボキシル化されると、骨へのカルシウムの結合を促進する（骨形成促進）

解いてみよう

Q1 活性型ビタミンDは、小腸上部におけるカルシウム吸収を促進する。

Q2 カロテノイドの1つであるβ-カロテンを過剰に摂取すると、胎児奇形のリスクが高まる。

091 水溶性ビタミンの構造と栄養学的機能

重要度 ★★★

問 水溶性ビタミンの栄養学的機能に関する記述である。正しいのはどれか。**2つ選べ。**

(オリジナル問題「7A　ビタミンの構造と機能b、7B　ビタミンの栄養学的機能、7D　他の栄養素との関係」)

(1) ビタミンB_1の必要量は、アルコールを大量に摂取すると増加する。
(2) 有酸素運動量が多いと、ナイアシンの必要量が増加する。
(3) 葉酸が不足すると、血中ホモシステイン値は低下する。
(4) ビタミンB_{12}が不足すると、DNA合成は亢進する。
(5) ビタミンCはコラーゲンの分解に必要なビタミンである。

問題のポイント

水溶性ビタミンの栄養学的機能と他の栄養素との関係について、体系的に整理して記憶する必要があります。

解答 →　(1)、(2)

(1) ○　アルコールは体内で酢酸に変換された後、エネルギー源として代謝されるため、アルコールを大量に摂取すると、ビタミンB_1をはじめとするエネルギー代謝に関わる**ビタミンB群の必要量が増加**します。

(2) ○　有酸素運動時は、TCAサイクルが活性化されます。このときNAD^+(ニコチンアミドアデニンジヌクレオチド)が必要となりますので、その構成成分である**ナイアシン(ニコチン酸)の必要量が増加**します。

(3) ×　核酸代謝との関連で、ホモシステインがメチオニンに変換される際に葉酸やビタミンB_{12}が必要です。そのため、これらのビタミンが不足した場合、**血中ホモシステイン濃度は上昇**します。なお、**高ホモシステイン血症**は、虚血性心疾患(動脈硬化症)のリスク因子となることが知られています。

(4) ×　ビタミンB_{12}は葉酸と共に核酸の生合成に必要なビタミンですので、不足するとDNA合成は減少します。

(5) ×　コラーゲンの生合成過程でビタミンCはプロリン残基とリシン残基の水酸化反応の補助因子として機能します。ビタミンCが欠乏するとコラーゲンの生合成が障害され、血管の結合組織が弱くなり、出血しやすくなる壊血病が生じます。

4 基礎栄養学

ここだけ丸暗記

ビタミン	欠乏症	補酵素型、はたらきとポイント
ビタミンB_1（チアミン）	・脚気（末梢神経障害） ・ウェルニッケ・コルサコフ症候群（中枢神経障害） ※アルコール多飲者に多発	・補酵素型：TDP（チアミンジリン酸） ・糖代謝や分岐鎖アミノ酸代謝に関与 ・α-ケト酸の脱炭酸反応の補酵素（ピルビン酸デヒドロゲナーゼやα-ケトグルタル酸デヒドロゲナーゼによる脱炭酸反応など） ・トランスケトラーゼ反応の補酵素 ・組織内で飽和すると尿中へ排泄される ・不足すると血中乳酸やピルビン酸が増加 ・糖質が少なく脂質の多い食事で必要量減少
ビタミンB_2（リボフラビン）	・口角炎 ・口唇炎 ・舌炎 ・脂漏性皮膚炎 ・成長阻害	・補酵素型：FAD（フラビンアデニンジヌクレオチド）、FMN（フラビンモノヌクレオチド） ・エネルギー代謝系や酸化還元系に関与（おもに脂質代謝） ・光によって分解されやすい ・食品中ではたんぱく質と結合した状態で存在 ・必要量を超えると尿中へ排泄
ナイアシン（ニコチン酸とニコチンアミド）	ペラグラ（皮膚炎、下痢、精神神経障害）	・補酵素型：NAD^+（ニコチンアミドアデニンジヌクレオチド）、$NADP^+$（ニコチンアミドアデニンジヌクレオチドリン酸） ・エネルギー代謝系や酸化還元系に関与（糖質・脂質代謝） ・大量に摂取すると過剰症が生じる ・有酸素運動量が多いと必要量が増加 ・エネルギー摂取量が多いと必要量が増加
ビタミンB_6（ピリドキシン）	・体重減少 ・成長抑制 ・ペラグラ様皮膚炎 ・口角炎 ・てんかん様痙攣 ・神経障害	・補酵素型：PLP（ピリドキサールリン酸）、PNP（ピリドキシンリン酸）、PMP（ピリドキサミンリン酸） ・アミノ基の代謝に関与 ・トランスアミナーゼやデカルボキシラーゼなどの補酵素 ・神経伝達物質の生成に関与 ・たんぱく質摂取量が多いと必要量が増加 ・腸内細菌によっても産生
ビタミンB_{12}（コバラミン）	巨赤芽球性貧血（悪性貧血）	・補酵素型：メチルコバラミン、アデノシルコバラミン ・造血に関与 ・メチオニン合成酵素の補酵素（メチルコバラミン） ・メチルマロニルCoAムターゼ異性化反応の補酵素（アデノシルコバラミン） ・食品中ではたんぱく質と結合して存在 ・吸収には胃壁細胞から分泌される内因子が必要 ・プテロイルモノグルタミン酸として回腸末端から吸収される ・不足するとDNA合成が減少
パントテン酸	・成長障害 ・神経障害 ・成長停止 ・体重減少 ・皮膚炎 ・脱毛	・補酵素型：補酵素A（コエンザイムA、CoA） ・脂肪酸合成酵素系と脂質代謝、アミノ酸代謝、糖質代謝に関与 ・腸内細菌によっても産生

葉酸	・巨赤芽球性貧血 ・神経障害 ・神経管閉鎖障害	・補酵素型：テトラヒドロ葉酸（THF）など ・核酸塩基やアミノ酸、たんぱく質などの生合成 ・造血に関与 ・一炭素単位の転移酵素の補酵素 ・核酸の合成が亢進すると必要量が増加 ・不足すると血中ホモシステイン値が上昇
ビオチン	・皮膚炎 ・脱毛 ・妊娠中では胎児形態異常	・補酵素型：ビオチン ・カルボキシラーゼ（炭酸固定反応、炭酸転移反応）の補酵素 ・糖新生 ・脂肪酸合成、アミノ酸代謝に関与 ・腸内細菌によっても産生
ビタミンC（アスコルビン酸）	壊血病	・コラーゲンの合成、抗酸化作用 ・鉄の吸収を促進 ・ヒト、サル、モルモット以外の動物は体内で合成できる ・大量に摂取するとビタミンEの必要量減少

解いてみよう

Q1 ビタミンB_6の必要量は、たんぱく質の摂取量が多いと減少する。

Q2 ビオチンには、抗酸化作用がある。

092 カルシウムと鉄の栄養学的機能

重要度 ★★★

問 無機質の吸収と代謝に関する記述である。正しいのはどれか。2つ選べ。
（オリジナル問題「8B　硬組織とミネラルa、7E　鉄代謝と栄養、7F　ミネラルの生物学的利用度」）

(1) カルシウムの腸管吸収率は、年齢による影響を受けない。
(2) カルシウムの摂取量が不足すると、副甲状腺ホルモン分泌が亢進する。
(3) 体内総鉄量に占める貯蔵鉄の割合は、機能鉄量より大きい。
(4) 海藻に含まれる鉄の吸収率は、肉類に含まれる鉄の吸収率より高い。
(5) 鉄欠乏が進行すると、血中ヘモグロビン値が低下する前に、血清フェリチン値が低下する。

問題のポイント

ミネラルの栄養の中でも、骨粗鬆症や鉄欠乏性貧血と深くかかわるカルシウムと鉄の代謝と機能に関しては十分理解しておく必要があります。

解答 ➡ (2)、(5)

(1) × **カルシウムの吸収率は、年齢とともに変化し、**6〜11か月齢で50％、1〜11歳齢で40％、30歳以降で30％程度、閉経後の女性や高齢男性では加齢とともに減少します。成長期や妊娠、授乳期など体内のカルシウム要求性が高い時期は、吸収率が高くなります。

(2) ○ **副甲状腺ホルモン（パラソルモン、PTH）**は血中Ca濃度が低下すると、分泌量が増加し、骨吸収促進、腸管からのCa吸収促進、活性型ビタミンDの生成促進が起こります。逆に**甲状腺ホルモンのカルシトニン**は血中Ca濃度が増加すると分泌され、骨形成を促進します。

(3) × 体内総鉄量に占める**貯蔵鉄**（フェリチン、ヘモシデリン）の割合は、**機能鉄**（ヘモグロビン、ミオグロビン、ヘム酵素、非ヘム酵素など）よりも低くなっています。貯蔵鉄の割合には性差があり、男性は総鉄の30％、女性は12％です。

(4) × 海藻に多く含まれる鉄は非ヘム鉄です。また、肉類に多く含まれる鉄はヘム鉄です。**ヘム鉄**の吸収率は20〜30％であり、**非ヘム鉄**の吸収率は約5％です。

(5) ○ 鉄欠乏では、まず貯蔵鉄がヘモグロビン合成に使用されるので、ヘモグロビン値が低下する前に貯蔵鉄である**血清フェリチン値が低下**します。

ここだけ丸暗記

- ☑ **体内のカルシウム**は体重の1〜2％を占め、99％が骨と歯に、残りの1％は血液や組織液、細胞内に存在します。
- ☑ **血清カルシウム濃度**は、おもに副甲状腺ホルモン（**パラソルモン**、PTH）と**活性型ビタミンD**によって調節されています。
- ☑ **PTH**は、破骨細胞を活性化して骨吸収を促進するとともに、腎臓の遠位尿細管でのCa再吸収を促進し、血清Ca濃度を増加させます。**活性型ビタミンD**はPTHによる腎臓でのCa再吸収作用を増強するとともに、消化管でのCaの吸収を促進します。
- ☑ ヘモグロビンやミオグロビンなどのポルフィリンの鉄錯体が**ヘム鉄（機能鉄）**です。**非ヘム鉄（貯蔵鉄）**は三価の鉄イオン（Fe^{3+}）として存在し、食品中に含まれる鉄の85％以上を占めます。ヘム鉄（**ヘモグロビン**やミオグロビン）は、動物性食品（肉類、魚類）などに多く含まれ、非ヘム鉄は豆類、果物、野菜、卵、乳製品などに多く含まれます。ヒト体内の鉄の大部分はヘモグロビンに存在しています。
- ☑ 消化管から吸収された鉄は、トランスフェリンと結合して運ばれ、骨髄、肝臓、脾臓、腸管にフェリチンとしてFe^{3+}の形で貯蔵されます。
- ☑ **フェリチン結合鉄** 体内の鉄の需要に応答して、ビタミンCや還元型グルタチオンにより還元→二価の鉄イオン（Fe^{2+}）として血中に放出→セルロプラスミン（フェロキシダーゼ）で酸化→Fe^{3+}としてトランスフェリンと結合→造血組織などへ運搬
- ☑ セルロプラスミンの賦活因子として銅が機能しているため、**銅が欠乏**すると鉄の体内運搬が障害され、鉄の投与に反応しない鉄欠乏性貧血が引き起こされます。

+One

カルシウムの吸収促進因子	カゼインホスホペプチド（CPP）、ミルクベーシックプロテイン（MBP）、乳糖、オリゴ糖など
カルシウム吸収阻害因子	シュウ酸、フィチン酸、食物繊維、過剰のリン、たんぱく質、食塩など

- ☑ アスコルビン酸などの還元性物質は**非ヘム鉄の吸収を促進**し（非ヘム鉄は二価の鉄イオンとして吸収される）、動物性たんぱく質の多い食事は**非ヘム鉄の吸収率を上昇**させます。カルシウム、フィチン酸、ポリフェノール、食物繊維は**非ヘム鉄の吸収を阻害**します。ヘム鉄の吸収率は、食品中の共存物質の影響をほとんど受けません。

解いてみよう

- **Q1** 非ヘム鉄の吸収率は、鉄欠乏によって増加する。
- **Q2** 体内のカルシウム蓄積量は、思春期に最大となる。

093 ミネラルの生理機能の調節作用

重要度 ★★★

問 無機質の吸収と代謝に関する記述である。正しいのはどれか。1つ選べ。

(オリジナル問題「8C 生体機能の調節作用、7E 鉄代謝と栄養」)

(1) マンガンは、チロキシンの構成成分である。
(2) セレンは、スーパーオキシドジスムターゼ（SOD）の構成成分である。
(3) ヨウ素は、甲状腺に多く含まれている。
(4) 亜鉛は、トランスフェリンと結合して血中に存在する。
(5) クロムが欠乏すると、インスリンの作用が増強する。

問題のポイント

ミネラルの栄養学的な機能と作用について体系的に整理できていることが重要です。

解答 → (3)

(1) × 甲状腺ホルモンである**チロキシン**の構成成分は、**ヨウ素**です。マンガンは、ピルビン酸カルボキシラーゼなどの構成成分です。

(2) × **スーパーオキシドジスムターゼ**（SOD）の構成成分は、**銅や亜鉛、マンガン**などです。セレンは、グルタチオンペルオキシダーゼ（GPX）の構成成分です。

(3) ○ ヨウ素の70〜80%は甲状腺に存在しています。ヨウ素は、甲状腺ホルモンの**チロキシン**（T_4）や**トリヨードチロニン**（T_3）の構成成分です。

(4) × トランスフェリンと結合するのは**鉄**です。血清中の亜鉛の70%はアルブミン、残りの30%はα_2-マクログロブリンと結合しているといわれています。

(5) × クロムが欠乏すると、インスリンの作用が**低下**し、耐糖能低下が生じます。

ここだけ丸暗記

☑ 多量ミネラル

マグネシウム	・体内のマグネシウムの60〜65%は骨に、27%が筋肉組織、6〜7%はその他の組織、約1%が細胞外液に存在 ・300種以上の酵素の補因子として解糖系、TCA回路、脂肪酸β酸化、脂肪酸合成、核酸・たんぱく質合成などの反応に関与 ・**神経系シグナルの伝導、筋収縮およびホルモン分泌**に重要な機能 ・マグネシウム摂取量の増加は、高血圧の予防効果

リン	・体内のリンの85%が骨に、14%は軟組織、残り1%が細胞内や細胞外液、細胞膜に存在 ・核酸、高エネルギーリン酸化合物（ATPやクレアチンリン酸など）、補酵素（FAD、NAD、TDP、PLPなど）の構成元素として、遺伝、脳・神経の機能維持、物質代謝や輸送、酸塩基平衡などに関与
ナトリウム	・細胞外液の主要な陽イオン ・細胞外液量の維持、浸透圧、酸・塩基平衡の調節に重要
塩素	・細胞外液の主要な陰イオン　　　・細胞の浸透圧維持 ・胃液（胃酸）の成分でペプシンの活性化に関与
カリウム	・細胞内の主要な陽イオン ・浸透圧、酸・塩基平衡を維持 ・神経系シグナルの伝導、筋収縮およびホルモン分泌に重要 ・健常者では下痢、多量の発汗、利尿薬の服用の場合を除いて、カリウム欠乏を起こすことはない ・ナトリウムの尿中排泄を促す作用 ・高血圧予防のため米国高血圧学会は、3,500mg/日のカリウム摂取を推奨

☑ 微量ミネラル

銅	・スーパーオキシドジスムターゼ（CuSOD）やセルロプラスミンの構成成分 ・欠乏：メンケス病、鉄投与に反応しない貧血、白血球減少など ・過剰：ウイルソン病
亜鉛	・DNAポリメラーゼ、RNAポリメラーゼ、アルコール脱水素酵素などの構成成分 ・インスリン合成に関与 ・欠乏：味覚障害、皮膚炎、慢性下痢、低アルブミン血症など ・過剰：多量の亜鉛の継続摂取で、銅の吸収阻害に基づく銅欠乏を誘発
ヨウ素	・甲状腺ホルモンの構成成分 ・欠乏：甲状腺機能低下、甲状腺腫、妊娠中のヨウ素欠乏は、死産、流産、胎児の先天異常およびクレチン症 ・過剰：甲状腺機能低下、甲状腺腫
フッ素	・骨の石灰化、歯を丈夫に
マンガン	・ピルビン酸カルボキシラーゼ、アルギニン分解酵素、乳酸脱炭酸酵素、スーパーオキシドジスムターゼ（MnSOD）の構成成分 ・欠乏：水晶様汗疹（皮膚炎）　　・過剰：パーキンソン病様症状
セレン	・グルタチオンペルオキシダーゼ（GPX）の構成成分 ・欠乏：克山病（心筋障害）　　・過剰：毛髪と爪の脆弱化、脱落、胃腸障害、皮膚障害
モリブデン	・キサンチンオキシダーゼ、アルデヒドオキシダーゼ、亜硫酸オキシダーゼなどの構成成分
コバルト	・ビタミンB_{12}（コバラミン、シアノコバラミン）の構成成分
クロム	・長期間の完全静脈栄養の施行によって発症したクロム欠乏では、インスリン不応性の広範な糖脂質代謝異常が認めれらる ・インスリン作用の増強、脂質代謝や免疫反応の改善作用

解いてみよう

Q1 カリウムは、ナトリウムの尿中排泄を抑制する。

Q2 ヨウ素が欠乏すると、甲状腺腫を発症する。

094 水の出納と電解質代謝

重要度 ★★★

問 水・電解質の代謝に関する記述である。正しいのはどれか。1つ選べ。

（オリジナル問題「9A 水の出納、9B 電解質代謝と栄養」）

(1) 細胞内液量は、細胞外液量より少ない。
(2) 体水分量が不足すると、バソプレシン分泌が抑制される。
(3) たんぱく質が代謝されると、代謝水を生じる。
(4) 高張性脱水では、細胞外液の浸透圧は低い。
(5) 1日の水分必要量は、不感蒸泄量に等しい。

問題のポイント

水と電解質の代謝と機能について、水の出納と脱水症を中心に整理して体系的に理解することが重要です。

解答 → (3)

(1) × 体水分量は、体重の約60％で、そのうち2/3（体重の約40％）が細胞内液、1/3（体重の約20％）が細胞外液に存在します。
(2) × 循環血漿量減少や血漿浸透圧上昇により脳下垂体後葉からバソプレシンが分泌されます。バソプレシンは腎臓の集合管にはたらき、水の再吸収を促進します。
(3) ○ 栄養素が体内で代謝（酸化）されるときに生じる水を代謝水といいます。
(4) × 高張性脱水では水分が著しく損失し、細胞外液のナトリウムの濃度が上昇し浸透圧は高くなります。
(5) × 不感蒸泄は意識せずに皮膚や呼気から蒸散する水のことです。1日の水分必要量＝不感蒸泄＋不可避尿＋糞便中への水分排泄量－代謝水となります。

ここだけ丸暗記

☑ 水の出納（2,400mL/日の場合）

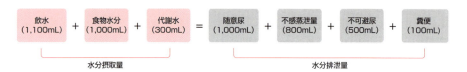

水分必要量 (1,100mL) = 不感蒸泄量 (800mL) + 不可避尿 (500mL) + 糞便 (100mL) − 代謝水 (300mL)

※不感蒸泄量 + 不可避尿 = 不感水分損失

代謝水	・体内において各栄養素の酸化（燃焼）によって生じる水分 ・各栄養素1gの燃焼により、糖質は0.56g、脂肪は1.07g、たんぱく質は0.43gの代謝水を生じる ・通常の食事で産生される代謝水の量は、消費エネルギー100kcal当たり約12mL
随意尿	・体水分量の調節に関わる尿量 ・水分摂取量が多くなると尿量も多くなる
不可避尿	・代謝産物の尿中排泄のために必要な最小の水分量 ・水分摂取量に依存しない
不感蒸泄	・意識せずに呼気（約300mL/日）や皮膚（約500mL/日）から蒸散する水分 ・発汗（有感蒸泄）は含まない

☑ 脱水（体水分が失われた状態）

高張性脱水 （水分欠乏性脱水） （一次性脱水）	ナトリウムの損失により水分の損失が著明に起こり、体液が濃縮されて浸透圧が高くなった状態。血漿中のナトリウム濃度が上昇し、細胞内液の水分も失われる。激しい発汗などによる水分排泄過剰と極度の水分摂取不足により起きる
低張性脱水 （塩欠乏性脱水） （二次性脱水）	大量の発汗、嘔吐、下痢、出血や強力な利尿剤の投与などの多量の体液喪失と水分のみの補給により発生しやすい。細胞外液量の減少と濃度の低下が起こり、細胞内液は量が増え濃度が低下する。水分の補給による二次性脱水

☑ 水と電解質代謝における内分泌系の調節

バソプレシン	脳下垂体後葉ホルモン。血漿浸透圧の上昇や循環血漿量の低下により分泌。腎臓の集合管からの水の再吸収を促進し、体液量と血漿浸透圧を調節
アルドステロン	副腎皮質から分泌される主要なミネラルコルチコイド。腎臓の尿細管からのナトリウムと水の再吸収促進、カリウム排泄促進作用を示し、循環血漿量の増加と血圧の上昇作用を示す。レニン–アンジオテンシン–アルドステロン系で調節され、血圧低下や循環血漿量の低下により分泌

+One アシドーシスとアルカローシス

☑ 血液のpHは厳密に制御されており、正常値から外れた状態が酸塩基平衡異常です。呼吸障害などで二酸化炭素の排泄が低下するとアシドーシス、逆に過呼吸（二酸化炭素排泄増加）や嘔吐（胃酸の喪失）などによりアルカローシスになります。

解いてみよう

Q1 塩分欠乏性脱水では、細胞外液は高張になる。

Q2 不可避尿は、多量に水分を摂取しても変わらない。

4 基礎栄養学

095 エネルギー代謝の概念と測定法

重要度 ★★★

問 エネルギー代謝に関する記述である。正しいのはどれか。1つ選べ。

(オリジナル問題「10 エネルギー代謝」)

(1) 栄養素の物理的燃焼値と生理的燃焼値の差は、たんぱく質で最も大きい。
(2) 基礎代謝量は、除脂肪体重より体重との相関が高い。
(3) 非たんぱく質呼吸商は、糖質の燃焼割合が高いほど小さくなる。
(4) 食事誘発性熱産生は、脂質が一番高い。
(5) 二重標識水法では、呼気ガス分析によりエネルギー消費量を算出する。

問題のポイント

エネルギー消費量、臓器別エネルギー代謝、エネルギー代謝の測定法などについて整理して理解することが必要です。

解答 → (1)

(1) ○ 物理的燃焼値と生理的燃焼値の差は、たんぱく質で最も大きくなります。
(2) × 基礎代謝量へは脂肪組織よりもそれ以外の組織・臓器の寄与が大きいので、体重より体脂肪分を除いた除脂肪体重と高い相関を示します。
(3) × 非たんぱく質呼吸商（NPRQ）は、たんぱく質以外の栄養素（糖質や脂質）によって排出された二酸化炭素と消費された酸素の比をいいます。糖質だけが燃焼したときのNPRQは1.0、脂肪だけが燃焼したときには0.707です。
(4) × 食事誘発性熱産生は、栄養素の摂取後に生じるエネルギー代謝の亢進で、たんぱく質で摂取エネルギーの30％、糖質6％、脂質4％といわれています。
(5) × 二重標識水法は、エネルギー代謝量を正確に測定できる方法で、安定同位体で二重に標識した水（$^2H_2{}^{18}O$）を飲み、尿中へ排泄される^2Hと^{18}Oの量を測定し、^2Hと^{18}Oの消失速度の差からエネルギー消費量を推定します。^2Hは水としてのみ排泄され、^{18}Oは水およびCO_2としても排泄されることを利用したものです。

ここだけ丸暗記

☑ **物理的燃焼値**は、食品を大気中で完全燃焼（酸化）させたときに発生するエネルギー量で、糖質4.1kcal、脂質9.45kcal、たんぱく質5.65kcalとなります。

- **生理的燃焼値**は、それぞれの栄養素から生体が利用できるエネルギー量で、**Atwater係数**は糖質が4kcal/g（物理学的燃焼値の約98％）、たんぱく質が4kcal/g（物理学的燃焼値の約71％）、および脂質が9kcal/g（物理学的燃焼値の約95％）になることを見出しています。

- **エネルギー代謝に関わる用語**

基礎代謝量	生体のエネルギー代謝は外気温や食物摂取、身体活動など様々な環境・生活状態によって変動する。それらの外的諸条件による影響を除いた、**安静時のエネルギーの代謝量**
基礎代謝基準値	**体重当たりの基礎代謝量**で、年齢により変動する。1～2歳で最大となり、18歳ころに成人の値となる。その後40歳以降に加齢とともに低下傾向となる
安静時代謝量	仰臥位や座位で**静かに休息している状態で消費されるエネルギー量**。食後数時間程度経過した後では、骨格筋の緊張が高く、消化吸収の影響もあるので、エネルギー代謝量は基礎代謝よりもおよそ10％高くなる
睡眠時代謝量	睡眠時は心拍数が低く、骨格筋が弛緩しており、静かに睡眠をとっているときのエネルギー代謝は基礎代謝レベルよりもやや低い水準と考えられるが、実測値では基礎代謝とほぼ等しい
活動時代謝量	・**メッツ（METs）** 安静時代謝量の倍数として表した身体活動の強度の指標 ・**Af（Activity Factor）** 基礎代謝量の倍数として表した身体活動の強度の指標（安静時代謝量は基礎代謝量よりおよそ10％大きいため、METs×1.1≒Afという関係式が成り立つ）
身体活動レベル（PAL）	1日の総エネルギー消費量を基礎代謝量の倍数として表したもの

- **各臓器・組織の単位重量当たりのエネルギー代謝量**（kcal/kg/日）は、心臓・腎臓440、脳240、肝臓200、骨格筋13、脂肪組織4.5で、**心臓や腎臓、脳、肝臓がとくに大き**な値となっています。
- 骨格筋重量は体重の約40％を占めており、1日当たりのエネルギー消費量は安静時代謝量の22％を占めます。このほか肝臓20％、内臓全体で60％、脳20％です。
- 脂肪組織重量は体重の約20％を占めますが、エネルギー消費量は小さく、安静時代謝量のわずか4％にすぎません。
- **呼吸商（RQ）**は、体内でのエネルギー代謝の過程で排出された二酸化炭素量（体積）と消費した酸素量（体積）の比で、各栄養素のRQは、糖質1、たんぱく質0.8、脂質0.7です。

解いてみよう

Q1 糖質の呼吸商は、脂質の呼吸商より小さい。
Q2 甲状腺ホルモンは、エネルギー代謝を亢進させる。

4章 解いてみよう 解答・解説

82 ① ○
② ○

83 ① ○
② ○

84 ① ×
② × 胃壁の迷走神経刺激により、摂食行動は抑制されます。

85 ① × 胃液中に分泌されるたんぱく質の消化酵素は、活性化されたプロ酵素になります。
② × コレステロールの吸収には、胆汁酸によるミセル化が必須です。

86 ① ○
② × 空腹時、小腸でのカイロミクロンの分泌は低下します。

87 ① × 分岐鎖アミノ酸は、筋肉に運ばれて代謝されます。
② ○

88 ① ○ 難消化性糖質は、腸内細菌による発酵を受けます。
② × ビタミンB_1は、TCA回路におけるピルビン酸脱水素酵素反応時に必要量が増加します。

89 ① × VLDL中の中性脂肪は、リポたんぱく質リパーゼにより遊離脂肪酸となります。
② × 肝臓におけるコレステロール合成は、食事性コレステロールが多いと抑制されます。コレステロール合成の律速酵素であるHMG-CoA還元酵素はコレステロールによりネガティブフィードバックを受けます。

90 ① ○
② ○

91 ① × ビタミンB_6の必要量は、たんぱく質の摂取量が多いと増加します。
② × ビオチンには、抗酸化作用は認められません。

92 ① ○
② × 体内のカルシウム蓄積量は、20歳代後半に最大となります。体内のカルシウムの99％は骨に存在しますが、骨量は女性では26歳前後で、男性ではそれより数年遅れて最大となります。

93 ① × カリウムは、ナトリウムの尿中排泄を促進します。
② ○

94 ① × 塩分欠乏性脱水では、細胞外液は低張になります。
② ○

95 ① × 糖質の呼吸商は、脂質の呼吸商より大きいです。
② ○ 甲状腺ホルモンであるチロキシンやトリヨードチロニンは、全身の細胞の呼吸量およびエネルギー産生量を増加させ、基礎代謝量を増加させます。

5章 応用栄養学

096 栄養ケア・マネジメントの概念とその詳細

重要度 ★★★

問1 栄養ケア・マネジメントに関する記述である。正しいのはどれか。**2つ選べ。**
(2014年・問90「1A 栄養ケア・マネジメントの概念」)

(1) 栄養アセスメントの項目には、問診・観察が含まれる。
(2) 栄養ケア計画は、管理栄養士と他職種が連携し作成する。
(3) 短期目標は、計画全体の到達目標である。
(4) モニタリングは、最終的な評価である。
(5) 評価には、経済評価を含まない。

問2 栄養ケア・マネジメントの過程とその内容の組合せである。正しいのはどれか。**1つ選べ。**
(2015年・問90「1A 栄養ケア・マネジメントの概念」)

(1) スクリーニング ——— リスクによるふるい分け
(2) アセスメント ——— 目標の設定
(3) 計画 ——————— 栄養状態の判定
(4) モニタリング ——— 事業改善の提言
(5) フィードバック——— 中間の評価

問題のポイント

問1は栄養ケア・マネジメントの概念と各手順の内容について、問2は栄養ケア・マネジメントの過程とその内容についての問題です。

解答 ➡ 問1 (1)、(2) 問2 (1)

問1
(1) ○ 身体計測、生理・生化学的検査、問診・観察、食事調査の項目があります。
(2) ○ 栄養ケア計画は、管理栄養士以外の医師、看護師、薬剤師、理学療法士、作業療法士、社会福祉士など他職種と連携し作成します。
(3) × 計画全体の到達目標は、「長期目標」や「大目標」です。
(4) × モニタリングは、実施上の問題の有無を評価・判定する過程です。
(5) × 経済的評価も、評価に含まれます。

問2
(1) ○ 栄養スクリーニングでは、リスクにより栄養状態のレベルを分けます。
(2) × 栄養アセスメントでは、栄養状態を評価・判定します。

(3) × 計画では、栄養ケアの目標を設定し、その内容を決めます。
(4) × モニタリングでは、実施上の問題の有無を評価・判定します。
(5) × フィードバックでは、栄養ケアの評価に対する改善・提言などを行います。

ここだけ丸暗記

☑ 栄養ケア・マネジメントは、対象者（個人または集団）の健康状態を良好に維持するために行う栄養介入の機能や方法、手順を効率よく進めるシステムのことです。①栄養スクリーニング→②栄養アセスメント→③栄養ケア計画→④栄養ケア（栄養介入）→⑤モニタリング・評価の順で行います。必要に応じて再度栄養アセスメントを行うこともあります。

☑ **栄養スクリーニング** 簡単な項目を用いて、リスクによる栄養状態のレベルをふるい分ける過程で、栄養アセスメントの前に行われます。

☑ **栄養アセスメント** 身体計測、生理・生化学的検査、問診・観察、食事調査の項目を用いて、個人や集団の栄養状態を評価・判定することです。

☑ **栄養ケア計画（ケアプラン）** 栄養アセスメントによる栄養状態の判定後に作成します。管理栄養士以外の医師、看護師、薬剤師、理学療法士、作業療法士、社会福祉士など医療関係従事者と連携し作成します。この段階で目標設定も行います。

☑ **栄養ケア（栄養介入）の実施** 医療関係従事者や行政や医療機関などの組織と連携して進めます。

☑ **評価** 構造評価、経過評価、影響評価、結果評価、総合評価、経済的評価、モニタリングがあります。モニタリングでは、実施上の問題の有無を評価します。

+One 栄養ケア（栄養プログラム）の目標と評価のデザイン

☑ **目標** 目標は、栄養ケア計画時に設定し、達成期間の長さで、短期、中期、長期に分けられます。短期目標は数週間から3か月以内、中期目標は数か月から6か月以内、長期目標は6か月から1年以内に結果が得られる内容とします。

☑ **評価のデザイン** 無作為化比較試験（RTC）、コホート研究、介入前後の比較、症例対照研究、事後評価の手法を用いて、栄養プログラムの目標達成、計画の有効性を評価します。

解いてみよう

Q1 栄養スクリーニングは、栄養アセスメントの前に行われる。
Q2 モニタリングでは、栄養ケアの評価に対する改善・提言などを行う。

097 栄養アセスメントの指標

重要度 ★★☆

問1 栄養アセスメントに関する記述である。正しいのはどれか。1つ選べ。

（2013年・問90改「1C　栄養アセスメント」）

(1) 骨格筋量は、血清総たんぱく質値によって評価する。
(2) 内臓脂肪蓄積量は、血清トリグリセリド値によって評価する。
(3) 潜在性鉄欠乏状態は、尿中3-メチルヒスチジン値によって評価する。
(4) 耐糖能異常状態は、ヘモグロビンA1cによって評価する。
(5) 数日間のたんぱく質代謝は、血清アルブミン値によって評価する。

問2 静的栄養アセスメントの指標である。正しいのはどれか。1つ選べ。

（2016年・問85「1C　栄養アセスメント」）

(1) 血清アルブミン
(2) 血清トランスフェリン
(3) 血清レチノール結合たんぱく質
(4) 血清トランスサイレチン
(5) ヘパプラスチンテスト

問題のポイント

問1は栄養アセスメント指標の生化学検査項目、問2は静的栄養アセスメントの指標についての問題です。

解答 → 問1（4）　問2（1）

問1
(1) × 血清総たんぱく質値は、たんぱく質の栄養状態を評価します。
(2) × 血清トリグリセリド値は、高脂血症、肥満、脂肪がんなどを評価します。
(3) × 尿中3-メチルヒスチジン値は、筋たんぱく質の分解状態を評価します。
(4) ○ ヘモグロビンA1cは、測定前1～2か月間の血糖値を反映します。
(5) × 血清アルブミンの半減期は約20日です。

問2
(1) ○ 血清アルブミンは、静的栄養アセスメントの指標です。
(2) × 血清トランスフェリンは、動的栄養アセスメントの指標です。
(3) × 血清レチノール結合たんぱく質は、動的栄養アセスメントの指標です。

(4) ✗ 血清トランスサイレチンは、動的栄養アセスメントの指標です
(5) ✗ ヘパプラスチンテストは、動的栄養アセスメントの指標です。ヘパプラスチンは半減期が数時間と短い血液凝固因子です。

ここだけ丸暗記

☑ 栄養アセスメントの評価項目

たんぱく質の栄養状態	血中の総たんぱく質、アルブミン、トランスフェリン、トランスサイレチン、レチノール結合たんぱく質の値
脂質異常症や脂質代謝異常	血中のトリグリセリド、LDL-コレステロール、HDL-コレステロールの値
内臓脂肪量	CTスキャンやNMRの画像による診断、ウエスト周囲長
耐糖能異常	血中のグルコース、ヘモグロビンA1cの値
骨格筋量	①上腕囲から求める上腕筋囲と上腕筋面積、②尿中クレアチニン値、③尿中3-メチルヒスチジン値
体組成（体脂肪、骨量）	二重エネルギーX線吸収法（DEXA）で推定する。DEXAは体内を通過する2つのX線の減衰率が、骨組織と軟部組織で異なることを利用した測定法

☑ メタボリックシンドロームの診断基準

腹腔内脂肪蓄積	ウエスト周囲径　　男性85cm以上　女性90cm以上 （男女ともに内臓脂肪面積が100cm^{2}以上に相当）
男女ともに、腹腔内脂肪蓄積に加え、以下のいずれか2項目以上	高トリグリセリド血症（150mg/dL以上）　かつ／または、低HDL-コレステロール血症（40mg/dL未満） 収縮期血圧（130mmHg以上）　かつ／または、拡張期血圧（85mmHg以上） 空腹時高血糖（110mg/dL以上）

+One　栄養アセスメントの指標

静的栄養アセスメント指標	ある一時点の栄養状態を評価するもので、栄養状態の異常の有無を判定する。[例] 身体組成を表す体重、身長、皮下脂肪量、筋肉量や免疫能を評価するリンパ球数など
動的栄養アセスメント指標	栄養状態の変化を経時的に評価し、栄養ケアなどの影響（効果）を判定する。[例] 急速代謝回転たんぱく質（トランスサイレチン、レチノール結合たんぱく質、トランスフェリン）は、血中の半減期が短いので短期間のたんぱく質の栄養状態が把握できる

解いてみよう

Q1 尿中3-メチルヒスチジン値により、筋たんぱく質の分解状態を評価する。

Q2 血清レチノール結合たんぱく質は、静的栄養アセスメントの指標である。

「日本人の食事摂取基準(2015年版)」の策定と活用の基礎理論

問1 日本人の食事摂取基準(2015年版)の策定に関する記述である。正しいのはどれか。**2つ選べ。** (2016年・問86「2B 食事摂取基準策定の基礎理論」)

(1) 対象者には、高血圧や高血糖のリスクのある者は含まない。
(2) 成人のエネルギーの指標には、BMI (kg/m^2) を用いる。
(3) 食物繊維の目標量(DG)は、1歳以上のすべての年齢区分で設定された。
(4) 生活習慣病の重症化予防は、策定方針に含まれている。
(5) 成人男子のナトリウム(食塩相当量)の目標量(DG)は、9.0g/日未満である。

問2 日本人の食事摂取基準(2015年版)に関する記述である。正しいのはどれか。**1つ選べ。** (2013年・問91改「2C 食事摂取基準活用の基礎理論」)

(1) 推定平均必要量(EAR)は、個人が目指す摂取量である。
(2) 目標量(DG)は、集団が摂取すべき最小量である。
(3) 目安量(AI)は、動物実験を根拠に算定する。
(4) 耐容上限量(UL)は、生活習慣病の一次予防を目的として算定している。
(5) 外挿法は、エビデンスがない性・年齢階級の指標の算出に用いる。

問題のポイント

問1は食事摂取基準(2015年版)の策定の基礎理論、問2は活用の基礎理論についての問題です。

解答 ➡ 問1 (2)、(4)　問2 (5)

問1 (1) × 対象者として、高血圧、脂質異常、高血糖、腎機能低下に関するリスクを有していても自立的な日常生活を営んでいる者を含んでいます。
(2) ○ 成人のエネルギー摂取量の過不足の評価に、BMIを用いています。
(3) × 食物繊維の目標量(DG)は、6歳以上の年齢で設定されました。
(4) ○ 生活習慣病の発症予防と重症化予防を視野に入れ、策定されました。
(5) × ナトリウム(食塩相当量)の目標量(DG)は、成人男子が8.0g/日未満、女子が7.0g/日未満です。

問2 (1) × 個人が目指す摂取量は、推奨量か目安量です。

(2) × 目標量は、生活習慣病の1次予防を目的として算定された摂取量です。
(3) × 目安量は、集団の観察結果や実験結果を根拠としています。
(4) × 耐容上限量は、健康障害をもたらす危険がないとみなされる摂取量です。
(5) ○ 外挿法は、算定基準がない特定の性や年齢の摂取基準の算出に用います。

ここだけ丸暗記

☑ 日本人の食事摂取基準は、健康な個人や集団が対象の、国民の健康の保持・増進、生活習慣病の予防のために参照するエネルギーおよび栄養素の摂取量の基準です。

☑ 2015年版の食事摂取基準の改定ポイント
①策定目標に、生活習慣病の重症化予防を追加
②対象者は、健康な個人や集団、高血圧、脂質異常、高血糖、腎機能低下に関するリスクを有しても自立した日常生活を営む者（保健指導レベルにある者）を含む
③エネルギー（推定エネルギー必要量）と33種類の栄養素（推定平均必要量EAR、推奨量RDA、目安量AI、耐容上限量UL、目標量DG）について策定
④参照体位（参照身長、参照体重）を提示
⑤エネルギー摂取量および消費量のバランスの維持を示す指標としてBMIを採用。18歳以上について、目標とするBMIの範囲を提示
⑥エネルギー産生栄養素バランスの目標量を提示

+One　栄養指標の概念

☑ 推定平均必要量　ある対象集団で測定された必要量の分析に基づき、母集団の50％の人が必要量を満たすと推定される摂取量。

☑ 推奨量　ある対象集団で測定された必要量の分析に基づき、母集団に属するほとんど（97〜98％）の人が充足していると予想される摂取量。

☑ 目安量　特定の集団における、ある一定の栄養状態を維持するのに十分な量

解いてみよう

Q1 エネルギー摂取量の過不足の評価は、血糖値により判断する。

Q2 耐容上限量は、健康障害をもたらすリスクがないとみなされる習慣的な摂取量の上限を示す摂取量である。

「日本人の食事摂取基準（2015年版）」：エネルギー・栄養素別摂取基準

問1 日本人の食事摂取基準（2015年版）におけるエネルギー産生栄養素バランスに関する記述である。**誤っている**のはどれか。1つ選べ。

(2016年・問88「2D　エネルギー・栄養素別食事摂取基準」)

(1) エネルギー産生栄養素バランスは、目安量（AI）として設定された。
(2) 炭水化物のエネルギーには、アルコールを含む。
(3) たんぱく質の下限は、推奨量（RDA）以上であると設定された。
(4) 脂質の上限は、飽和脂肪酸の目標量（DG）を考慮して設定された。
(5) 活用時には、基準とした値の幅を柔軟に用いる。

問2 日本人の食事摂取基準（2015年版）における水溶性ビタミンの推定平均必要量（EAR）の設定根拠に関する記述である。正しいのはどれか。**2つ選べ**。

(2016年・問87「2D　エネルギー・栄養素別食事摂取基準」)

(1) ビタミンB_1は、脚気を予防できる最小摂取量から算定された。
(2) ビタミンB_2は、尿中ビタミンB_2排泄量が増大し始める摂取量から算定された。
(3) ナイアシンは、ペラグラを予防できる最小摂取量から算定された。
(4) ビタミンB_{12}は、尿中ビタミンB_{12}排泄量が増大し始める摂取量から算定された。
(5) ビタミンCは、壊血病を予防できる最小摂取量から算定された。

問題のポイント

問1はエネルギー・栄養素別食事摂取基準について、問2は水溶性ビタミンの推定平均必要量（EAR）の設定根拠についての問題です。

解答 → 問1 (1)　問2 (2)、(3)

問1
(1) × エネルギー産生栄養素バランスは、目標量として設定されました。
(2) ○ 炭水化物のエネルギーには、アルコールからのエネルギーも含まれます。
(3) ○ たんぱく質の下限は、推奨量以上であるように設定されました。
(4) ○ 脂質の上限は、飽和脂肪酸の目標量を考慮して設定されました。
(5) ○ 活用時には、基準とした値の幅を理解して、柔軟に用いることが必要です。

問2
(1) × 尿中ビタミンB_1排泄量が増大し始める摂取量から算定されました。

(2) ○ 尿中ビタミンB_2排泄量が増大し始める摂取量から算定されました。
(3) ○ ナイアシンは、ペラグラを予防できる最小摂取量から算定されました。
(4) × 悪性貧血患者の血清ビタミンB_{12}値の維持に必要な量から算定されました。
(5) × ビタミンCは、心臓血管系病予防、抗酸化作用を示す量から算定されました。

ここだけ丸暗記

☑ **エネルギー産生栄養素バランス**の**設定**では、たんぱく質の量を始めに定め、次に脂質の量、残分を炭水化物の量としています。また、炭水化物のエネルギーに含まれるアルコールは、必須栄養素ではなく、摂取を勧める理由はないとしています。

☑ 摂取基準の各指標での、算定根拠の研究方法と考慮するポイント

	推定平均必要量（EAR）推奨量（RDA）（目安量（AI））	耐容上限量（UL）	目標量（DG）
値の算定根拠となるおもな研究方法	実験研究 疫学研究（介入研究含む）	症例報告	疫学研究 （介入研究含む）
対象とする健康障害における特定の栄養素の重要度	重要	重要	他に関連する環境要因が多数あるため一定ではない
健康障害が生じるまでの典型的な摂取期間	数か月間	数か月間	数年から数十年
算定された値を考慮した場合に対象とする健康障害が生じる可能性	推奨量付近、目安量付近であれば、可能性は低い	耐用上限量未満であれば、可能性はほとんどないが、完全には否定できない	ある（他の関連要因によっても生じるため）

+One　2015年版の食事摂取基準で目標量が設定された項目

☑ **エネルギー産生栄養素バランス**　たんぱく質、脂質、炭水化物（アルコールを含む）が総エネルギー摂取量に占めるべき割合（**%エネルギー**）
☑ **飽和脂肪酸**　心筋梗塞の発症および重症化予防の観点から**18歳以上**で設定
☑ **食物繊維**　摂取不足が生活習慣病（特に、心筋梗塞）の発症に関連することから**6歳以上**で設定
☑ **ナトリウム**　高血圧症との関連から**1歳以上**で設定
☑ **カリウム**　脳卒中のリスク低減や高血圧の予防の観点から**6歳以上**で設定

解いてみよう

Q1 飽和脂肪酸の目標量は、心筋梗塞の発症および重症化予防の観点から6歳以上で設定された。
Q2 ビタミンCは、心臓血管系疾病予防や抗酸化作用を示す量から算定された。

成長・発達・加齢の概念とその詳細

問1 成長・発達の過程に関する記述である。正しいのはどれか。1つ選べ。

(2013年・問93「3B 成長、発達、加齢に伴う身体的・精神的変化と栄養」)

(1) 骨格は、乳幼児期と思春期に著しく発育する。
(2) 脳の重量は、6歳で成人の約60％になる。
(3) 尿濃縮力は、1歳で成人と同程度になる。
(4) 胸腺の重量は、思春期以後増加する。
(5) 微細運動の発達は、粗大運動の発達に先行する。

問2 成長・発達・加齢に関する記述である。正しいのはどれか。1つ選べ。

(2015年・問93「3B 成長、発達、加齢に伴う身体的・精神的変化と栄養」)

(1) 低出生体重児とは、出生体重が3,000g未満の児をいう。
(2) リンパ組織の機能的成長は、学童期で最低となる。
(3) 1年間の体内カルシウム蓄積量は、成人期に最大となる。
(4) 塩味閾値は、高齢者で上昇する。
(5) 唾液分泌量は、高齢者で増加する。

問題のポイント

問1、問2ともに成長、発達、加齢に伴う身体的変化についての問題です。

解答 → 問1 (1)　問2 (4)

問1
(1) ○ 乳幼児期と思春期は、成長が急激な時期です。
(2) × 脳の重量は、6歳で成人の90％に達します。
(3) × 尿の濃縮力が成人と同程度になるのは、3〜4歳です。
(4) × 胸腺の重量は、12歳で最大値（20〜38g）になり、その後減少します。
(5) × 幼児の運動機能は、粗大運動から微細運動に発達します。

問2
(1) × 低出生体重児とは、出生体重が2,500g未満の児のことです。
(2) × リンパ組織の発達は、10〜12歳で最大（成人期の約200％）になります。
(3) × 1年間の体内カルシウム蓄積量は、男女ともに思春期前半の12〜14歳で最大になります。

(4) ○ 高齢者では、塩味閾値が顕著に上昇します。

(5) × 唾液分泌量は、高齢者で低下します。

ここだけ丸暗記

☑ 成長や発達の程度は、時期によって異なります。神経系の発達は非常に早い時期からみられ、学童期の前期までにほぼ完成しますが、リンパ器系の発達は 10〜12歳で最大 になり、その後漸減します。生殖器系の発育は、10代後半から著しくなります（右図：スキャモンの発育曲線）。

☑ 老化とは、成人期前半までに完成した身体の大きさや機能が加齢に伴い衰えていく過程で、①除脂肪組織重量の減少、②最大換気量、肺活量、分時最大換気量の減少、③糸球体濾過量や腎循環血流量の減少、④筋肉量の減少や摂取エネルギー量の減少による基礎代謝量の低下、⑤味覚閾値（特に塩味閾値）の上昇などがみられます。

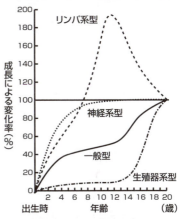

出典：「伊藤節子：幼児期、応用栄養学（戸谷誠之、伊藤節子、渡邊令子編）、改訂第5版、p.149、2010　南江堂」より許諾を得て改変し転載

+One　高齢期に多い疾患と原因

老人性肺炎（誤嚥性肺炎）	（誤嚥をしてもむせが生じない）不顕性誤嚥により、気管支や肺で病原菌が繁殖し、発症する
褥瘡	同じ部位に長期間の圧迫がかかり、皮膚・皮下脂肪・筋肉への栄養・酸素補給が絶たれ、循環障害が生じ、組織が壊死する
骨粗鬆症	低骨量と骨組織の微細構造の異常を特徴とし、骨の脆弱性が増大し、骨折の危険性が増加する疾患。女性は、閉経後急速に骨密度が低下し、男性よりも骨粗鬆症になりやすい
変形性膝関節	加齢や慢性的な過負荷により軟骨に退行性の変性が生じる疾患

解いてみよう

Q1　リンパ系組織の発達は、10〜12歳で成人の約50％に達する。

Q2　加齢に伴い、最大換気量、肺活量、分時最大換気量が減少する。

101 妊娠期の生理的特徴と栄養ケア、妊娠期特有の疾病

重要度 ★★★

問1 妊娠母体の生理的変化に関する記述である。正しいのはどれか。1つ選べ。

(2013年・問95「4A 妊娠期・授乳期の生理的特徴」)

(1) 循環血液量は、減少する。
(2) 血液凝固能は、低下する。
(3) 腸管のカルシウム吸収率は、上昇する。
(4) インスリンの感受性は、増大する。
(5) 血中ヒト絨毛性ゴナドトロピン(hCG)値は、妊娠初期よりも末期に高い。

問2 妊娠期の栄養に関する記述である。正しいのはどれか。1つ選べ。

(2012年・問95改「4B 妊娠期・授乳期の栄養アセスメントと栄養ケア」)

(1) 非妊娠時に低体重(やせ)であった妊婦の推奨体重増加量は、7～8kgである。
(2) 妊娠高血圧症候群の予防には、食塩摂取量として12g/日以下が勧められる。
(3) ビタミンB_{12}欠乏により、ウェルニッケ・コルサコフ症候群が生じる。
(4) 妊娠時に最も多くみられる貧血は、巨赤芽球性貧血である。
(5) 妊娠糖尿病は、将来糖尿病を発症するリスクが高い。

問題のポイント

問1は妊娠母体の生理的変化について、問2は妊娠期の栄養についての問題です。

解答 ➡ 問1 (3)　問2 (5)

問1
(1) × 妊娠母体の循環血液量は、増加します。
(2) × 分娩時の出血に備え、妊娠母体の血液凝固能が上昇します。
(3) ○ 妊娠母体は、体内動態が変化し、腸管のカルシウム吸収率が上昇します。
(4) × 妊娠時は、インスリン感受性が減少し、耐糖能低下がみられます。
(5) × ヒト絨毛性ゴナドトロピン(hCG)は、妊娠初期に多量に分泌されます。

問2
(1) × 低体重(やせ)の妊婦は9～12kgの体重増加が望ましいとしています。
(2) × 妊娠高血圧症候群では、塩分摂取量は7～8g/日、予防には10g/日以下が勧められています。
(3) × ウェルニッケ・コルサコフ症候群は、ビタミンB_1の急性欠乏症です。

(4) × 妊娠時貧血は、鉄欠乏性貧血が最も多いです。
(5) ○ 妊娠糖尿病は、妊娠時に初めて認識された耐糖能低下のことです。

ここだけ丸暗記

☑ 妊娠初期は、胎児由来の絨毛組織から、ヒト絨毛性ゴナドトロピンが分泌されます。妊娠中期以降は、妊娠維持のためのエストロゲン、プロゲステロンが胎盤から分泌されます。妊娠末期は、大きくなった子宮により直腸と大腸下部が圧迫され、腸管運動が低下し、便秘になりやすいです。

☑ 妊娠期は、胎児への栄養供給と分娩時の出血に備え、循環血液量が増加し、血液凝固能も上昇します。循環血漿量の増大が血球量の増大より大きいため、見かけ上の貧血状態になります。

項目	妊娠中の変化
赤血球（RBC）	減少
白血球（WBC）	増加
ヘモグロビン（Hb）	減少
ヘマトクリット（Ht）	減少
血漿フィブリノーゲン	増加
総たんぱく質（TP）	減少
アルブミン（Alb）	減少
尿素窒素（BUN）	減少
総コレステロール（TC）	増加
HDLコレステロール	増加
中性脂肪（TG）	増加

☑ 体重BMI18.5～25のふつう体格の妊婦の場合、推奨体重増加量は7～12kgです。

☑ 妊娠悪阻は、つわりの程度がひどくなり、吐き気や嘔吐を繰り返し、脱水状態や栄養障害、さらに意識障害をきたす状態です。輸液による水分と栄養素の補給が必要です。

☑ ビタミンB_1の急性欠乏によりウェルニッケ・コルサコフ症候群が発症します。

☑ 妊娠高血圧症候群は、妊娠20週以降、分娩後12週までに高血圧がみられる場合、または高血圧にたんぱく尿を伴う場合で、かつこれらの症状が単なる妊娠偶発合併症によらないものです。塩分摂取量は7～8g/日、極端な塩分制限は勧められません。

＋One　妊娠期に特に注意が必要な葉酸とビタミンA

☑ 葉酸は神経管閉鎖障害のリスク低減のため、妊娠1か月前から妊娠3か月までの間、食品からの摂取に加え、栄養補助食品から400μg/日の葉酸摂取が勧められています。なお、摂取量は1,000μg（1mg）/日を超えるべきではありません。

☑ 妊婦のビタミンAの過剰摂取に対し、胎児催奇形性の報告があります。

解いてみよう

Q1 胎児への栄養供給と分娩に備え、妊婦の循環血液量は著しく増加する。
Q2 妊娠期のリボフラビンの過剰摂取について、胎児奇形の報告がある。

102 母乳の分泌機序と成分の特徴

重要度 ★★★

問1 母乳に関する記述である。正しいのはどれか。1つ選べ。

(2015年・問95改「4A 妊娠期・授乳期の生理的特徴」)

(1) 吸啜刺激は、オキシトシンの分泌を低下させる。
(2) 吸啜刺激は、プロラクチンの分泌を低下させる。
(3) 血中エストロゲン値の低下により、乳汁分泌が促進される。
(4) 母乳には、牛乳よりたんぱく質が多く含まれる。
(5) 母親の摂取したアルコールは、母乳に移行しない。

問2 初乳より成熟乳に多く含まれる母乳成分である。正しいのはどれか。1つ選べ。

(2016年・問91「4A 妊娠期・授乳期の生理的特徴」)

(1) たんぱく質
(2) 乳糖
(3) IgA
(4) ラクトフェリン
(5) リゾチーム

問題のポイント

問1は母乳の分泌機序と成分、問2は初乳と成熟乳の成分の違いについての問題です。

解答 → 問1 (3)　問2 (2)

問1
(1) × 吸啜刺激は、オキシトシンの分泌を亢進させます。オキシトシンは、泌乳を促進するはたらきと子宮や産道を復古するはたらきがあります。
(2) × 吸啜刺激は、プロラクチンの分泌を亢進させます。
(3) ○ 出産直後、エストロゲン値が減少し、乳汁分泌が始まります。
(4) × 母乳は、牛乳よりたんぱく質の含量が少ないです。
(5) × 母親の摂取したアルコールは、母乳に移行します。

問2
(1) × たんぱく質は、成熟乳より初乳に多く含まれる母乳成分です。
(2) ○ 乳糖は、初乳より成熟乳に多く含まれる母乳成分です。
(3) × IgAは、成熟乳より初乳に多く含まれる母乳成分です。
(4) × ラクトフェリンは、成熟乳より初乳に多く含まれる母乳成分です。
(5) × リゾチームは、成熟乳より初乳に多く含まれる母乳成分です。

ここだけ丸暗記

- ☑ 分娩による胎盤の搬出により、（妊娠期に胎盤から分泌されていた）エストロゲンとプロゲステロンの分泌が激減します。
- ☑ 乳児の吸啜により、下垂体前葉のプロラクチンと視床下部や下垂体後葉の**オキシトシン**の分泌が増加し、母乳の生成と分泌が促進されます。
- ☑ **プロラクチン**は、乳汁生成を促し、オキシトシンは、射乳（催乳）の作用をもちます。さらに、子宮の復古（回復）を促進するはたらきもあります。
- ☑ 多量のアルコールはプロラクチンの分泌を低下させ、母乳の分泌量を減少させます。精神的ストレスもプロラクチンの分泌を抑制します。
- ☑ **初乳**は、分泌量は少ないのですが、**ラクトフェリン**、**分泌型IgA**などの感染防御因子や中枢神経系の発達に重要な**タウリン**を多く含み、たんぱく質の濃度が高く、乳糖や脂質の濃度は成熟乳に比べて低いです。
- ☑ 分娩10日頃から分泌される**成熟乳**（成乳）は、乳糖や脂質の濃度が高くなり分泌量も増加します。

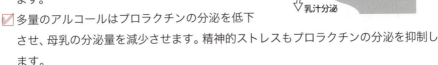

+One 母乳のたんぱく質

- ☑ **母乳のたんぱく質濃度**は分娩後日数とともに変化しますが、初乳と成熟乳ともに牛乳の値に比べて大変低く、**成熟乳で牛乳の約1/3**です。
- ☑ 母乳は、**乳清たんぱく質の含有率は高**く、αラクトアルブミンやラクトフェリン、血清アルブミン、リゾチーム、IgA等の免疫グロブリンも多く含まれていますが、βラクトグロブリンは含まれていません。
- ☑ 乳清たんぱく質の含有比が高い母乳の**カード**は牛乳のカードに比べて小さく、消化されやすいのが特徴です。

解いてみよう

Q1 喫煙は、プロラクチンの分泌を抑制する。

Q2 初乳は、成熟乳に比べ、たんぱく質濃度が高く、乳糖や脂質の濃度は低い。

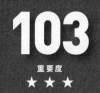

「授乳・離乳の支援ガイド」（厚生労働省、平成19年）

問1 離乳の進め方に関する記述である。正しいのはどれか。1つ選べ。

（2013年・問97改「5B　新生児期・乳児期の栄養アセスメントと栄養ケア」）

(1) 卵黄（固ゆで）は、生後5、6か月頃から与える。
(2) 離乳食を1日3回にするのは、離乳開始後1か月頃である。
(3) 手づかみ食べは、摂食機能の発達を促す。
(4) 離乳の完了は、乳汁を飲んでいない状態を意味する。
(5) フォローアップミルクは、育児用ミルクの代替品である。

問2 離乳の進め方に関する記述である。正しいのはどれか。2つ選べ。

（2015年・問97「5B　新生児期・乳児期の栄養アセスメントと栄養ケア」）

(1) 離乳食は、1日1回から与える。
(2) 卵は、卵黄（固ゆで）から全卵へ進めていく。
(3) 歯ぐきでつぶせる固さのものを与えるのは、生後5、6か月頃からである。
(4) 咀しゃく機能は、生後12か月頃までに完成する。
(5) 哺乳反射の減弱は、離乳完了の目安となる。

問題のポイント

問1、問2ともに離乳の進め方についての問題です。

解答 → 問1 (3)　問2 (1)、(2)

問1 (1) × 卵は、生後7か月以降に卵黄（固ゆで）から全卵へ進めます。
(2) × 離乳食回数が1日3回になるのは、離乳食開始後4〜5か月頃です。
(3) ○ 手づかみ食べは、自分で食べることを楽しみ、摂食機能の発達を促します。
(4) × 離乳の完了とは、形のある食物をかみつぶすことができ、栄養の大部分が母乳または育児用ミルク以外の食物からとれるようになった状態をいいます。
(5) × フォローアップミルクは、母乳や育児用ミルクの代替品ではありません。

問2 (1) ○ 離乳食開始後1か月間（生後5〜6か月頃）は、離乳食は1日1回です。
(2) ○ 離乳食の進め方で、卵は固ゆでした卵黄から全卵へ進めます。
(3) × 歯ぐきでつぶせる固さのものを与えるのは、生後9か月頃からです。上あ

ごと下あごが合わさるようになるのが生後9か月頃です。
(4) × 咀しゃく機能が完成するのは、乳歯が生えそろう2歳半～3歳頃です。
(5) × 哺乳反射の減弱は、離乳開始の目安となります。

ここだけ丸暗記

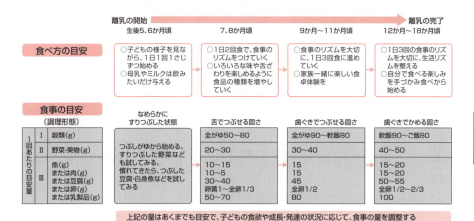

- ☑ **離乳の開始** なめらかにすりつぶした状態の食物を初めて与えるときで、哺乳反射が減弱する生後5～6か月頃が目安です。離乳の開始前に果汁やスープなど液状のものをスプーンで与える「離乳の準備」は、必要性が否定されました。
- ☑ 離乳の開始は、アレルギーの心配の少ないおかゆ（米）から始めます。離乳が進むにつれ卵は卵黄（固ゆで）から全卵へ、魚は白身魚から赤身魚、青皮魚へ進めます。
- ☑ **離乳の完了** 形のある食物をかみつぶすことができるようになり、エネルギーや栄養素の大部分が母乳または育児用ミルク以外の食物からとれるようになった状態で、生後12～18か月頃が目安です。
- ☑ **フォローアップミルク** 乳・幼児期に不足しやすい栄養素の補給を目的とした人工乳ですが、母乳や育児用ミルクの代替品ではありません。生後9か月以後を目安に、必要に応じて使用します。

解いてみよう

Q1 離乳を開始して3か月過ぎた頃から、哺乳反射の減弱がみられる。
Q2 離乳開始前に果汁を与えることの栄養学的意義は認められていない。

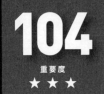

新生児、乳児期の生理的特徴と栄養ケア

問1 新生児期・乳児期の栄養ケアに関する記述である。正しいのはどれか。1つ選べ。

(2013年・問96改「5A 新生児期・乳児期の生理的特徴」)

(1) 日本人の食事摂取基準（2015年版）では、人工乳の組成に基づいて目安量（AI）を策定している。
(2) 母乳性黄疸が出現した場合には、母親のカロテン摂取量を制限する。
(3) 二次性乳糖不耐症では、乳糖強化食品を補う。
(4) 新生児頭蓋内出血の予防として、ビタミンEを投与する。
(5) フェニルケトン尿症では、低フェニルアラニンミルクを用いる。

問2 乳幼児期の生理的特徴に関する記述である。正しいのはどれか。1つ選べ。

(2014年・問96「5A 新生児期・乳児期の生理的特徴」)

(1) 乳歯は、生後3〜4か月頃より生え始める。
(2) 運動機能の発達は、微細運動が粗大運動に先行する。
(3) 身長の1年間当たりの増加量は、年齢に伴い大きくなる。
(4) 大泉門は、生後6か月頃に閉鎖する。
(5) 体重当たりの体水分量の割合は、成人に比較して多い。

問題のポイント

問1は新生児期・乳児期の栄養ケア、問2は乳幼児期の生理的特徴に関する問題です。

解答 → 問1 (5)　問2 (5)

問1
(1) × 母乳中の栄養素濃度と健康児の哺乳量から算出しました。
(2) × 母乳性黄疸のほとんどは、生後2か月までには消失するので、基本的に処置は必要ないとされています。
(3) × 乳児の二次性乳糖不耐症では、乳糖を含まないミルクや食品を使います。
(4) × 新生児頭蓋内出血の予防のため、ビタミンKシロップを投与します。
(5) ○ フェニルケトン尿症では、低フェニルアラニン特殊ミルクを使います。

問2
(1) × 乳歯は、生後6か月頃より生え始め、2歳半頃までに生えそろいます。
(2) × 乳幼児期の運動機能の発達は、粗大運動から微細運動に進みます。

(3) × 乳幼児期の身長の1年間当たりの増加量は、年齢に伴い少なくなります。
(4) × 乳児の大泉門は、一般的に生後1歳6か月頃に閉鎖します。
(5) ○ 乳幼児の体重当たりの体水分量の割合は、成人に比べて多いです。

ここだけ丸暗記

☑ 母乳栄養の新生児で、黄疸症状が強くなったり長引くのが母乳性黄疸です。一般的には、時間と共に黄疸が軽減し、特別な対応は不要で、母乳中止も必要ありません。

☑ 成長に伴い鉄分の必要量が増加しますが、摂取量は不足するため、貧血が多くみられます。特に、離乳期後半の鉄欠乏性貧血は、離乳期貧血とも呼ばれます。

☑ 特発性ビタミンK欠乏性出血症は、母乳栄養児で発症しやすく、腸内細菌叢が未熟なため、ビタミンKが産生されないことも原因の1つとされます。

☑ 新生児ビタミンK欠乏性出血症（新生児メレナ）は、消化管出血が主症状で生後1〜2日に発症します。

☑ 乳児ビタミンK欠乏性出血症は、頭蓋内出血が主症状で生後1か月頃に発症します。

☑ 急性下痢症であるロタウイルス感染症は、冬季に多くみられます。白色下痢便が特徴的で、脱水になりやすいので、水分補給が重要です。

☑ その他の先天性代謝異常と栄養ケア

フェニルケトン尿症	フェニルアラニン制限
メープルシロップ尿症 （尿から楓のような甘いにおいがする）	分岐鎖アミノ酸（ロイシン、イソロイシン、バリン）制限
ホモシスチン尿症	メチオニン制限
ガラクトース血症	乳糖、ガラクトース摂取禁止

+One 乳・幼児の成長

☑ 出生時の身長（50cm）が2倍となるのは4歳頃です。出生時の体重（3kg）が2倍となるのは生後3か月頃で、1歳では出生時体重の3倍になります。

☑ 乳児の大泉門は、一般的に生後1歳6か月頃に閉鎖します。

☑ 乳歯は、生後6か月頃より生え始め、2歳半頃までに生えそろいます。

☑ 出生時は、頭囲が胸囲より大きいですが、1歳頃で頭囲と胸囲が同じになり、2歳頃は胸囲が頭囲より大きくなります。

解いてみよう

Q1 出生時の身長が2倍になるのは、2歳頃である。
Q2 メープルシロップ尿症は、分岐鎖アミノ酸の代謝異常が原因である。

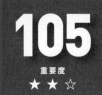

幼児期の生理的特徴と栄養状態

問1 幼児期に関する記述である。正しいのはどれか。1つ選べ。

（2012年・問98「6A　成長期の生理的特徴」）

(1) カウプ指数による発育状況判定では、男女差を考慮する。
(2) 原発性（単純性）肥満より、二次性（症候性）肥満が多い。
(3) 体重当たりのエネルギー必要量は、成人より少ない。
(4) 体水分に占める細胞外液量の割合は、成人より高い。
(5) 総エネルギー摂取量の30〜40%を間食から摂取する。

問2 幼児期の栄養に関する記述である。正しいのはどれか。1つ選べ。

（2013年・問98改「6B　成長期の栄養アセスメントと栄養ケア」）

(1) 体重当たりのたんぱく質維持必要量は、男児が女児より多い。
(2) 1〜2歳児の基礎代謝基準値は、3〜5歳児より高い。
(3) 発育や栄養状態の把握にローレル指数を用いる。
(4) 食事の脂肪エネルギー比率は、30〜40%が適当である。
(5) マラスムス（marasmus）では、浮腫がみられる。

問題のポイント

問1は幼児期の生理的特徴、問2は幼児期の栄養についての問題です。

解答 ➡ 問1 (4)　問2 (2)

問1 (1) ✕ カウプ指数による体格判定や発育状況判定で、男女差はありません。
(2) ✕ 幼児期の肥満は、単純性肥満が多いです。
(3) ✕ 幼児の体重当たりのエネルギー必要量は、成人より大きい値です。
(4) ◯ 体水分に占める細胞外液量の割合は、成人より高い値です。
(5) ✕ 幼児期の間食の量は、総エネルギーの10〜20%が適当とされています。

問2 (1) ✕ 体重当たりのたんぱく質維持必要量は、男女ともに同じ値です。
(2) ◯ 基礎代謝基準値は、1〜2歳児で最も高く、年齢とともに減少します。
(3) ✕ ローレル指数は学童期の体格指数です。幼児期はカウプ指数を用います。
(4) ✕ 幼児期の食事の脂肪エネルギー比率は、20〜30%です。

(5) × **マラスムス**は、たんぱく質とエネルギーの欠乏による低栄養症で、浮腫はみられません。

ここだけ丸暗記

☑ 一生で最も成長が著しい乳・幼児期の発育や栄養状態を評価する指標は、**パーセンタイル曲線**や**カウプ指数**が代表的です。

☑ **カウプ指数**は、体重と身長の組合せで計算できます。年齢の違いで肥満判定基準が異なりますが、**男女差は考慮しません**。

☑ **乳幼児期**は、身体の構成成分となる栄養素（エネルギー、たんぱく質、カルシウム、鉄など）の**体重当たりの必要量は成人期より多い**です。

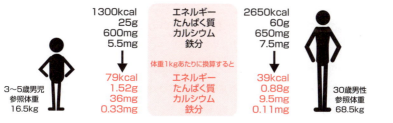

☑ 体の大きさに対するエネルギー必要量は多いが、胃の大きさが小さく消化機能が未熟なため、食事の一部として**間食**（総エネルギー比の 15 ～ 20%程度）を与えます。

☑ 肥満の多くが**単純性肥満**で、60 ～ 80%は成人期の肥満に移行するといわれます。

☑ 幼児の低栄養症には、**クワシオルコル**（たんぱく質の欠乏が主体で浮腫がみられる）と**マラスムス**（たんぱく質とエネルギー両方の欠乏が主体）があります。

+One 幼児期の発育

☑ **運動機能**は、頭部から下肢へ、体の中心（首、肩、腰）から末梢（腕、手、指）へ、**粗大運動から微細運動**へ発達します。

☑ **栄養状態**の影響は、頭囲より**胸囲**に、身長より**体重**に、反映されやすいです。

☑ 3歳頃まで**乳歯**が生え終わり、咀嚼機能も完成します。

☑ 消化機能が未熟なので、**食物アレルギー**にも配慮が必要です。

☑ **体重当たりのエネルギー必要量やたんぱく質必要量**は年齢が低いほど大きいです。

解いてみよう

Q1 カウプ指数による肥満判定基準は、年齢によらず同じである。
Q2 たんぱく質とエネルギー両方の欠乏の低栄養症はマラスムスである。

106 学童期と思春期の生理的特徴と栄養

重要度 ★★☆

問1 学童期の栄養に関する記述である。正しいのはどれか。1つ選べ。

(2013年・問99改「6B 成長期の栄養アセスメントと栄養ケア」)

(1) むし歯（う歯）のある児童の割合は、約80%である。
(2) 二次性肥満は、原発性肥満より多い。
(3) ローレル指数は、年齢と共に上昇する。
(4) 痩身傾向児の割合は、年齢と共に増加する。
(5) 貧血の多くは、巨赤芽球性貧血である。

問2 思春期の女子に関する記述である。正しいのはどれか。1つ選べ。

(2014年・問98「6A 成長期の生理的特徴」)

(1) 思春期前に比べ、エストロゲンの分泌量は低下する。
(2) 思春期前に比べ、卵胞刺激ホルモン（FSH）の分泌量は増加する。
(3) 思春期前に比べ、体脂肪率は低下する。
(4) カルシウム蓄積速度は、思春期後半に最大となる。
(5) 思春期発育急進現象（思春期スパート）の開始時期は、男子より遅い。

問題のポイント

問1は学童期の栄養、問2は思春期の女子の生理的特徴についての問題です。

解答 → 問1 (4)　問2 (2)

問1
(1) × むし歯（う歯）のある児童（7～11歳）の割合は、平成24年度が56%で年々減少する傾向です（「学校保健統計調査」）。
(2) × 学童期肥満は、原発性（単純性）肥満が多いです。
(3) × ローレル指数は、年齢と共に減少する傾向があります。
(4) ○ 学童期における痩身傾向児の割合は、年齢と共に増加しています。
(5) × 学童期貧血の多くは、鉄欠乏性貧血です。

問2
(1) × 思春期前と比べ、エストロゲンの分泌量は増加します。
(2) ○ 思春期前に比べ、卵胞刺激ホルモン（FSH）の分泌量は増加します。
(3) × 思春期女性では、一般的に、思春期前と比べて体脂肪率が増加します。

(4) ✕ カルシウム蓄積速度は、男女共に思春期前半に最大になります。
(5) ✕ 思春期発育急進現象（思春期スパート）の開始は、男子が12歳、女子は10歳です。女子が男子より2年早いです。

ここだけ丸暗記

☑ 学童期の成長・発達は、乳幼児期や思春期と比較すると緩やかです。

☑ 学童期の肥満判定に用いる体格指数は、ローレル指数で、男女差の考慮は必要ありませんが、年齢とともに低値を示します。

☑ 学童期後半は、思春期前半と重なり、乳児期に次ぐ著しい成長（第2発育急進期、思春期スパート）がみられます。思春期スパートは、女子が男子より約2年早く開始されます。

☑ カルシウム蓄積速度は、思春期前半に最大になり、最大骨量の約1/4が蓄積されます。

☑ 思春期は、第2次性徴が始まる時期で、女性では卵胞ホルモン（エストロゲン）が、男性では男性ホルモン（テストステロン）や副腎男性ホルモン（アンドロゲン）により様々な身体的変化が生じます。

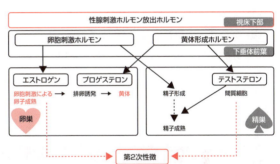

☑ 思春期女子では、月経が始まり、10歳以上で月経がある場合には、月経血による鉄損失を考慮し、鉄の推定平均必要量を算定しました。

＋One　神経性食欲不振症

☑ 思春期の特異的で不安定な精神状態が関与していると考えられ、思春期女子に多くみられます。症状として、低体重、低体温、無月経、嘔吐、貧血、甲状腺機能低下類似症状（低血圧、便秘、徐脈、皮膚乾燥）、浮腫などがあげられます。

解いてみよう

Q1 学童期の体格指数のローレル指数は年齢とともに上昇する傾向がある。
Q2 神経性食欲不振症は、思春期の女子で多くみられる。

成人期と更年期の栄養アセスメントと栄養ケア

問1 成人男性のメタボリックシンドロームの診断に使われる基準である。正しいのはどれか。2つ選べ。 （2014年・問100「7B 成人期の栄養アセスメントと栄養ケア」）

(1) ウエスト周囲長≧85cm
(2) 収縮期血圧　　　≧140mmHg
(3) 空腹時血糖値　　≧126mg/dL
(4) 空腹時血清トリグリセリド値≧150mg/dL
(5) 血清HDL-コレステロール値＜35mg/dL

問2 更年期の女性に起こる変化に関する記述である。正しいのはどれか。1つ選べ。 （2012年・問100「7B 成人期の栄養アセスメントと栄養ケア」）

(1) エストロゲンの分泌量は、増加する。
(2) プロゲステロンの分泌量は、増加する。
(3) 卵胞刺激ホルモン（FSH）の分泌量は、増加する。
(4) 骨密度は、増加する。
(5) 血清LDL-コレステロール値は、低下する。

問題のポイント

問1は成人男性のメタボリックシンドロームの診断に使われる基準、問2は更年期の女性に起こる変化についての問題です。

解答 → 問1 (1)、(4)　問2 (3)

問1
(1) ○ 成人男性の診断基準は、ウエスト周囲長が85cm以上です。
(2) × 成人の診断基準は、収縮期血圧が130mmHg以上です。
(3) × 成人の診断基準は、空腹時血糖値が110mg/dL以上です。
(4) ○ 成人の診断基準は、空腹時血清トリグリセリド値が150mg/dL以上です。
(5) × 成人の診断基準は、血清HDL-コレステロール値が40mg/dL未満です。

問2
(1) × 閉経により、卵巣からのエストロゲン分泌が減少します。
(2) × 閉経により、卵巣からのプロゲステロン分泌が減少します。
(3) ○ 更年期は、下垂体前葉からの卵胞刺激ホルモン（FSH）分泌が増加します。

(4) × 更年期は、エストロゲン分泌が激減し、骨吸収が亢進されるため、骨密度が低下します。

(5) × エストロゲンの分泌低下により、血清LDL-コレステロール値が上昇します。

ここだけ丸暗記

☑ 成人期は、身体的および生理的成長発達が完了している時期で、基礎代謝量と身体活動量の低下のため、エネルギー必要量が低下します。一方、習慣的な食事量の摂取過剰状態とライフスタイルの欧米化により生活習慣病のリスクが増加します。

☑ 30歳以上の高血圧症の割合は非常に高く、男性では人口の半分を占めているとの報告があります。最高血圧140mmHg以上または最低血圧90mmHg以上を高血圧と分類します。高血圧症は、心血管疾患の重大な危険因子で、加齢とともに増加します。

☑ メタボリックシンドロームは、内臓脂肪蓄積を基盤とし、糖質代謝異常、血圧上昇、脂質異常症などが重なり、動脈硬化性疾患のリスクが増した状態です。診断基準の詳細→P.241「メタボリックシンドロームの診断基準」。

+One エストロゲンのはたらき

☑ 閉経に伴い、下垂体前葉からの性腺刺激ホルモンの卵胞刺激ホルモンや黄体形成ホルモンの分泌が上昇しますが、卵胞からの卵胞ホルモン（エストロゲン）や黄体ホルモン（プロゲステロン）の分泌は低下します。

☑ エストロゲンには、骨代謝を促進し、骨密度を維持する作用があります。閉経期はエストロゲン分泌が激減するため、骨粗鬆症を発症しやすくなります。また、エストロゲン合成に用いられていたコレステロールの利用が減少し、肝臓の脂質代謝に影響を与え、血中のLDL-コレステロールが上昇、またはHDL-コレステロールが低下し、虚血性心疾患の発症率が上昇します。

卵胞の成長促進 子宮平滑筋の運動亢進
乳房の発達や子宮・膣の発育等 女性化（女性の2次性徴）作用
乳管の成長促進による乳房の発達と乳汁分泌の調節
骨吸収の抑制による骨代謝調節
皮膚の弾力性の維持
血漿コレステロールの低下や血管平滑筋の弛緩作用による循環器疾患の発症率低減

解いてみよう

Q1 食物繊維の摂取不足が生活習慣病の発症に関連するという報告が多いので、食物繊維の目標量を算定している。

Q2 エストロゲンの分泌低下により、血清LDL-コレステロール濃度が上昇する。

108 高齢期の身体的・生理的特徴

重要度 ★★★

問1 成人期に比較して高齢期に起こる身体的・生理的機能の変化に関する記述である。正しいのはどれか。1つ選べ。
(2014年・問101「8A 高齢期の生理的特徴」)

(1) 膵液分泌量は、増加する。
(2) 消化管筋層は、薄くなる。
(3) 食道の蠕動運動は、増大する。
(4) 血中副甲状腺ホルモン（PTH）は、低下する。
(5) 血中コルチゾールは、上昇する。

問2 高齢者の身体機能に関する記述である。正しいのはどれか。1つ選べ。
(2015年・問101「8A 高齢期の生理的特徴」)

(1) 身体機能の個人差は、小さくなる。
(2) 食物の胃内滞留時間は、短縮する。
(3) 嚥下反射は、低下する。
(4) 温冷感は、鋭敏になる。
(5) 口渇感は、鋭敏になる。

問題のポイント

問1は成人期に比較して高齢期に起こる身体的・生理的機能の変化について、問2は高齢者の身体機能についての問題です。

解答 → 問1 (2) 問2 (3)

問1 (1) × 高齢期では、膵液分泌量が低下します。
(2) ○ 高齢期では、消化管筋層が薄くなります。
(3) × 高齢期では、食道の蠕動運動が低下します。
(4) × 高齢期では、副甲状腺ホルモン濃度が増加します。加齢に伴い、カルシウムの吸収が低下し、血中のビタミンD濃度が低下しやすいためと考えられます。
(5) × 血中コルチゾール濃度は、加齢（老化）による変化が乏しいです。

問2 (1) × 高齢者では、身体や生理機能の個人差が大きくなります。

(2) × 消化管運動や消化液分泌量が低下し、食物の胃内滞留時間が長くなります。
(3) ○ 高齢者は咀嚼・嚥下機能が低下し、誤嚥をきたすことが多いです。
(4) × 高齢者は感覚受容器間の反応が鈍くなり、温冷感が低下します。
(5) × 高齢者では口渇中枢の感受性の低下により、口渇感を感じにくくなります。

ここだけ丸暗記

☑ 高齢者の身体的・生理的特徴として、細胞内液量が減少し、体水分量が減少します。また、ほとんどの組織の実質細胞数が低下し、除脂肪体重量が低下します。骨量も顕著に低下します。一方、体脂肪率は増加します。

高齢者 65〜70歳　　若年者 20〜30歳

凡例：脂肪／骨格筋／細胞内水分／細胞外水分

高齢者は細胞内水分や骨格筋が減るので、脂肪の割合が大きくなる

☑ 高齢者は視覚、聴覚、嗅覚、味覚などの感覚機能が全般的に低下します。味覚の低下により、味覚閾値が上昇しますが、特に、酸味、苦味、甘味閾値に比べ、塩味閾値の上昇が顕著です。口渇中枢の感受性の低下で、口渇感を感じにくくなり、脱水症に陥りやすいです。

- 食欲低下、慢性的食事摂取量の低下、下痢・嘔吐などの消化器疾患、脳血管疾患、転倒や骨折による寝たきり状態
- 体重および血清アルブミン値低下
- たんぱく質・エネルギー栄養障害（PEM）
- 全身感染症の誘発、褥瘡、余命の短縮、日常生活活動の低下、転倒リスク増加、QOLの低下

+One

☑ 加齢に伴い、たんぱく質の合成および分解速度が低下します。血清アルブミン濃度の低下（＝低たんぱく質栄養症）は、余命の短縮、転倒リスクの増大と強く相関することが報告されています。

☑ 高齢者は、食事摂取量の低下や蠕動運動の低下、腸内細菌叢の変化などから便秘になりやすいので、適切な水分摂取で排便を促す配慮が必要です。

解いてみよう

Q1 高齢者における体水分量の減少は、おもに細胞外液量の減少によるものである。
Q2 高齢者における低栄養症は、疾病罹患や死亡リスクを上昇させる因子である。

5 応用栄養学

109 高齢期の病態および栄養ケア

重要度 ★★★

問1 高齢者の栄養管理に関する記述である。**正しいのはどれか。2つ選べ。**

（2016年・問95「8B 高齢期の栄養アセスメントと栄養ケア」）

(1) 褥瘡の予防では、体位変換が有効である。
(2) フレイルティ（虚弱）の予防では、除脂肪体重を減少させる。
(3) 変形性膝関節症では、肥満がリスク因子となる。
(4) 便秘の予防では、水分摂取を控える。
(5) 骨粗鬆症の予防では、リンを多く含む食品を摂取する。

問2 高齢者の口腔機能と栄養に関する記述である。**誤っているのはどれか。1つ選べ。**

（2016年・問96「8B 高齢期の栄養アセスメントと栄養ケア」）

(1) そしゃく機能に障害のある者は、誤嚥しやすい。
(2) 水やお茶などは、誤嚥しにくい。
(3) 酸味の強い食べ物は、誤嚥しやすい。
(4) 凝集性は、嚥下調整食の物性指標である。
(5) 嚥下障害は、低栄養のリスク因子である。

問題のポイント

問1は高齢者の栄養管理、問2は高齢者の口腔機能と栄養についての問題です。

解答 ➡ 問1 (1)、(3)　問2 (2)

問1 (1) ○ 褥瘡とは、同じ部位が長期間圧迫され、皮膚組織の循環障害が起こり、皮膚や組織が壊死することです。褥瘡の予防には、体位変換が有効です。
(2) × フレイルティ（虚弱）の予防では、除脂肪体重の減少を防ぐことが大切です。
(3) ○ 加齢、慢性的過負荷、肥満は変形性関節症のリスク因子となります。
(4) × 適切な水分摂取は排便を促します。
(5) × リンの過剰摂取により、腸管におけるカルシウムの吸収が抑制されます。

問2 (1) ○ 咀嚼（そしゃく）機能に障害がある者は、誤嚥しやすいです。
(2) × 水やお茶、牛乳、味噌汁など液状で粘性のないものは、誤嚥しやすいです。
(3) ○ 酸味の強い食べ物（酢の物、柑橘類）は、むせやすく誤嚥しやすいです。

(4) ○ 凝集性は、「まとまりやすさ」のことで、食塊を形成する能力のことです。
(5) ○ 嚥下障害は、低栄養や肺炎のリスク因子です。

ここだけ丸暗記

- ☑ **褥瘡**では、同じ部位に長期間の圧迫がかかることにより皮膚組織の循環障害が起こり、皮膚や組織が壊死します。褥瘡の予防には、**体位変換**が有効です。
- ☑ **フレイルティ（虚弱）** は、老化による機能低下が原因で健康障害への脆弱性が増加している状態です。栄養管理や運動で**除脂肪体重の減少**を防ぐことが大切です。
- ☑ **変形性関節症**は、関節軟骨の変性、磨耗による荒廃と、それに伴う軟骨および骨の新生・増殖による慢性・進行性の変形性関節疾患です。原因は不明ですが、加齢、慢性的過負荷、肥満がリスク因子となり、特に、**女性**で**高頻度に発症**します。
- ☑ **白内障**は、目の水晶体が灰白または黄褐色調となり、透明度が低下し、視力障害をもたらします。加齢により増加し、**80歳以上**でほとんどの人が発症します。
- ☑ **尿失禁**は、加齢に伴ってよくみられ、特に女性に多くみられます。
- ☑ **高血圧症**は、**収縮期血圧**の上昇が著しく、収縮期性高血圧症（老年性高血圧）の発症率は、70歳以上では約70％を超えます。
- ☑ **骨粗鬆症**は、「低骨量と骨組織の微細構造の異常を特徴とし、骨の脆弱性が増大し、骨折の危険性が増加する疾患」です。**適切な運動とカルシウム摂取**は骨粗鬆症の予防に有効ですが、**リンの過剰摂取**は、腸管におけるカルシウムの吸収を抑制するので、注意が必要です。
- ☑ 渇きを感じる渇感中枢の機能が低下し、**脱水症**になりやすくなります。

+One　誤嚥とその防止

- ☑ 高齢者で、咀嚼（そしゃく）機能に障害がある者は**誤嚥**しやすく、食事ケアでは咀嚼・嚥下機能の低下を考慮し、誤嚥による肺炎発症に十分な注意が必要です。①水やお茶、牛乳、味噌汁など液状で粘性のないものは、誤嚥しやすいので、増粘剤などでとろみをつける、②酸味の強い食べ物（酢の物、梅干し、柑橘類）も、むせやすく誤嚥しやすいので薄める、③食べ物の温度は体温より熱いか冷たいかの区別ができる程度（60℃以下）にすると、誤嚥防止に有効です。

解いてみよう

Q1 褥瘡は、皮膚組織の循環障害が起こり、皮膚や組織が壊死することである。
Q2 食べ物の温度は、体温に近いほうが誤嚥しやすい。

運動時の生理的特徴と栄養ケア

問1 運動時の身体への影響に関する記述である。正しいのはどれか。**2つ選べ。**

(2016年・問98「9A 運動時の生理的特徴とエネルギー代謝」)

(1) 筋肉のクレアチンリン酸は、短時間の運動で利用される。
(2) 肝臓のグリコーゲンは、長時間の運動で減少する。
(3) 糖新生は、長時間の運動で抑制される。
(4) 速筋繊維は、有酸素運動により肥大する。
(5) 消化管の血流量は、激しい運動で増加する。

問2 スポーツ選手の栄養に関する記述である。正しいのはどれか。**2つ選べ。**

(2015年・問103「9B 運動と栄養ケア」)

(1) 熱中症予防には、少量ずつこまめに飲水する。
(2) 栄養補助食品によるミネラルの補給時には、耐容上限量(UL)以上の摂取を目指す。
(3) 減量時には、除脂肪体重の減少を目指す。
(4) スポーツ性貧血の管理には、たんぱく質摂取が重要である。
(5) 筋グリコーゲンの再補充には、脂質摂取が重要である。

問題のポイント

問1は運動時の身体への影響、問2はスポーツ選手の栄養についての問題です。

解答 → 問1 (1)、(2)　問2 (1)、(4)

問1 (1) ○ クレアチンリン酸は、高エネルギー性化合物で筋細胞に貯蔵されています。
(2) ○ 肝臓のグリコーゲンは、持久走などの長時間の運動で消費されます。
(3) × 糖新生は、長時間の運動時に亢進します。
(4) × 速筋（白筋）繊維は、無酸素運動により肥大します。遅筋（赤筋）繊維は、有酸素性運動に適しています。
(5) × 運動時は、骨格筋や皮膚の血流量が増加し、消化管の血流量が減少します。

問2 (1) ○ 熱中症予防のために、口渇を感じる前からこまめに水分の摂取を勧めます。
(2) × 栄養素の摂取は、耐容上限量を超えないように注意が必要です。
(3) × 減量は、除脂肪体重を維持しながら体脂肪量の減少を目指します。

(4) ○ スポーツ性貧血の管理には、**鉄分とたんぱく質の摂取**が重要です。

(5) × 筋グリコーゲンを再補充には、**高炭水化物食**が効果的です。

ここだけ丸暗記

☑ 運動時は、筋肉たんぱく質が消耗され、アミノ酸の異化が亢進し、**体たんぱく質合成低下と分解上昇**がみられます。筋肉トレーニングなどのレジスタンス運動時は、たんぱく質摂取量を増やし、体たんぱく質の合成を亢進し、筋肉量を増大させます。

☑ 筋グリコーゲンの量が多いと、運動継続時間が長く、持久性運動に有利です。**高炭水化物食**は、高脂肪食に比べ、骨格筋でのグリコーゲン蓄積量が多く、炭水化物摂取量と持久力とでは正の相関があります。

☑ **速筋（白筋）繊維**は、短時間で最大パワーを発揮する運動に適しています。無酸素運動により肥大します。一方、**遅筋（赤筋）繊維**は、筋力は小さいですがミトコンドリアが多いので、持久性の有酸素性運動に適しています。

☑ **習慣的な運動**により、最大酸素摂取量が増大し、安静時の心拍数や収縮期血圧が低下します。血清HDL-コレステロール値の上昇や、インスリン感受性の改善、サルコペニアの予防や骨吸収の抑制も期待できます。

☑ 「**健康づくりのための身体活動基準2013**」では、生活習慣病等のリスク低減のために、個人で達成することが望ましい身体活動の基準を示しています。「**ロコモティブシンドローム**（運動器症候群）を認知している国民の割合の増加（80％）」の目標を掲げ、18〜64歳では強度3メッツ以上の身体活動を23メッツ・時/週、65歳以上では、強度を問わず、身体活動を10メッツ・時/週行うことを基準として示しています。

+One

☑ 脱水量が体重の2％になると、運動能力や体温調節能力の低下、血液濃縮、尿量の低下がみられます。**運動中の適正な水分補給は、体温上昇と血漿量低下を抑制し、持久力の低下を軽減できます。**

☑ **スポーツ性貧血**には、鉄欠乏性貧血、出血性貧血、溶血性貧血、希釈性貧血があります。鉄分の摂取不足や排泄増加による鉄欠乏性貧血では、各組織への酸素運搬能力が低下し、持久力が低下します。栄養ケアとして、**鉄分とたんぱく質の摂取**が重要です。

解いてみよう

Q1 習慣的な運動により、安静時の心拍数や収縮期血圧が上昇する。

Q2 スポーツ性貧血では、鉄欠乏性貧血が最も多い。

111 ストレス応答時の生理的特徴と栄養ケア

重要度 ★★★

問1 ストレスの汎（全身）適応症候群に関する記述である。正しいのはどれか。1つ選べ。

(2014年・問105「10A ストレスと栄養ケア」)

(1) 警告反応期のショック相では、血糖値が上昇する。
(2) 警告反応期のショック相では、血圧が低下する。
(3) 警告反応期の反ショック相では、体温が低下する。
(4) 抵抗期では、新たなストレスが加わると抵抗力は強くなる。
(5) 疲はい期では、ストレスに対して生体が適応力を獲得している。

問2 ストレス応答の抵抗期に関する記述である。正しいのはどれか。1つ選べ。

(2015年・問104「10A ストレスと栄養ケア」)

(1) 副腎皮質刺激ホルモン（ACTH）の分泌は、低下する。
(2) 交感神経の活動は、減弱する。
(3) エネルギー代謝は、抑制される。
(4) 遊離脂肪酸の生成は、増加する。
(5) 尿中窒素排泄量は、減少する。

問題のポイント

問1はストレスの汎適応症候群の、問2はストレス応答の抵抗期の生理的特徴についての問題です。

解答 ➡ 問1 (2)　問2 (4)

問1
(1) × 警告反応期のショック相では、血糖値は低下します。
(2) ○ 警告反応期のショック相では、血圧は低下します。
(3) × 警告反応期の反ショック相では、体温は上昇します。
(4) × 抵抗期に新たなストレスが加わると抵抗力は弱くなります。
(5) × 疲はい期では、ストレスに対する生体の適応力が維持できなくなり、警告反応期のショック相に似た症状が出ます。

問2
(1) × ストレス応答の抵抗期は、副腎皮質刺激ホルモンの分泌が増加します。
(2) × 抵抗期は、ストレスに生体が適応し、交感神経の活動が活発になります。
(3) × ストレス応答の抵抗期は、エネルギー代謝が亢進します。
(4) ○ ストレス時は、体脂肪を分解し、遊離脂肪酸をエネルギー源として利用します。

(5) ✕ ストレス応答の抵抗期は、尿中窒素排泄量が増加します。

ここだけ丸暗記

☑ 生理学者のハンス・セリエは、ストレッサー（ストレス刺激）に対する生体防御機構を汎（全身）適応症候群と称し、警告反応期－抵抗期－疲はい（疲弊）期に分けています。
☑ 警告反応期のショック相での生体反応は、低体温、低血糖、低血圧を示します。
☑ 警告反応期の反ショック相および抵抗期は、体温や血圧、血糖が上昇し、様々な生体の応答が生じます。
☑ ストレス刺激が生体に作用すると、視床下部から副腎皮質刺激ホルモン放出ホルモン（CRH）が分泌され、下垂体から副腎皮質刺激ホルモン（ACTH）の分泌が増加し、副腎皮質からグルココルチコイドの分泌を促進し、たんぱく質や脂質、糖質の代謝が亢進します。

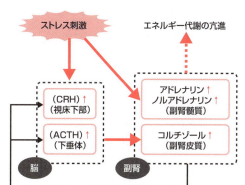

☑ 副腎髄質からのアドレナリンやノルアドレナリンの分泌亢進により、ホルモン感受性リパーゼが活性化し、血中の遊離脂肪酸濃度が高くなります。
☑ 細胞レベルでは、ストレスに対し、ストレスたんぱく質が異常たんぱく質を蓄積しないように作用します。その他、体たんぱく質の異化（分解）が亢進し、窒素出納は負に傾くので、たんぱく質摂取が重要となります。
☑ ビタミンCは、副腎皮質ホルモンの生成に必要で、ストレス時は、血中ビタミンCの濃度が低下します。

+One ストレス時の消化

☑ ストレス時は、交感神経が興奮し、消化管運動や消化液分泌が低下します。
☑ 胃粘液の分泌が減少し、胃酸の酸度が上昇するとともに胃酸分泌が促進され、潰瘍を発症しやすいと考えられています。

解いてみよう

Q1 ストレス状態では、体たんぱく質の異化（分解）が亢進する。
Q2 ストレス時は、ビタミンCの消費が増加し、血中濃度が上昇する。

112 特殊環境（暑熱・寒冷・高圧・低圧・無重力）と栄養ケア

重要度 ★★☆

問1 特殊環境での身体的変化と栄養に関する記述である。正しいのはどれか。**2つ選べ。**

（2012年・問105改「10B 特殊環境と栄養ケア」）

(1) 高温環境では、血漿バソプレシン値が上昇する。
(2) 低圧環境では、血中ヘモグロビン値が上昇する。
(3) 低圧環境では、食欲が亢進する。
(4) 低温環境では、低たんぱく質食とする。
(5) 低温環境では、脂質の摂取を制限する。

問2 無重力環境（宇宙空間）における身体変化に関する記述である。正しいのはどれか。**1つ選べ。**

（2015年・問105「10B 特殊環境と栄養ケア」）

(1) 食欲は、増加する。
(2) 尿中カルシウム排泄量は、増加する。
(3) 筋肉量は、増加する。
(4) 循環血液量は、増加する。
(5) 血液の分布は、下肢方向にシフトする。

問題のポイント

問1は特殊環境での身体的変化と栄養、問2は無重力環境（宇宙空間）での身体的変化についての問題です。

解答 → 問1 (1)、(2)　問2 (2)

問1
(1) ○ 高温環境では、水分損失を防ぐため、バソプレシンの分泌が亢進します。
(2) ○ 低圧環境では、血中ヘモグロビン値が上昇します。
(3) × 低圧環境では、一般に食欲低下と脱水状態になりやすいです。
(4)(5) × 低温環境では、たんぱく質、糖質、脂質の十分な摂取が重要です。

問2
(1) × 感覚の混乱による宇宙酔いをきたし、食欲が低下します。
(2) ○ 尿中カルシウム排泄量が増加し、高カルシウム尿症を引き起こします。
(3) × 筋肉への負荷が極端に減少するため、筋肉量が減少します。
(4) × 体液バランスの乱れにより循環血液量が減少します。

(5) × 血液を下の方向に引っ張る力がなくなり、上半身の方にシフトします。

ここだけ丸暗記

☑ 体温は自律神経系と内分泌系で制御され、視床下部の体温調節中枢で調節されます。

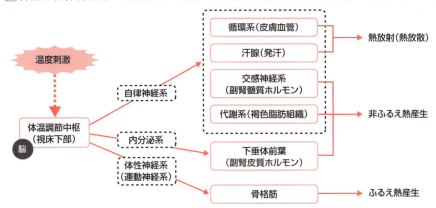

☑ 高温環境では、体温上昇を防ぐために、熱放散が亢進され、熱産生は抑制されます。
☑ 発汗は、体温低下に有効ですが、過剰な発汗は体内の水分調節に異常をきたします。水分補給に加え、ナトリウムなどの電解質も積極的に補給することが重要です。
☑ 抗利尿ホルモン（バソプレシン）は、水の再吸収を促進し、尿排泄を抑制します。
☑ 低温環境では、骨格筋の無意識の収縮（ふるえ）による産熱、肝臓での熱産生が増加します。また、グルコースの取り込みや脂肪分解の亢進がみられます。
☑ 低温環境では、甲状腺ホルモン分泌の亢進により基礎代謝量が増加します。エネルギーの消費が多いので、高脂肪食が有効と考えられています。

+One 低圧環境と無重力環境

☑ 低圧環境（高所環境）は、低温、低酸素環境にもなり、食欲低下、脱水、体重減少をきたしやすくなります。生理的変化として、酸素の取り込みや運搬機能を高めるために、赤血球数、ヘモグロビン、ヘマトクリット、循環血液量が増加します。
☑ 無重力環境（宇宙空間）では、宇宙酔い、骨格筋の萎縮、骨量減少、骨ミネラルの尿中排泄の増加がみられます。体液量は減少し、上半身方向にシフトします。

解いてみよう

Q1 低温環境では、皮膚血管が収縮して、末梢の血流を抑制する。
Q2 低圧環境では、高所順化がみられ、赤血球数、ヘモグロビン濃度が低下する。

5章 解いてみよう 解答・解説

96 ❶ ◯
❷ ✕ フィードバックで、栄養ケアの評価に対する改善・提言を行います。

97 ❶ ◯
❷ ✕ 血清レチノール結合たんぱく質は、動的栄養アセスメント指標です。

98 ❶ ✕ エネルギー摂取量の過不足は、BMIや体重変化により評価します。
❷ ◯

99 ❶ ✕ 飽和脂肪酸の目標量は、18歳以上で設定されました。
❷ ◯

100 ❶ ✕ リンパ系組織の発達は、10〜12歳で最大で、成人の約200%になります。
❷ ◯

101 ❶ ◯
❷ ✕ 妊娠期のビタミンAの過剰摂取について、胎児の催奇形の報告があります。

102 ❶ ◯
❷ ◯

103 ❶ ✕ 哺乳反射の減弱は生後5〜6か月頃にみられ、離乳開始の目安となります。
❷ ◯

104 ❶ ✕ 出生時の身長が2倍になるのは、4歳頃です。
❷ ◯

105 ❶ ✕ カウプ指数は、年齢の違いで肥満判定基準が異なります。
❷ ◯

106 ❶ ✕ ローレル指数は、学童期の年齢とともに低値を示します。
❷ ◯

107 ❶ ◯ 成人期の食物繊維摂取量との関連が最も明らかな生活習慣病は、心筋梗塞と考えられます。
❷ ◯

108 ❶ ✕ 体水分量の減少は、おもに細胞内液量の減少によるものです。
❷ ◯

109 ❶ ◯
❷ ◯

110 ❶ ✕ 習慣的運動により、安静時の心拍数や収縮期血圧が低下します。
❷ ◯

111 ❶ ◯
❷ ✕ ストレス時は、血中ビタミンC濃度が低下します。

112 ❶ ◯
❷ ✕ 低圧環境では、赤血球数やヘモグロビン濃度が上昇します。

6章

栄養教育論

栄養教育の概念

問 三次予防を目的とした栄養教育の対象と機会である。正しいのはどれか。1つ選べ。

(2014年・問106「1B　栄養教育の対象と機会b」)

(1) 健常中高年者へのがん予防を目的とした集団健康教育
(2) 内臓脂肪型肥満者への体重コントロールを目的とした特定保健指導
(3) 境界型糖尿病患者への、血糖コントロールを目的とした教育入院中の指導
(4) 糖尿病腎症患者への透析移行防止を目的とした栄養指導
(5) 後期高齢者への生活機能低下の早期対応を目的とした介護予防教育

問題のポイント

予防医学の概念には一次、二次、三次予防があります。**一次予防**は、健康増進、疾病予防、**二次予防**は早期発見、早期対処、適切な医療と合併症対策、**三次予防**は、リハビリテーション、再発防止です。

三次予防の目的と栄養教育の対象に関する問題です。三次予防はリハビリテーションや再発防止の意味を含みます。すなわち、治療の過程で保健指導やリハビリテーション等による機能回復を目指し、社会復帰の支援と再発防止を目指します。

解答 → (4)

(1) × 病気を発症していない健常者に対するがん予防を目的とした栄養教育は、**一次予防**になります。
(2) × 疾病を発症してはいない内臓脂肪型肥満者は、早期対処に当たります。そのため保健指導は**二次予防**となります。
(3) × 境界型糖尿病は、完全に糖尿病を発症する前の段階です。このような患者への教育入院は、糖尿病発症を防止するとともに、治療の軽減が目的になります。そのため早期治療に当たり**二次予防**となります。
(4) ○ 糖尿病腎症患者への透析移行防止を目的とした栄養指導は、病気の進行を阻止することに当たります。疾病の重症化を防ぐことは、**三次予防**となります。
(5) × 生活機能低下の早期対応を目的とした介護予防教育は、**一次予防**になります。

ここだけ丸暗記

☑ 栄養教育の定義
栄養教育とは、対象者の健康・栄養状態、食行動、食環境など健康、栄養、生活に関する情報を広く収集し、総合的にこれらの評価・判定を行い、個々の対象者に応じた栄養プログラムの作成・実施・評価を総合的にマネジメントし、生活の質（QOL）の向上につながる望ましい食生活習慣を形成し定着させることです。

☑ 栄養教育の目的
栄養教育の目的は、栄養教育を通して、生命の維持と健康の維持増進をし、生涯を通じて豊かな人生を送ることができるようにすることです。

☑ 栄養教育の目標
①健康・栄養に関する知識の理解
②学習および行動変容への動機づけ
③健康観の形成
④食知識の理解と定着
⑤食態度の形成
⑥食スキル（技術）の習得
⑦食行動の変容と維持
⑧栄養・食生活情報の評価と選択能力の獲得
⑨自己管理能力の習得
⑩他者への栄養にかかわる支援能力の獲得
⑪環境づくり

＋One

- ☑ 栄養教育とは、対象者自らが食に関する考え方や態度、**行動を健康的な方向に変容**させることができるように方向づけることです。
- ☑ 栄養教育は**あらゆるライフステージ、ライフスタイル、健康状態の人を対象**とし、様々な場所で適切な法規に基づいて行われています。
- ☑ 栄養関連法規には、**栄養士法、健康増進法、学校給食法、地域保健法、母子保健法、食育基本法、高齢者の医療の確保に関する法律、介護保険法、労働安全衛生法、医療法**などがあります。

解いてみよう

Q1 食環境づくりは、栄養教育の目標の1つである。
Q2 栄養教育では、食生活だけでなく運動、休養についても指導の対象とする。

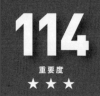

行動科学理論とモデル（1）

問1 ヘルスビリーフモデル（健康信念モデル）に関する記述である。成人男性の「疾病に対する脅威」が高いと判断される発言として、正しいのはどれか。1つ選べ。

（2015年・問108「2B　行動科学の理論とモデルb」）

(1) 毎年インフルエンザに罹るが、いつも1日で回復し寝込むことはない。
(2) がんによる死亡率は高いが、近親者でがんになった者はいない。
(3) 糖尿病の合併症の深刻さはわかるが、自分の血糖値は気にならない。
(4) これまで貧血に罹ったこともないし、貧血で死ぬことはない。
(5) 両親とも高血圧が原因で脳卒中になったので、自分の血圧が心配である。

問2 野菜摂取量を増やす栄養教育において、行動変容段階上の無関心期（前熟考期）から関心期（熟考期）へ変容する過程である。正しいのはどれか。1つ選べ。

（2013年・問107「2B　行動科学の理論とモデルc」）

(1) 野菜料理をお弁当に入れてもらうよう、家族に頼んだ。
(2) 野菜を多く食べるようになって、便秘が改善したことに気づいた。
(3) 野菜の量が少ないままだと健康を害すると、危機感をもった。
(4) 野菜は摂りにくいと思っていたが、簡単に摂取できることがわかった。
(5) 野菜を常に冷蔵庫に入れておくようにした。

問題のポイント

ヘルスビリーフモデルは罹患性、重大性から脅威が生じます。行動変容段階モデルには変容ステージが5段階とそれぞれに応じた10のプロセスがあります。問1はヘルスビリーフモデルに関する問題で、問2は行動変容段階モデルに関する問題です。

解答 → 問1 (5)　問2 (3)

問1 (1)〜(4) × 罹患性や重大性の両方を感じていないため、脅威は生じていません。
　　　(5) ○ 両親が高血圧から脳卒中になり（重大性）大変だと感じています。さらに自分もなるかもしれない（罹患性）と感じており、脅威が生じています。

問2 (1) × 実行期から維持期への変容に適しています。
　　　(2) × 実行期あるいは維持期の段階に適しています。

(3) ◯ 無関心期から関心期へのプロセス「意識の高揚」に当たります。
(4) × 無関心期の段階に適しています。
(5) × 実行期、維持期に適したプロセスです。

ここだけ丸暗記

☑ **ヘルスビリーフモデル**（健康信念モデル、保健信念モデル）（**ベッカー**）

罹患性（このままだと病気や合併症になる可能性が高いと感じる）と**重大性**（病気や合併症の結果が重大だと感じる）が脅威を生み、行動実行の可能性が高まるとするモデルです。有益性と障害を天秤にかけて、どちらが優位かも行動実行の可能性に影響を与えます。

☑ **行動変容段階モデル**（**プロチャスカ**）

人の行動は、段階を経て変わっていくというモデルです。次の**5段階**〈①～⑤〉を経ます。段階を高めるために、ステージに対応したプロセスがあります。

①無関心期　6か月以内に行動を変える気がない。
②関心期　　8か月以内に行動を変える気がある。
③準備期　　1か月以内に行動を変える気がある。
④実行期　　行動を変えて6か月以内である。
⑤維持期　　行動を変えて6か月以上である。

＋One　行動変容段階モデルのステージ

ステージ	
ステージ ①→②	・**意識の高揚**　疾患と健康の関係について情報を得たり、理解する努力をする ・**感情的体験**　行動を変えたり変えなかったりすると、どのような気持ちになるか考える ・**環境への再評価**　行動を変えると、自分の周囲へどのような影響があるか考える
ステージ ②→③	・**自己の再評価**　行動を変えたり変えなかったりすることによって、どのような影響（メリット、デメリットなど）が自分にあるか考える
ステージ ③→④	・**自己の解放**　行動変容を宣言したり成功時の褒美を考え、変容しようと決断する
ステージ ④→⑤	・**行動置換**　問題の行動に代わる健康的な方法で対処する ・**援助関係の利用**　行動変容に役立つソーシャルサポートを利用する ・**強化のマネジメント**　行動の変容促進・維持のために、強化（褒美や罰など）を行う ・**刺激の統制**　行動の変容維持に役立つ具体的な刺激の統制を行う
段階特定できず	・**社会的解放**　行動変容や健康的生活に適した周囲の環境の存在を考える

解いてみよう

Q1 行動を変えたときのメリットを考えるのは無関心期へのはたらきかけに適する。
Q2 罹患性の認知とは、疾病の結果が重大であると考えることである。

行動科学理論とモデル(2)

問1 生活習慣改善に消極的な中年男性に、計画的行動理論を用いた支援を行った。主観的規範を高めるための管理栄養士の発言である。正しいのはどれか。1つ選べ。

(2016年・問101「2B 行動科学の理論とモデルd」)

(1) 体重が減ると、検査結果もよくなりますよ。
(2) ご家族は、あなたがずっと健康でいることを願っていますよ。
(3) 今よりも10分だけ多く、からだを動かしてみませんか。
(4) 簡単にできる食事の方法を紹介しましょう。
(5) 健康になった10年後の自分の姿を想像してみてください。

問2 高校運動部の生徒に対する食生活改善のための支援と、社会的認知理論の構成要素の組合せである。正しいのはどれか。1つ選べ。

(2016年・問102「2B 行動科学の理論とモデルe」)

(1) 食事内容を練習日記につけるよう勧める　　　　観察学習
(2) 望ましい食べ方をしている選手の例を紹介する　結果期待
(3) 食生活を改善すれば、体力がつくことを説明する　自己効力感
(4) 生徒の家族に、弁当の改善を提案する　　　　　相互決定主義
(5) できることからやってみようと話す　　　　　　自己制御

問題のポイント

計画的行動理論における行動意図には行動への態度、主観的規範、行動の統制感が影響するとされています。

解答 → 問1 (2)　問2 (4)

問1 (1)、(5) × 行動変容のメリットを示しています。
　　　(2) ○ 対象者にとって大切な家族の気持ちを伝えています。
　　　(3)、(4) × 行動変容の具体的な方法を伝えています。

問2 (1)は自己制御(セルフコントロール)、(2)は観察学習、(3)は結果期待、(5)は自己効力感です。(4)が相互決定主義となり正解です。

ここだけ丸暗記

☑ **社会的学習（認知）理論**（バンデューラ）
行動は、自己の行動のみでなく、他者の行動を見たり聞いたりするだけでも変わるという観察学習（モデリング）に着目した理論です。
結果予測、結果期待、行動能力、自己効力感も、自己の行動変容に影響を及ぼします。結果予測は良い方が、その他は高い方が、行動実行の可能性が高くなります。

☑ **行動意思（計画的行動）理論**（フィシバイン、アジェン）
行動への態度と主観的規範が**意思決定（行動意思）**をもたらし、その結果、行動が起こるという理論です。**行動への態度**とは行動によって期待される結果を信じ、その結果に価値があると思うことです。**主観的規範**とは大切な人が自分に期待することを知り、それに応えたいと思う気持ちのことです。

+One　集団や社会の行動変容に関する理論

☑ **プリシード・プロシードモデル**
グリーンらが提唱した健康増進プログラムの立案、実施、評価に関するモデルです。4段階からなる要因診断をプリシード、3段階からなる評価をプロシードといい、それぞれ同じ項目で実施できるように策定されています。これらに実施の1段階を加えた合計8段階からなっています。

☑ **ソーシャルネットワーク**
人と人とのつながりのことで、家族関係、ミクシー、フェイスブックはその代表的なものです。

☑ **ソーシャルサポート**
社会的支援のことです。実際に手助けをする**道具的サポート**、心理面を支援する**情緒的サポート**、相手の行動を適切に評価する**評価的サポート**、必要な情報を提供する**情報的サポート**などがあります。

☑ **コミュニティオーガニゼーション**
地区組織活動のことです。

解いてみよう

Q1 社会的学習理論の構成概念として、観察学習（モデリング）がある。
Q2 ソーシャルネットワークとは、社会的支援のことである。

116 行動変容技法

重要度 ★★★

問1 児童の野菜摂取に関する行動の記述である。オペラント条件付けに当てはまるものとして、正しいのはどれか。**2つ選べ。**

（2016年・問100「2B　行動科学の理論とモデルa」）

(1) 先生に「野菜を食べましょう」と言われたので、食べた。
(2) 野菜を食べたら先生に褒められたので、次も食べた。
(3) 運動後おなかが空いたので、野菜も食べた。
(4) 友達が野菜を残したので、自分も食べなかった。
(5) 野菜を食べたがおいしくなかったので、食べなくなった。

問2 減量中の中年女性の行動である。行動変容技法のうち、刺激統制として、正しいのはどれか。**1つ選べ。**

（2016年・問105「2C　行動変容技法と概念a」）

(1) 間食の回数を減らすことを、仲の良い友人に宣言する。
(2) 間食を1週間我慢できたら、バッグを買うと決める。
(3) 菓子店のメールマガジンの配信を停止する。
(4) 間食をしたくなったら、友人に電話をかける。
(5) 間食を減らすことで得られるメリットとデメリットを考える。

問題のポイント

オペラント条件付けとは、刺激-反応理論における理論の1つです。刺激統制とは、行動のきっかけになっている先行刺激を変えることで行動の頻度を調整することです。

解答 → 問1 (2)、(5)　問2 (3)

問1 (1)、(3)、(4) ×　先行刺激のみで、条件づけ（結果）がないので、誤りです。
(2) ○　褒められたので、次も食べるのは、オペラント反応です。
(5) ○　野菜がおいしくない強化刺激により食べなくなりました。オペラント反応です。

問2 (1) ×　行動変容段階モデルの自己の開放です。
(2) ×　オペラント強化法の褒美です。
(3) ○　菓子店のメールマガジンという刺激を調整しています。

(4) × 行動置換（反応妨害・習慣拮抗）です。
(5) × 保健信念モデルの利益と障害です。

ここだけ丸暗記

目標宣言、行動契約	実践可能な行動目標を設定し、周囲の人に宣言する
自己監視 （セルフモニタリング）法	対象者自身が自分の行動を観察、記録、評価する
自己効力感 （セルフエフィカシー）	行動を実行する自信を高める。有効な方法として、おもに4つあるといわれている。⇒P.277（114節の＋one）
オペラント強化法	望ましい行動に対して報酬となるような刺激（強化子）を意識的に伴わせる
刺激統制法	行動に関わる先行刺激の状況を変える
行動置換法	望ましくない行動を健康的な行動で置き換える
反応妨害法	反応妨害法では、我慢したり3食きちんと食べたりすることで、食べたい感情や空腹状態を妨害する。習慣拮抗法では、望ましくない行動をその行動と両立しない行動で置き換える
習慣拮抗法	
社会技術訓練	気持ちや考えを上手に表す技術（主張性）、相手とおだやかに交流するための技術、会話を適切に行う技術、状況や相手の反応を的確に読み取る技術などをトレーニングする
認知再構成法	内潜行動として位置づけられる「認知」に直接はたらきかけ修正する。不適切な考えを適切で前向きな考えに変える
再発防止訓練	望ましくない行動の再発条件を予測させ、あらかじめ対処することで再発を予防する
ストレスマネジメント	ストレスを上手に緩和する方法を見つけ対処する

＋One 行動置換法、反応妨害法、習慣拮抗法の相違

☑ 行動置換法　望ましくない行動を健康的な行動で置き換える
☑ 反応妨害法　望ましくない気持ちを我慢するなどで妨害し、その気持ちを抑え込む
☑ 習慣拮抗法　望ましくない行動と両立しない行動で置き換える

解いてみよう

Q1 刺激統制法とは、先行刺激の状況を変えることをいう。
Q2 お菓子を食べたくなったら10分間我慢するのは、認知再構成である。

117 栄養カウンセリング

重要度 ★★★

問1 半年前に配偶者を亡くし、食欲が低下したままの高齢期の男性に対する栄養カウンセリングである。ラポールの形成が期待できる管理栄養士の発言として、**最も適切なのはどれか。1つ選べ。**

（2016年・問103「2D 栄養カウンセリング」）

(1) 昨日、どのようなものを召し上がりましたか。
(2) 食事の量が不足していますから、もっと食べて元気になりましょう。
(3) まだ半年ですから、食べる気力もでませんよね。
(4) もう半年も経ますので、そろそろ気持ちを切りかえてみませんか。

問2 体重が減らず、減量をあきらめようとしているクライアントへの対応である。共感的態度として、正しいのはどれか。1つ選べ。

（2014年・問110「2D 栄養カウンセリングa」）

(1)「あきらめないで、もっとがんばりましょう」と、はげます。
(2)「なぜ、無理だと思うのですか」と、理由をたずねる。
(3)「ごはんの量がまだ多いですね」と、改善点をアドバイスする。
(4)「みんなもそうなので、落ち込まないでください」と、なぐさめる。
(5)「がんばっても減らないと、がっかりしますよね」と、言葉を返す。

問題のポイント

栄養カウンセリングは食行動変容や変容維持に対する援助を目的としています。傾聴、受容、共感的理解、要約などの大切な技法があります。栄養カウンセリングにおいて、ラポール（信頼性）の形成は重要です。

解答 → 問1 (3)　問2 (5)

問1 (1)、(2) ×　食生活に関する質問です。ラポールの形成の質問に適しています。
　　　(3) ○　受容と共感がこもった発言として、適切です。
　　　(4) ×　信頼関係ができて、対象者の様子を確認した後に適した発言です。

問2 (1)〜(4) ×　はげまし、理由を尋ねること、アドバイス、慰めることは共感的理解ではありません。
　　　(5) ○　相手の感じ方を、自分も同じように感じていることを伝えています。

ここだけ丸暗記

☑ 受容、共感、自己一致の基本的態度が、管理栄養士に求められます。

受容	対象者を無条件にかつ、肯定的に受け止める心構え
共感	対象者の体験をそのまま感じとり、理解しようとする姿勢
自己一致	ありのまま、構えのない自分らしい自然な状態でいること
傾聴	対象者の話を、受容、共感、自己一致の基本的態度で聴くこと
カウンセリングマインド	対象者との間に適切な関係を築いていこうとするカウンセリングを行う人の心構え
ラポールの形成	対象者との信頼関係
コンプライアンス	指示に対する遵守
アドヒアランス	進行過程のすべてに対象者が積極的に参加すること
言語的表現	言葉による表現
非言語的表現	言葉以外の表現。[例] 表情、視線、動作、声の大きさ、語調、話し方など
閉ざされた質問	「はい」「いいえ」のように短い返答で済む特定の情報だけを求める質問
開かれた質問	対象者が、自分の状況や気持ちを多く語らなければならない質問

+One

ガイダンス	知識・技能や情報を教材を介して伝達する
コンサルテーション	具体的な方法・技法について助言する
カウンセリング	コミュニケーションを通して、対象者の行動変容を支援する
観察法	話を上手に聞いて、気持ちや感情を表情に出しているところを観て聴く
傾聴法	相手の話を遮らずに、気持ちのままに受け止める
確認	キーワードを用いて、対象者の話を確認する
要約	相手の話のポイントをまとめて返すこと

解いてみよう

Q1 カウンセリングマインドとはカウンセリングを受ける人の心構えのことである。

Q2 対象者に同情を示すことで、共感的理解を伝える。

6 栄養教育論

栄養教育と地域・組織づくり

問1 糖尿病教室を修了した患者が集まり、セルフヘルプグループの立ち上げを計画している。それを支援する管理栄養士の対応である。正しいのはどれか。**2つ選べ。**

(2016年・問108「2E 組織づくり・健康づくりへの展開a」)

(1) 他のセルフヘルプグループのリーダーを紹介した。
(2) 年間の活動計画は、管理栄養士が決めた。
(3) 募金を募り、金銭的な援助をした。
(4) グループの活動に使える公共施設を紹介した。
(5) 運営は管理栄養士が主体的に行うこととした。

問2 栄養教育を受けたことが、地域(コミュニティ)のエンパワメントへと展開した事例である。正しいのはどれか。**1つ選べ。**

(2014年・問111「2E 組織づくり・健康づくりへの展開d」)

(1) 食教育を受けた大学生が、地域の安全・安心な食材を選び、自分で料理をつくるようになった。
(2) 病院で減塩教育を受けた患者が、減塩食レシピを地域の料理コンテストに応募した。
(3) 保健指導を受けた者が、健康に配慮した地域の飲食店を選ぶようになった。
(4) 地域での糖尿病教室の受講者が、食生活を見直し、手づくり弁当を持参するようになった。
(5) 食育講演会の参加者が、地域で自主グループをつくり、食育活動を進めた。

問題のポイント

地区組織づくりに対する管理栄養士の関わり方には、支援、助言などがあります。対象者は栄養教育を受けた結果としてエンパワメントされます。

解答 ➡ 問1 (1)、(4)　問2 (5)

問1 (1)、(4) 　〇　支援、助言にあたります。
　　　(2)、(3)、(5)　×　管理栄養士は金銭的な援助はしません、運営を主体的に行うのは当事者です。

問2 (5) 〇　栄養教育がきっかけとなり、環境改善につながっていく事例です。

ここだけ丸暗記

☑ 栄養教育では、学習者個人→家族・友人→仲間、地区組織→地域・社会のように学習段階が発展するような人間関係や社会関係づくりに努めることが必要です。

セルフヘルプグループ（自助集団）	何らかの生活課題や問題を抱えた人やその家族が、相互に支え合い、問題を共に乗り越えようとする小集団のこと。管理栄養士は専門家として、活動に対する支援・援助を行う
エンパワメント	コミュニティ（個人、家族、集団を含む）が、外界に対する影響力（パワー）を強め、それによって周囲の環境改善にまでつながること
グループダイナミクス	「集団力学」と呼ばれるもので、集団においてお互いに影響し合うこと。グループダイナミクスによって、モデリング、グループ内での信頼関係や団結力の強化などの効果が生じる
ソーシャルキャピタル	一般に「社会関係資本」と呼ばれる。「人と人とのつながり・絆」「つながり・絆の強さの程度」といった意味がある。ソーシャルキャピタルの向上と市民活動の活性化には相互作用があり、両者を高めることが必要である。ソーシャルキャピタルの高い人は、主観的健康度が高い。組織や地域を対象とした栄養教育においても重要な概念
ソーシャルネットワーク	個人を取り巻く社会・人間関係が網の目状に張り巡らされている状態 [例]フェイスブック、ミクシーなど

+One

☑ **ソーシャルマーケティング**

社会的な目的や問題解決のプログラムに、商業分野のマーケティングを応用するもの。商業分野での「売ろうとする商品」を「対象者に取り入れてほしい健康行動」に置き換えます。目的は、消費者志向を教育し、自発的な行動の実行につなげることです。

☑ **マーケティング・ミックスの4P**

製品（product）：提供するサービスは良いものか、価格（price）：サービスの価格（代償）は安いか、宣伝（promotion）：サービスは周知されているか、流通（place）：サービスは手に入れやすいかという点を考えます。

解いてみよう

Q1 ソーシャルキャピタルとは、集団においてお互いに影響し合うことをいう。

Q2 ソーシャルマーケティングにおいて、価格、割引設定はプライスに当たる。

119 栄養教育と食環境

重要度 ★★☆

問1 職場における食環境づくりに関する記述である。情報へのアクセスの整備として、正しいのはどれか。1つ選べ。 （2014年・問113「2F 食環境づくりとの関連」）

(1) 食品の安全性に関する情報をもとに、食堂で使用する食材を選ぶ。
(2) おいしい・ヘルシー・安いを特徴とした弁当を、食堂で販売する。
(3) ヘルシーランチ喫食者には、ポイントが貯まるサービスをする。
(4) 喫食者全員に、食と健康に関するリーフレットを配布する。
(5) 調理師に、ヘルシーメニューの基準に関する情報を伝える。

問2 食環境整備において、加工食品表示について栄養教育を実施する際の説明である。正しいのはどれか。1つ選べ。 （2015年・問114「2F 食環境づくりとの関連」）

(1) 消費期限は、品質保持が期待できる期限を示した表示です。
(2) 賞味期限は、その期限内に食べることを定めた表示です。
(3) ナトリウム1,000mgの食塩相当量は、1gになります。
(4) アレルギー表示の特定原材料として、5品目が定められています。
(5) 「熱量ゼロ」と表示されていても、0kcalとは限りません。

問題のポイント

問1は情報へのアクセス、問2は食環境整備に関する問題です。2004年に発表された「健康づくりのための食環境整備に関する検討会報告書」では、「食環境とは食物へのアクセスと情報へのアクセス、ならびに両者の統合を意味する」と定義されました。

解答 → 問1 (4) 問2 (5)

問1 (1)、(2)、(5) は、食物へのアクセスになります。また、(3) は、商業上のサービスを示しています。(4) だけが情報へのアクセスです。

問2 (1)、(2) × (1) は賞味期限、(2) は消費期限を指しています。
(3) × 食塩量＝ナトリウム量ではなく、食塩の約40％がナトリウム量に相当します。ナトリウム (mg) ×2.54÷1000 ＝食塩相当量2.54 (g) となります。
(4) × アレルギー表示の特定原材料は、えび、かに、卵、乳、小麦、そば、落花生の7品目です。

ここだけ丸暗記

☑ 個人の努力だけでは、健康的な行動変容が達成できないことがあるので、食環境を整える必要があります。**行動変容**には、**個人の努力に加え**食物・情報へのアクセスからの**環境づくり**が重要で、食環境の整備には、関連法規・制度の整備、関係者への教育が大切です。

☑ **食物へのアクセス**

選択し、準備して、食べるという営みの対象物である食物が、**どこで生産され、どのように加工され、流通され、食卓に至るかという食物生産・提供のシステム**全体を意味します。農業・漁業から、食品製造業・食品卸売業、食品小売業・外食産業等、そして消費者の食料消費までをつなげ、全体を1つのシステムとしてとらえ、人々がより健康的な食物入手がしやすい環境を整えることが重要です。

☑ **情報へのアクセス**

地域における栄養や食生活関連の情報、健康に関する情報の流れ、そのシステム全体を意味します。地域社会全体、国全体として、家庭（家族）、保育所、学校や職場などの帰属集団、保健・医療・福祉・社会教育機関、地区組織や非営利民間組織（NPO）等の地域活動の場、マスメディア、インターネットなどから受発信される多様な情報の中から、すべての人々が健康や栄養・食生活に関する正しい情報を的確に得られる状況をつくり出すことを意味します。

+One 食環境づくりの取り組み

取り組み	情報へのアクセス		食物へのアクセス
	より健康的な食物選択を可能にする情報提供システムの整備	←両者の統合が必要→	より健康的な食物選択を可能にする食物生産・加工・流通・提供システムの整備
	・学習・相談の場の提供 ・マスメディアによる情報提供 ・ホームページによる栄養成分表示等の情報提供	・外食・給食メニュー等への栄養成分表示 ・健康に配慮した食物と情報が得られる施設の運営・開設	・栄養管理された給食の提供 ・健康に配慮したメニューの提供 ・乳幼児期〜高齢期までライフステージに応じた食事・食物の提供 ・食品への栄養素の強化等 ・食品ロスの少ない食事・食物の提供

解いてみよう

Q1 健康的な食品の開発は、食環境づくりにおける食物へのアクセスである。

Q2 食品に関する法的整備は、食環境づくりにおける情報へのアクセスに当たる。

120 栄養アセスメント

重要度 ★★☆

問1 飲酒に関する行動分析を行うための質問である。**誤っている**のはどれか。1つ選べ。

(2014年・問114「3A　健康・食物摂取に影響を及ぼす要因のアセスメントb」)

(1) 好きなお酒は、どのような種類ですか。
(2) お酒があると、つい飲んでしまいますか。
(3) お風呂上がりに、飲む習慣がありますか。
(4) イライラしているときに、飲み過ぎますか。
(5) 人から勧められると、つい飲んでしまいますか。

問2 栄養教育のアセスメントの際に情報を収集する方法と、その内容に関する組合せである。正しいのはどれか。1つ選べ。

(2012年・問114「3A　健康・食物摂取に影響を及ぼす要因のアセスメントa」)

(1) 質問紙法 ── 調査者が、健診会場で対象者の身体状況を測定して記録する
(2) 面接法 ── 調査者が、子供たちの保育園給食の食べ方を見て問題点を記録する
(3) フォーカスグループインタビュー ── 調査者が、テーマにあわせて少人数の対象者を選定し、話し合いをさせ記録する
(4) 観察法 ── 調査者が、対象者と直接話をしながら、情報を引き出す
(5) 実測法 ── 調査者が、対象者にアンケートへの回答を求める

問題のポイント

行動分析とは、「ある特定の行動はなぜ生じるのか明らかにすること」で、好ましくない行動を好ましい行動へと変容させるために、行動の因果関係を探ることをいいます。
問1は飲酒の行動分析、問2はアセスメントの方法に関する問題です。

解答 → 問1 (1)　問2 (3)

問1 (1) ✕　好きなお酒の種類を聞くことは、単なる嗜好調査です。
(2)〜(5) ○　飲酒に対する欲求の強弱や、飲酒のタイミング、気持ちを訪ねることは行動分析に当たります。

問2 (1)、(2)、(4)、(5) ✕　(1)は実測法、(2)は観察法、(4)は面接法、(5)は質問紙法です。

(3) ◯ フォーカスグループインタビューは、対象者の考えや望みをとらえやすい方法です。

ここだけ丸暗記

☑ 栄養アセスメントは、主観的・客観的情報から個人や特定集団の栄養状態を総合的に評価・判定することです。栄養アセスメントを行い、対象者の問題行動（課題）を的確に見出すことが、対象者に適した栄養教育計画につながります。

☑ アセスメントの結果、問題要因は複数あることがほとんどですが、すべての改善を対象者に求めると挫折するケースが多くなります。問題要因の相互関係や因果関係を科学的、総合的、多角的にとらえ、問題要因に優先順位をつけることが必要です。重要度、緊急度、達成の可能性、根本的な課題か、などから決定します。

☑ 栄養アセスメントの情報収集法

実測法	測定装置や計器を使用して、対象者の状況を客観的に測定する方法	身体計測、臨床検査、食事調査（秤量記録法、陰膳法）
観察法	対象者の行動を観察して客観的に評価する方法	臨床症状の観察、自立度（ADL）判定
面接法	調査者が対象者から直接情報を引き出す方法	カウンセリング、社会調査（フォーカスグループインタビューなど）、問診
質問票法	調査票（アンケート票）を用いて調査する方法	食生活調査、食事調査（食物摂取頻度調査法）、商品開発モニター
既存資料の活用	既に行われた調査などをまとめた資料を活用する方法	国民健康・栄養調査、人口動態統計、家計調査、食料需給表

+One フォーカスグループインタビュー

☑ 集団面接法の1つで、背景の似通ったグループに十分な質問と会話を行い、内容を録音などで分析する方法です。質問票や面接者に誘導された型にはまった項目以外の対象者の自由な意見を聞くことができるため、測定者側が予測しなかった要因を引き出すことができます。

解いてみよう

Q1 行動分析は、栄養教育実施後に行う。
Q2 対象者と直接面談するのは、質問紙法である。

121 栄養教育と目標設定

問1 大学生を対象に、朝食を毎日食べることを目的とした栄養教育において、学習者が設定する行動目標である。正しいのはどれか。1つ選べ。

（2016年・問109「3B　栄養教育の目標設定c」）

(1) 朝食を食べる必要性を理解する。
(2) 早寝早起きをする。
(3) 家の人に朝食を用意してもらう。
(4) 簡単な朝食の作り方を学ぶ。
(5) 朝食を毎日食べている友人の話を聞く。

問2 企業における栄養教育プログラムにおいて、学習目標が設定できる調査である。正しいのはどれか。1つ選べ。

（2015年・問115「3B　栄養教育の目標設定b」）

(1) 社員全員の身長、体重、腹囲を計測する。
(2) 生活習慣改善に対する考え方を個別面談で調べる。
(3) 社員食堂の献立別の売り上げを調べる。
(4) 職場周辺にある飲食店のメニューを調べる。
(5) 社員全員の栄養摂取状況を調べる。

問題のポイント

対象者に合った具体的で達成可能な目標設定が大切です。目標には期間で分けた長期、中期、短期目標と、内容で分けた一般、行動、学習、環境目標があります。問1は行動目標、問2は学習目標に関する問題です。

解答 → 問1 (2)　問2 (2)

問1 (1)、(4)、(5) ×　学習目標に当たります。
　　　(2) ○　自分で実施できる行動となり、行動目標に当たります。
　　　(3) ×　環境目標に当たります。

問2 (1) ×　結果目標です。
　　　(2) ○　生活習慣改善に関する考えを聞けば、学習すべき内容が明らかになります。
　　　(3) ×　社員食堂の売上調査から、学習目標は設定できません。

(4) × 環境目標の設定となります。
(5) × 行動目標の設定につながります。

ここだけ丸暗記

☑ 栄養教育で設定する目標には、**期間別目標**（短・中・長期目標）に加えて実施目標、環境目標、行動目標、結果目標があります。
☑ 目標決定の際は、結果目標（長期目標）から決めて次第に下位の目標を設定します。
☑ **結果目標**は実施する栄養教育の最終目標で、栄養教育の実施により得られるべき目標です。
☑ **長期目標**　QOLなどに関する目標で、半年や年単位で達成可能な目標
　中期目標　健康などに関する目標で、月単位で達成可能な目標
　短期目標　行動や環境に関する目標で、数週間から1か月程度で達成可能な目標
☑ **経過目標**は、知識・スキル・態度などを獲得するための目標です。
☑ 教育により期待される学習者の変化を**個別目標**といいます。個別目標には、行動に関わる**行動目標**、学習に関わる**学習目標**、環境に関わる**環境目標**とがあります。

長期目標	中期目標	短期目標			経過目標
結果目標	一般目標	行動目標	環境目標	学習目標	
プログラム目標		個別目標・到達目標			実施目標
Goal	GIO[※1]	SBO[※2]			

※1　GIO（general instructive objective）長期目標を達成するための一般目標
※2　SBO（specific behavioral objective）教育により変容が期待される行動目標

+One　目標設定の留意点

①対象者に合った内容であること
②達成可能なものであること
③実施可能な項目数であること
④中・短期目標は、具体的であること
⑤測定可能な項目が含まれること

解いてみよう

Q1 目標はできるだけ高く設定する。
Q2 減塩方法を理解することは、行動目標である。

122 栄養教育における教材・媒体

重要度 ★★★

問1 食事バランスガイドの料理区分とサービング（1SV）基準の組合せである。正しいのはどれか。1つ選べ。
(2015年・問117「3C　栄養教育プログラムの作成f」)

(1) 主食　　　　　　　　　炭水化物100g
(2) 副菜　　　　　　　　　食物繊維7g
(3) 主菜　　　　　　　　　たんぱく質6g
(4) 牛乳・乳製品　　　　　カルシウム200mg
(5) 果物　　　　　　　　　ビタミンC100mg

問2 栄養教育における学習内容と学習形態及び教材の組合せである。正しいのはどれか。1つ選べ。
(2012年・問117「3C　栄養教育プログラムの作成f」)

(1) 脂肪酸組成の知識　　ブレインストーミング　　日本食品標準成分表
(2) 食事記録の方法　　　講義　　　　　　　　　　歩数計
(3) 栄養計算の方法　　　ディベート　　　　　　　食事バランスガイド
(4) 減塩食のつくり方　　体験学習　　　　　　　　計量スプーン
(5) 有酸素運動の方法　　ロールプレイ　　　　　　呼気ガス分析装置

問題のポイント

食事バランスガイドは、「食生活指針」を具体的な行動に結びつけるものとして、厚生労働省と農林水産省が共同で平成17年に策定しました。1日に「何を」「どれだけ」食べたらよいかの目安をわかりやすくコマのイラストで示しています。問1は食事バランスガイド、問2は学習形態と教材に関する問題です。

解答 → 問1 (3)　問2 (4)

問1 (1)〜(5)はそれぞれの区分の主食1つ（SV）についての問題です。
主食は主材料由来の炭水化物約40g、副菜は、主材料の重量70g、主菜は、主材料に由来するたんぱく質約6g、牛乳・乳製品は、主材料由来のカルシウム約100mg、果物は、主材料の重量約100gを指します。

問2 (1) ✗ 日本食品標準成分表には、脂肪酸組成は記載されていません。
(2)、(3)、(5) ✗ 学習内容と教材が合っていません。教育内容に応じた形態と教材を使用する必要があります。

ここだけ丸暗記

☑ 教材を適切に用いると、対象者に栄養教育内容を的確に表現し理解につながります。
☑ 教材の種類は様々あり、対象者の年齢、人数、教育内容などにより使い分けます。

文字教材	用語・標語など
印刷教材	テキスト・資料・記録・記入表・カード・写真・食品成分表など
音声教材	発話・挿話・歌・録音テープ・放送
投影教材	静止画（スライド・OHP）、動画（フィルム・DVD）
非投影教材	写真、図表、ポスター、パネル、卓上メモ
実物・立体教材	食品・料理・食事模型（フードモデル）
実演教材	調理・調理器具、人形、紙芝居、フランネルボード、エプロンシアター
マルチメディア教材	ソフトウェア・インターネット・電子メール・栄養価計ソフトなど
玩具教材	かるた、すごろく、ビンゴ

＋One

☑ **三色食品群**
社団法人栄養改善普及会が作成。栄養素のはたらきの特徴から、食品を赤、黄、緑の3色の食品群に分け、組み合せて摂取することを示しています。3色でわかりやすいため、子供を対象とした食育や複雑な指導が困難な人などへの栄養教育で用いられます。

☑ **6つの基礎食品**
厚生労働省が作成。含有栄養成分の類似した食品を6つの食品群に分類し、組み合せて摂取することを示しています。組み合わせる食品が具体的でわかりやすいため、幅広い年代層への栄養教育に利用できます。

解いてみよう

Q1 エプロンシアターは、実演教材である。
Q2 食事バランスガイドは、厚生労働省と文部科学省が作成した。

123 栄養教育の学習形態

問 栄養教育を目的にした集団討議法と、人の位置関係を示した図の組合せである。正しいのはどれか。1つ選べ。

(2015年・問118「3C栄養教育プログラムの作成g」)

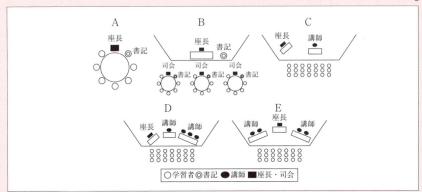

(1) フォーラム ──────── A
(2) シンポジウム ──────── B
(3) バズセッション ──────── C
(4) ラウンドテーブルディスカッション ── D
(5) パネルディスカッション ──────── E

問題のポイント

栄養教育における学習形態に関する問題です。**一斉学習**とは、多人数に対し一斉に教育する方法で、教育者の労力の軽減や時間の効率化がはかれます。**グループ学習**とは、小グループに分かれた対象者同士が自主的に協力しながら相互に学習し合う方法です。一斉学習とグループ学習の形態には、それぞれ講義型、討議型、参加型があります。

解答 ➡ (5)

- (1) × Aはラウンドテーブルディスカッションを示しています。
- (2) × Bはバズセッションを示しています。
- (3) × Cはフォーラム（講演式）を示しています。
- (4) × Dはシンポジウムを示しています。
- (5) ○ Eはパネル・ディスカッションを示しています。

ここだけ丸暗記

	学習方法	概要	特徴
大集団	シンポジウム	ある課題について多領域の数人の専門家（シンポジスト）の意見発表、学習者の質問と意見、討議からなる	多面的な理解が深まる
中・大集団	講義	講師がある課題について学習者に講演。講師1名	多数に情報提供が可能
	レクチャーフォーラム	学習者も参加する公開討論。数人の講師の講演、聴衆の質疑応答、司会者のまとめからなる	学習者も参加することで、講義よりは双方向に
中集団	パネルディスカッション	ある課題に対して学習者の中から数人の代表（パネラー）が選ばれて討議する。パネラー同士の意見交換、学習者との質疑応答と討論、パネラー間でのまとめからなる	パネラーは問題の明確化と評価を担当し、学習者（聴衆）はパネラーによるモデリングができる
	ディベートフォーラム	ある課題に対して相反する見解をもった2名以上の講師からの講演、質疑、追加討論、司会者による整理と統括からなる	学習者にとってその課題に対する自己の見解を確立できる
	ワークショップ	共通の研究課題をもつ人が集まり、ファシリテータの援助のもと、分科会に分かれて討議。その後全体報告、討議。研究的集会	学習者同士あるいはファシリテータの援助により問題解決を図ることができる
小集団	ブレインストーミング	グループ内で、学習者が自由に発言。その後、全体発表、討議	問題の明確化、アイデア発見を目的とする
	座談会	参加者が1人ずつ短時間で順番に発言	参加意識が高まる。教育者が全員の状況を把握しやすい
	バズセッション	グループごとに少人数での自由な討論。討論終了後、全体発表、討議。6人グループで、1人1分ずつ発言する方法が6・6式討議	少人数で話し合い、参加意識が高まる。6・6式討議では、短時間に全員の意見を把握できる

解いてみよう

Q1 グループ学習では、教育者の労力の軽減や時間の効率化が図れる。
Q2 レクチャーフォーラムでは、相反する見解をもった講師が講演する。

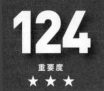

栄養マネジメントの計画と実施

問1 大企業において、社員の健康づくりのための減塩行動の普及を目的に、新たな取り組みを行うこととなった。社内で減塩行動を早く普及させるための、イノベーション普及理論に基づく初期活動である。**最も適切なのはどれか**。1つ選べ。

(2016年・問104「2B　行動科学の理論とモデルe」)

(1) 全社員に、減塩の意義を記載したリーフレットを配布する。
(2) 全社員に、減塩の意義を社内メールで知らせる。
(3) 部署ごとに、順次、減塩教育を行う。
(4) 部長を集め、減塩教育を行う。

問2 栄養教育プログラムの実施に関する記述である。正しいのはどれか。1つ選べ。

(2016年・問110「3D　栄養教育プログラムの実施」)

(1) 学習者に情報を伝達する経路を、プレゼンテーションという。
(2) 教育者の身だしなみは、非言語的コミュニケーションに含まれる。
(3) 学習者に教育者のもつ知識を伝える行為を、モニタリングという。
(4) 文字などで学習者に情報を伝達する行為を、チャネルという。
(5) プログラムが計画どおり進んでいるかの確認を、コミュニケーションという。

問題のポイント

栄養プログラムを計画し実施する際には、行動科学理論やモデルを応用します。イノベーション普及理論は、新しい情報や技術（イノベーション）を社会に広めるための理論で、「新しい情報や技術」に「行動」を置き換えて、健康教育で活用します。**問1**はイノベーション普及理論の応用、**問2**は学習形態と教材に関する問題です。

解答 → 問1 (4)　問2 (2)

問1 (1)、(2)、(3) ✕　社員に対する栄養教育についての説明です。
　　　(4) ○　各部署の部長をイノベーション普及理論におけるアーリーアダプター（初期採用者）として減塩教育を行い普及の迅速化を図ります。

問2 (1) ✕　学習者に情報を伝達する経路をチャネルと呼びます。　(2) ○
　　　(3) ✕　コミュニケーションに当たります。

(4) ✗ プレゼンテーションに当たります。
(5) ✗ プログラムが計画どおり進んでいるかの確認は、モニタリングに当たります。

ここだけ丸暗記

☑ 栄養教育マネジメントは、Plan（計画）、Do（実施）、Check（評価）、Action（改善）からなります。Planは栄養アセスメント、目標設定、教育計画の立案からなります。計画立案の際は、ニーズアセスメントにより個々の教育目標を検討する必要があります。教育計画の立案とは、カリキュラム、指導案を作成することです。

☑ カリキュラムは、栄養教育を行うにあたり、具体的な教育目標と教育内容を設定し、教育実施者、教育場所、教育方法の決定と教育時間の配分などを行った栄養教育全体の計画等を含んだ設計図です。

☑ 6W1Hの要素を十分に検討して、カリキュラムに盛り込んでいきます。

☑ カリキュラムの分類

①知識教育型	知識を伝達することを重視したカリキュラム。知識の獲得が、行動変容にどの程度反映されるかには疑問がもたれる
②経験型	参加型学習法を用い、対象者の主体的な学習を重視したカリキュラム。学習者の「気づき」の後、問題解決を図ろうとする能力を高め、行動変容をうながしていくことができる
③統合型	学習目的によって、知識教育型と経験型を織り交ぜて実施し、知識と行動の双方にはたらきかけ、学習効果を高める

+One

☑ **指導案** カリキュラムに盛り込まれた1指導ごとの計画内容を示したもの。一般的に、導入、展開、まとめの3段階から構成されます。時間配分、教育内容、教材、指導上の留意点などについて計画し、評価についても盛り込みます。

☑ **6W1H** Who（誰が＝教育者）、Whom（誰に＝対象者）、What（何を＝教育内容）、When（いつ＝時期、時刻、所要時間、回数）、Where（どこで＝場所、会場、地域）、Why（なぜ＝目的、目標）、How to（どのように＝指導方法、媒体）。これらにHow much（Budget）（経費はいくらか、いくらが目標か）、How many（いくつか、いくつが目標か）、Future（未来、将来、今後、前途）を加え、6W3H1Fを考慮することもあります。

解いてみよう

Q1 6W1HのHとは、「いくらか」を示している。
Q2 指導案は、一般に導入、展開、まとめから構成される。
Q3 知識獲得に重きをおいたカリキュラムの実施は、食行動変容に効果がある。

125 栄養教育の評価

問1 ロコモティブシンドローム予防を目的として行う、骨粗鬆症検診受診者を対象とした栄養教育プログラムの評価と、評価の種類の組合せである。正しいのはどれか。1つ選べ。

(2016年・問111「3E 栄養教育の評価」)

(1) 検診断結果から学習者を決定した方法が適切だったかを確認した ── 経過評価
(2) プログラムの参加率が低かったため、途中から開始時刻を変更した ── 結果評価
(3) 学習者が記録した毎日の歩数で、行動の実行を確認した ──── 影響評価
(4) 学習者の日常生活動作の改善を確認した ───────── 形成的評価
(5) 学習者が書いた感想で、講義内容の理解度を確認した ───── 企画評価

問2 メタボリックシンドローム改善を目的とした栄養教育の経済評価に関する記述である。「　」に入る正しいものの組合せはどれか。1つ選べ。

(2016年・問112「3E 栄養教育の評価」)

栄養教育の総費用は、240,000円、学習者は60人であった。学習者のうち、教育の結果目標である、「体重を5％以上減少」を達成できた者は50％であった。結果目標達成者1人当たりを効果の単位とした場合の「a」は、「b」円であったと計算できる。

	a	b		a	b
(1)	費用効果	8,000	(2)	費用効果	4,000
(3)	費用便益	120,000	(4)	費用効用	8,000
(5)	費用効用	4,000			

問題のポイント

栄養教育の評価について、問1は評価全般、問2は経済評価に関する問題です。

解答 →　問1 (3)　問2 (1)

- **問1** (1)、(2)、(4)、(5) ×　(1)は企画評価、(2)は経過評価、(4)は影響評価、(5)は経過評価に当たります。(3)が正解（影響評価）です。
- **問2** (1) 栄養教育の総費用240,000円を、「体重を5％以上減少」を達成できた者50％（30人）で除して、「1単位の効果を獲得するためにかけられた費用」を計算するのが費用効果分析です。計算の結果、費用効果は8,000円と算出できます。

ここだけ丸暗記

☑ 評価は、栄養教育マネジメントサイクルに従い、プログラムの各段階で実施されます。評価の意義には、より良い栄養教育プログラムへの改善、栄養教育プログラムの有効性の説明、栄養教育関係者の啓発と教育力の向上などがあります。

☑ 栄養マネジメントの流れ

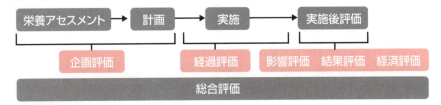

企画評価	栄養アセスメントから計画段階に関する評価
経過評価	栄養教育実施と対象者の習得状況に関する評価
影響評価	栄養教育実施による行動変容(短期目標)達成度に関する評価
結果評価	栄養教育実施による中・長期目標の達成度に関する評価
経済評価	費用に見合った教育効果が得られたかの評価(費用効果、費用便益)
総合評価	企画評価から結果評価までの総合評価

☑ 評価結果のフィードバック

評価から得られた情報や教訓、提言を栄養マネジメントの実施や新しい計画に反映させ、見直し・改善していくプロセスです。効果的な栄養教育の実施につながります。効果の認められた栄養教育プログラムを集積・分析することにより、汎用性のあるプログラムの構築、すなわち標準化(一般化)ができます。

☑ 実施した栄養プログラムの実施・評価は記録し報告書を作成します。良い成果が得られた場合には、学会発表や論文化して、広く多くの関係者と情報を共有することで、管理栄養士全体、国全体の栄養教育の質の向上へとつながります。

+One

☑ 実施の段階においても、形成的評価と総括的評価の両方が行われます。

形成的評価	企画やプログラムの実施状況、問題点の把握などのための評価
総括的評価	企画やプログラムの終了後に行う全体的な善し悪しについての評価

解いてみよう

Q1 「栄養バランスの良い食事がわかった」は影響評価である。
Q2 費用便益分析では、1単位当たりの効果について金額を算出する。
Q3 プログラムの計画段階で評価計画を検討しておく。

126 ライフステージ別の栄養教育 (1)

重要度 ★★★

問1 ライフステージ別栄養教育の学習形態に関する記述である。ワークショップとして正しいのはどれか。1つ選べ。 (2015年・問116「3C 栄養教育プログラムの作成f」)

(1) 幼稚園児が、正しい箸の持ち方の紙芝居を観る。
(2) 小学生が、苦手な食べ物を克服するための寸劇をする。
(3) 中学生が、栄養素の種類と働きについて講義を受ける。
(4) 高校生が、朝食欠食の問題点と改善策について話し合う。
(5) 勤労者が、生活習慣病予防対策のビデオを観る。

問2 高校女子陸上選手の骨密度増加を目的として栄養教育を実施した。評価項目と評価の種類の組合せである。正しいのはどれか。1つ選べ。

(2015年・問119「4C 学童期・思春期の栄養教育」)

(1) プログラムに競技指導者との連携が含まれていたか ── 企画評価
(2) 選手の乳製品の摂取量が増加したか ── 経過（過程）評価
(3) 選手の1年後の骨密度が増加したか ── 影響評価
(4) 選手の食事と競技パフォーマンスに関する知識が増えたか ── 結果評価
(5) 弁当を手作りすることで、選手の食費が節約できたか ── 経済評価

問題のポイント

ライフステージ別の栄養問題に対して、栄養教育を実施する際には、対象者に適した内容、学習形態、教材を選ぶ必要があります。また、栄養教育評価についてはマネジメントサイクルを応用します。ライフステージ別栄養教育方法に関する問題です。

解答 → 問1 (4)　問2 (1)

問1 (1)、(2)、(3)、(5) ×　(1) と (2) は体験学習、(3) は、一斉学習における講義法、(5) は自己学習になります。(4) がワークショップで、○です。

問2 (1) ○　企画評価です。
(2)～(5) ×　(2) は影響評価、(3) は結果評価、(4) は影響評価となります。(5) の選手の食費の節約は、プログラムの経済評価とはなりません。

ここだけ丸暗記

☑ ライフステージは、妊娠・授乳期から始まり乳幼児期、学童期、思春期、青年期、成人期、高齢期へと進みます。それぞれのステージにおいて、心身およびライフスタイルの変化に対応した栄養教育をする必要があります。

☑ **妊娠・授乳期**
妊娠、分娩、産褥、授乳に応じて母体が急激に変化するため、**体調の変化**が起こりやすく、**ライフスタイルも大きく変化**します。ホルモンの変化も一因となり、**情緒不安定になりやすく**なります。心身やライフスタイルの急激な変化に対応した妊娠・授乳期の適切な食生活の教育、母親自身の心身に対するケアを含めた支援を行います。

☑ **乳幼児期**
一生のうちで最も著しい成長・発達の時期で、**基本的な食生活習慣と生活リズム、咀嚼能力の基礎**が形成されます。食は乳汁栄養から離乳し、離乳食から一般食へと大きく変化し、生活も家庭中心の生活から保育園・幼稚園での集団生活へと変化します。乳汁栄養は、**母乳栄養**が推奨されています。

☑ **学童期・思春期**
著しい身体発育が続き、肥満とやせの両方が増加する時期です。学童期では、家庭中心から学校中心へ生活が移行し、**生活習慣の形成完成時期**を迎えます。思春期では、**第二次性徴期**を迎え、**自我の確立や精神不安**などが生じます。誤った情報を取り入れやすい時期です。

+One　学校給食の目標（学校給食法）

1. 適切な栄養の摂取による健康の保持増進を図る。
2. 日常生活における食事について正しい理解を深め、健全な食生活を営むことができる判断力を培い、及び望ましい食習慣を養う。
3. 学校生活を豊かにし、明るい社交性及び協同の精神を養う。
4. 食生活が自然の恩恵の上に成り立つものであることについての理解を深め、生命及び自然を尊重する精神並びに環境の保全に寄与する態度を養う。
5. 食生活が食にかかわる人々の様々な活動に支えられていることについての理解を深め、勤労を重んずる態度を養う。
6. わが国や各地域の優れた伝統的な食文化についての理解を深める。
7. 食料の生産、流通及び消費について、正しい理解に導く。

解いてみよう

Q1　「妊産婦のための食事バランスガイド」には妊娠中の付加量が記載されている。
Q2　学校給食の目標には、食料自給率の増加が明記されている。

127 ライフステージ別の栄養教育(2)

重要度 ★★★

問1 食事の準備が困難であると感じている、単身男性への栄養教育に関する記述である。バランスの良い食事をとることへの自己効力感を高める支援である。**最も適切なのはどれか。1つ選べ。** （2016年・問107「2C 行動変容技法と概念e」）

(1) 家にどのような調理器具があるかを尋ねる。
(2) 食事内容の記録を勧める。
(3) 栄養バランスの良い手作りメニューを紹介する。
(4) 外食を活用しても、栄養バランスがとれる方法があることを伝える。

問2 生活習慣を視野に入れた、高齢者への栄養教育に関する記述である。正しいのはどれか。1つ選べ。 （2015年・問106「4E ライフステージ・ライフスタイル別　栄養教育の展開」）

(1) 身体活動では、1日60分以上の強い運動を勧める。
(2) 喫煙では、サプリメントを摂取すれば、吸っても良いと伝える。
(3) 休養では、能動的休養として社会活動への参加を勧める。
(4) 睡眠では、入眠前のアルコール摂取を勧める。
(5) 食事では、若い頃よりも味覚が鋭敏になっていることに気づかせる。

問題のポイント

自己効力感とは、自分には「予測される状況を管理するのに必要な行動を計画したり、実行したりする能力がある」という信念のことを指します。問1はライフステージ別栄養教育と自己効力感、問2は高齢者への栄養教育に関する問題です。

解答 → 問1 (4)　問2 (3)

問1 (1)～(3) × 生活状況などを質問していて、自己効力感の上昇にはつながりません。
　　　(4) 〇 外食を活用した場合でも、状況が管理できることを説明し、自己効力感を高めるよう導いています。

問2 (1)、(2) × 強い運動は推奨されず、サプリメントは喫煙の影響を減らしません。
　　　(3) 〇 能動的休養とは積極的休養の意味です。ある程度身体を積極的に動かし、気分転換をはかり能動的に疲労回復のはたらきかけをすることも休養になります。

(4)、(5) ✕ アルコール摂取は眠りの質を下げ、味覚は加齢に伴い鈍感になります。

ここだけ丸暗記

☑ **成人期**
心身ともに成熟し、労働生活が大きな位置を占め、社会の中核をなす時期。就職、結婚、出産など人生の節目も迎えます。男性の**肥満**、女性の**やせ**、**不規則な食事時間**、**中食・外食**の利用頻度や**飲酒**機会の増加等の問題があり、単身赴任者も多い時期です。

☑ **高齢期**
職業人や親としての人生の円熟期で、豊かな人生に向けての再スタートの時期です。労働からの引退が、ライフスタイルや精神状況に大きな変化をもたらします。体型も食事内容・量も、**個人差**が大きく、食料などの調達能力は低下し、**外食・中食**の利用が増加します。**独居**や**高齢者世帯**が増え、共食や周囲の人との交流の機会が大切です。

☑ **傷病者および障がい者**
健常者では一次予防が目的ですが、傷病者では疾患の治療、合併症の抑制、栄養状態の改善などの**二次・三次予防**を目的とした教育が必要です。障害者では、聴覚障害、視覚障害、肢体不自由障害、知的障害、精神障害など**障害の種類や程度**により、**栄養教育や支援が異なり**ます。摂食・嚥下障害、誤嚥、麻痺、廃用症候群、肥満ややせ傾向などの問題をもつ人も多く、ノーマライゼーションを踏まえた栄養教育が大切です。

☑ **ノーマライゼーション《正常化の意》**
高齢者や障がい者などを施設に隔離せず、健常者と一緒に助け合いながら暮らしていくのが正常な社会のあり方とする考え方。**障がい者を特別視せず健常者とともに生活できる社会**をつくろうという考え方と、それに基づく社会福祉政策。

+One 特定健康診査・特定保健指導

☑ 40歳以上の被保険者が対象。健診による腹囲、血糖（血糖値、HbA1c）、血清脂質（中性脂肪、HDL-コレステロール）、血圧状況、喫煙や服薬状況、年齢を加味して、**情報提供**、**動機づけ支援**、**積極的支援**の3段階に階層化されます。情報提供はすべての人に行われ、動機づけ支援では初回指導と**半年後**の評価、積極的支援では初回指導と**3か月**以上にわたる継続支援、そして**半年後**の評価が実施されます。

解いてみよう

Q1 高齢者は健常者よりも個人差が少ないため、栄養教育が画一的にできる。
Q2 ノーマライゼーションとは、障がい者と健常者がともに生きる社会を指す。

6章 解いてみよう 解答・解説

113
1 ○
2 ○ 栄養・休養・運動が健康の3大柱となっています。

114
1 × 行動を変えたときのメリットを考えるのは、関心期に適しています。
2 × 疾病の結果が重大だと考えるのは、重大性の認知に当たります。

115
1 ○
2 × ソーシャルネットワークは、インターネット等を活用した社会的つながりを指します。

116
1 ○
2 × 我慢するのは、反応妨害法です。

117
1 × カウンセリングマインドは、カウンセリングを実施する側の心構えを指します。
2 × 共感的理解では、同情は示しません。

118
1 × ソーシャルキャピタルは、人と人とのつながりなどを指します。
2 ○

119
1 ○
2 × 食品に関する法的整備は、食物へのアクセスに当たります。

120
1 × 行動分析は、栄養教育実施前に行います。
2 × 対象者と直接面談するのは、面接法です。

121
1 × 目標は実施可能な範囲から行います。
2 × 減塩方法を理解することは、学習目標に当たります。

122
1 ○
2 × 食事バランスガイドは、厚生労働省と農林水産省が作成しました。

123
1 ○
2 × レクチャーフォーラムでは、学習者も参加する公開討論を指します。

124
1 × 6W1HのHは、How to（どのように）を示しています。
2 ○
3 × 食行動変容には、知識獲得だけでは十分とはいえません。

125
1 ×「栄養バランスの良い食事がわかった」は、知識の習得状況にあたるので経過評価項目となります。
2 × 費用便益分析では、プログラム実施にかかったすべてを金額に換算します。
3 ○

126
1 ○「妊産婦のための食事バランスガイド」には、妊娠中期・妊娠末期・授乳期における付加量が示されています。
2 ×

127
1 × 高齢者は個人差が大きくなります。
2 ○

7章

臨床栄養学

医療と臨床栄養

問 臨床栄養の用語とその説明の組合せである。正しいのはどれか。1つ選べ。

(2015年・問121「1C 医療と臨床栄養」)

(1) コンプライアンス ――――― 痛みを抑える治療
(2) アドヒアランス ――――― 患者側の治療への積極的な参加
(3) ノーマリゼーション ――――― 患者の重症度の判別
(4) セカンドオピニオン ――――― 患者の意思の確認
(5) トリアージ ――――― 別の専門職の意見を求めること

問題のポイント

医療における用語についての問題です。間違えやすい言葉、似た言葉が多々あるので正確に覚えましょう。また、用語の意味だけではなく、その目的も理解することで、実務につながるでしょう。

解答 ➡ (2)

(1) × **コンプライアンス**とは、医療者側の服薬や自己血糖測定などの指示に患者が従うことです。また、法令遵守という意味もあります。痛みを抑える治療は、**ペインコントロール**です。

(2) ○ **アドヒアランス**とは、患者が自分の疾病を理解し、治療方針の決定について患者自身が積極的に参加し、その決定に沿って治療を受けることです。

(3) × **ノーマリゼーション**とは、社会的に不利益を受けやすい人々（弱者）が、社会の中で他の人々と同じように生活し活動することが社会の本来あるべき姿であるという考え方です。

(4) × **セカンドオピニオン**とは、患者が主治医とは別の医師に診断や治療の選択肢についての意見を聞き、意思決定に役立てるものです。説明の上で患者の意思を確認することは、**インフォームドコンセント**です。

(5) × **トリアージ**は、災害時など、一度に多くの患者が発生した場合に、負傷者を重症度、緊急度などによって分類し、治療や搬送の優先順位を決めることです。

ここだけ丸暗記

用語	意味
QOL (Quality of life)	生活の質を意味する
ADL (Activity of daily living)	日常生活動作のこと。食事、排泄、更衣、入浴、整容、移動などを行う能力を意味し、ADLが高いことは自立度が高いと評価される
インフォームド・コンセント	医師から医療行為や治療法について、内容・利益・不利益・危険性など十分説明を受けたうえで、患者が自発的に同意し承諾すること
ノーマライゼーション（ノーマリゼーション）	高齢や障害があっても、可能な限り普通の生活ができるように条件を整えること。障害者と健常者の生活の場の共有化を意味する
クリニカルパス	ある病気の治療や検査に対して、アウトカム（達成目標）を目指して標準化された患者の入院から退院までのスケジュール（検査、手術、ケア、食事など）を表にまとめたもの
バリアンス	クリニカルパスにおいて、標準化した医療方法では対応できない、標準化したものから逸脱した状況（患者状況）
トータルペイン	全人的苦痛。患者の痛みは、身体的・精神的・社会的・スピリチュアルペイン（生きる意味や価値の喪失感、死後の不安など）の要素から構成される
ターミナルケア	終末期（余命約半年）医療。死期が近づいた患者に対し、身体的苦痛や精神的苦痛の軽減によりQOLの充実を目指す
緩和ケア	生命を脅かす疾患による問題に直面している患者とその家族に対して、疾患の早期より痛み、身体的問題、心理社会的問題、スピリチュアルな問題に関して評価を行い、それが障害とならないように予防したり対処したりすること。QOLを改善するためのアプローチ（WHO、2002）
栄養サポートチーム (NST)	傷病者の疾患や栄養状況、治療法などを包括的にとらえ、適切な栄養管理を実現することを目的に構成されたチーム

+One　クリニカルパス

☑ クリニカルパスでは、目的として「治療の標準化」が挙げられ、アウトカム（結果）は、治療の開始前に設定します。

解いてみよう

Q1 クリニカルパスを適用する際、クリニカルパスから外れることは許されない。

Q2 トリアージは通常の医療においても実施する。

129 医療・介護制度(1) —— 栄養指導

重要度 ★★☆

問 栄養食事指導料の算定に関する記述である。正しいのはどれか。1つ選べ。

(2015年・問126「1B 医療・介護保険制度の基本」)

(1) 入院患者は、1週間に2回算定できる。
(2) 外来患者は、初回月に3回算定できる。
(3) 集団栄養食事指導料は、1回指導時間30分で算定できる。
(4) 集団栄養食事指導料は、入院患者と外来患者を同時に指導しても算定できる。
(5) 成人の食物アレルギー食は、算定対象である。

問題のポイント

栄養指導に関連した診療報酬の問題です。診療報酬は、保険診療を行う上での価格表を指します。診療報酬は、約2年に一度改定されますので、最新の情報収集に努めましょう。

解答 → (4)

(1) × 入院患者は、入院中に2回まで、1週間に1回まで算定できます。
(2) × 外来患者は、初回月(30日以内)に限り2回、その他の月は1回算定できます。
(3) × 集団栄養食事指導料は、1回の指導時間が40分以上で算定できます。
(4) ○ 集団栄養食事指導料は、入院患者と外来患者を同時に指導しても15人以内で算定できます。
(5) × 食物アレルギー食は、9歳未満の小児に限り入院栄養食事指導料または外来栄養食事指導料の算定対象となります。

+One 診療報酬での週と月

☑ 算定回数が「週」単位または「月」単位とされているものについては、特に定めのない限り、それぞれ日曜日から土曜日の1週間または月の初日から月の末日の1か月を単位として算定するとされています。たとえば、土曜日に栄養食事指導料を算定し、次の日(日曜日)に栄養食事指導料を算定することも可能です。診療報酬で指す週と月の定義を覚えておきましょう。

ここだけ丸暗記

☑ 2016年4月（平成28年4月）に改訂された栄養指導に関する診療報酬

区分	点数	算定要件等	
指導管理料	糖尿病透析予防指導管理料 350点/月1回	・糖尿病および糖尿病性腎症予防経験（原則5年以上）のある専任の医師・看護師または保健師・管理栄養士 ・HbA1c6.5%以上または投薬中で糖尿病性腎症第2期以上の外来糖尿病患者への個別指導 ・糖尿病教室開催も算定要件 【注意】外来栄養食事指導料・集団栄養食事指導料は算定できない	
	入院栄養食事指導料1 初回　260点/回 2回目以降　200点/回	・施設の管理栄養士の実施（非常勤でも可）が条件 ・①特別食加算対象食種、②がん患者、③摂食機能または嚥下機能が低下した患者、④低栄養状態にある患者が対象	初回おおむね30分以上、2回目以降おおむね20分以上、初回月2回、以後月1回
	外来栄養食事指導料 初回　260点/回 2回目以降　200点/回		初回おおむね30分以上、2回目以降おおむね20分以上、入院中2回まで。1週間に1回を限度
	集団栄養食事指導料 80点/回		1回40分、15人まで、月1回、入院患者は2回まで
	入院栄養食事指導料2 初回250点/回 2回目以降190点/回	①特別食加算対象食種、②がん患者、③摂食機能または嚥下機能が低下した患者、④低栄養状態にある患者が対象	栄養管理実施加算非加算の有床診療所で、他の保健医療機関等の管理栄養士が、当該診療所の医師の指示に基づき、指導（対面に限る）を行った場合に算定

解いてみよう

Q1 集団栄養食事指導料は、月に2回算定することができる。

Q2 入院栄養食事指導料は、栄養士が実施しても算定することができる。

Q3 糖尿病透析予防指導管理料と、外来栄養食事指導料を合わせて算定することができる。

医療・介護制度 (2) —— 栄養管理

問 診療報酬の算定に関する記述である。正しいのはどれか。1つ選べ。

(2014年・問121「1B 医療・介護保険制度の基本」)

(1) 1点は、100円に換算する。
(2) 特別食加算は、1食単位で算定できる。
(3) 集団栄養食事指導料の指導時間は、30分以上である。
(4) 個人栄養食事指導料は、入院中3回まで算定できる。
(5) 栄養サポートチーム加算は、週2回算定できる。

問題のポイント

栄養指導や栄養管理に関連した<u>診療報酬</u>の問題です。診療報酬は、保険診療を行う上での価格表を指します。診療報酬は、約2年に一度改定されますので、最新の情報収集に努めましょう。

解答 → (2)

(1) × 診療報酬の<u>1点</u>は、全国一律で<u>10円</u>に換算します。
(2) ○ 糖尿食や腎臓食などの<u>特別食加算</u>は、<u>1食単位で1日3回まで</u>算定できます。
(3) × <u>集団栄養食事指導料</u>は、<u>患者15人以下</u>で、1回の指導時間は<u>40分以上</u>が算定要件です。
(4) × <u>入院時栄養食事指導料</u>は、<u>入院中2回まで</u>算定できます。
(5) × <u>栄養サポートチーム加算</u>は、医師・看護師・薬剤師・管理栄養士のチームで、定期的なカンファレンスと回診を行い、栄養管理・栄養治療を実施することで、<u>週1回</u>算定できます。

ここだけ丸暗記

☑ 2016年4月（平成28年4月）に改訂された栄養管理に関する診療報酬

区分	点数	算定要件等
入院基本料	入院基本料（栄養管理体制整備）	医師が入院7日目以内に作成する「入院診療計画書」中に特別な栄養管理の必要性の有無を記載 →「栄養管理の必要性あり」の場合、入院7日以内に「栄養管理計画」を作成、患者へ説明、実施、評価し、記録は診療録に添付
入院基本料に対する加算	栄養サポートチーム加算 ①200点（週1回）30人/1チーム ②100点（週1回）指定地域、15人/1チーム	対象：栄養障害患者または栄養障害高リスクの入院患者 チーム：医師、看護師、薬剤師および管理栄養士（①の場合1人は専従、他は専任、②の場合（指定地域の対象病院）は、全員専任）等からなるチームで栄養状態の改善の取り組みが行われた場合 【注意】入院栄養食事指導料・集団栄養食事指導料は算定できない
	摂食障害患者入院医療管理加算 200点/日（30日以内） 100点/日（31日以上60日以内）	対象：摂食障害患者による著しい体重減少（BMI15未満）患者に対する集中的かつ多面的な治療を計画的に提供 配置規定：医師、管理栄養士、臨床心理技術者各1名

+One 栄養サポートチーム加算

☑ 栄養サポートチーム加算は、**栄養サポートチーム1チームにつきおおむね30人算定**することが可能です。病院内に2チームを構成することで、算定できる人数を増やすことも可能なので、覚えておきましょう。

解いてみよう

Q1 診療報酬は、地域によって1点の換算価格が違う。

Q2 栄養サポートチーム加算は、医師、管理栄養士のみで実施すれば算定可能である。

Q3 栄養サポートチーム加算の算定患者において、入院栄養食事指導料を合わせて算定することはできない。

医療・福祉・介護と臨床栄養

問 栄養における診療報酬・介護報酬算定に関する記述である。正しいのはどれか。1つ選べ。

(2012年・問122「1D 福祉・介護と臨床栄養」)

(1) 食道がん術後は、入院栄養食事指導の算定対象となる。
(2) 外来患者は、経口移行加算の対象となる。
(3) 在宅療養患者は、栄養管理実施加算の対象となる。
(4) 栄養サポートチーム加算は、毎日算定できる。
(5) 栄養マネジメント加算は、1週間に1回算定できる。

問題のポイント

診療報酬・介護報酬算定に関する問題です。診療報酬と介護報酬では異なる部分もあるので、その違いも含めて覚えていきましょう。

解答 → (1)

(1) ◯ **入院時栄養食事指導料**の算定対象は①特別食加算対象食種、②がん患者、③摂食機能または嚥下機能が低下した患者、④低栄養状態にある患者です。食道がん術後は「侵襲の大きな消化管手術後の患者に対する潰瘍食」の特別食に含まれ、算定できます。

(2) × **経口移行加算（介護報酬）**は、介護保険施設に入所中の要介護者が対象です。摂食機能障害による誤嚥が認められる入所者に対して、経口摂取への移行を目指した多職種共同管理報酬です。外来患者は医療施設（診療報酬）への通院患者なので対象外ですが、2016年4月の診療報酬改定により、外来栄養食事指導料や入院栄養食事指導料の算定は可能となりました。

(3) × **栄養管理実施加算（診療報酬）**は、入院患者の栄養管理計画と実施・評価に対する報酬のため、在宅療養患者には適用されません。平成24年4月より、入院時基本料の算定要件に栄養管理体制の整備が盛り込まれ、栄養管理実施加算は廃止されました。

(4) × **栄養サポートチーム加算（診療報酬）**は週1回の算定（200点または100点）です。

(5) ✕ 栄養マネジメント加算（介護報酬）は、毎日算定（14単位）できます。

ここだけ丸暗記

☑ 2015年4月（平成27年4月）に改定された栄養食事サービスに係る介護報酬

介護報酬（施設サービス）		単位	算定要件等
①栄養マネジメント加算（常勤管理栄養士）		14単位/日	全入所者の身体の栄養管理 多職種共同
②経口維持加算（Ⅰ）	6か月。継続可。①＋②	400単位/月	・摂食機能障害による誤嚥が認められる入所者に対し、多職種協働で、食事の観察（ミールラウンド）や会議（カンファレンス）を行う継続的な食事の摂取を進める取り組み ・①加算の算定が要件
③経口維持加算（Ⅱ）	6か月。継続可。①＋②＋③	100単位/月	①＋②を算定している場合で、協力歯科医療機関を定め、食事の観察および会議等に医師（配置医師を除く）、歯科医師、歯科衛生士または言語聴覚士が加わった場合
④経口移行加算	180日。継続可。①＋④	28単位/日	・経管栄養から経口栄養への移行支援。管理栄養士・栄養士による栄養管理＋言語聴覚士または看護職員による支援が行われた場合に算定 ・①加算の算定が要件
⑤療養食加算	⑤単独または②③④と併算定可	18単位/日	経口移行加算または経口維持加算との併算定可。算定日数は制限なし

+One

☑ 療養食加算が算定可能な食種は、治療食（糖尿病食、腎臓病食、肝臓病食、胃潰瘍食（流動食は除く）、貧血食、膵臓病食、脂質異常症食、痛風食および特別な場合の検査食があります。

☑ 診療報酬と介護報酬では若干の差がありますので、注意して覚えておきましょう。

☑ 療養食加算の算定にあたっては、疾病治療の直接手段として、医師の発行する食事せんに基づいて提供される利用者の年齢、病状等に対応した栄養量および内容を有する治療食でなければならないとされています。

解いてみよう

Q1 嚥下困難者のための流動食を提供した場合、療養食加算を算定できる。

Q2 栄養マネジメント加算を算定するためには、常勤の管理栄養士の配置が必要である。

132 傷病者・要介護者の栄養ケア・マネジメント

重要度 ★☆☆

問 傷病者の栄養ケア・マネジメントに関する記述である。正しいのはどれか。1つ選べ。

(2013年・問123「2A　栄養アセスメントの意義と目的」)

(1) 入院までの経過は、家族歴から読み取る。
(2) 主観的包括的アセスメント（SGA）は、栄養スクリーニングに用いる。
(3) モニタリングは、初回面接で完了する。
(4) 主訴には、過去の手術の有無が含まれる。
(5) 既往歴には、退院時の問題点が整理されている。

問題のポイント

傷病者および要介護者の栄養ケア・マネジメントに関する問題です。栄養ケアの流れ、そしてそれぞれの項目についてしっかりと理解しましょう。

解答 → (2)

(1) × 入院までの経過は、現在の疾病がいつから、どのように始まり、どのような経過をとってきたのかを記録した**現病歴**から読み取ります。
(2) ○ **主観的包括的アセスメント（SGA）**は、**客観的評価指標（ODA）**と共に栄養スクリーニングに用います。
(3) × **モニタリング**は、栄養ケア実施の過程において繰り返し実施するものですから、初回面接では完了しません。
(4) × **主訴**は、受診につながった患者の最も強い訴え（症状など）のことで、過去の手術の有無（既往歴に該当）は含まれません。
(5) × 退院時の問題点が整理されているのは**退院時要約（サマリー）**です。**既往歴**には、過去の病気や手術の有無等を記載します。

ここだけ丸暗記

☑ **栄養スクリーニング**とは、栄養に関係するリスクを示す項目を厳選して、リスク度の高い患者を選別することを指します。

☑ **栄養スクリーニングを実施する目的**は、すべての対象者に栄養アセスメントを行うのは時間とコストがかかりすぎるため、栄養スクリーニングで、ある程度のリスク者

を効率的に選別することです。したがって、全対象者に行うことが必要です。

☑ 栄養スクリーニングで抽出されたハイリスク者に対し、さらに詳しく栄養状態を評価・判定することを栄養アセスメントといいます。栄養アセスメントでは、栄養障害の有無・程度、原因などについて評価し、ここで得られたアセスメント結果を基にして、栄養ケアプランを立案します。

☑ 栄養ケアプランでは、**栄養補給方法**（食事を含めた経口栄養法、経腸・経静脈栄養法）、**栄養教育計画**、そして**多領域からの栄養ケア**が必要な場合は、それらも含めて計画を立案することが必要となります。計画に基づき、実施し、モニタリング・再評価を継続的に行い、栄養ケアの向上に努めることが重要となります。

栄養ケアの流れ

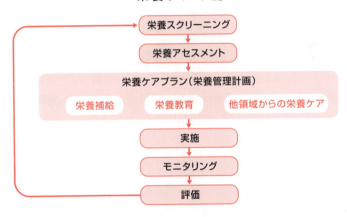

+One 傷病者の栄養ケア・マネジメントで出てくる用語

☑ 傷病者では、主訴（患者が医者に申告する症状のうち主要なもの）、現病歴（今の病気（主訴）が、いつから、どのように始まり、どのような経過をとってきたのか、といった情報をまとめたもの）、既往歴（これまでにかかった病気）、家族歴（親族や同居者の病気・健康状態のこと）などの言葉も登場します。違いを覚えましょう。

解いてみよう

Q1 栄養アセスメントを行った後に栄養スクリーニングを行う。
Q2 栄養スクリーニングは、全対象者に行うことは必要ない。
Q3 栄養状態が改善した後は、栄養スクリーニングの対象者とする必要はない。

133 栄養アセスメントの意義と方法

重要度 ★★★

問 身体計測値とそれにより推定される指標の組合せである。正しいのはどれか。1つ選べ。
(2015年・問123「2A 栄養アセスメントの意義と目的」)

(1) 下腿周囲長 ──────── 身長
(2) 肩甲骨下部皮下脂肪厚 ─── 上腕筋囲
(3) 膝下高 ──────── 上腕筋面積
(4) ウエスト周囲長 ────── 内臓脂肪面積
(5) 上腕周囲長 ──────── 体脂肪率

問題のポイント

栄養アセスメントは、**主観的包括的栄養評価（SGA）**や**客観的データ評価（ODA）**を加味して、栄養状態のリスクの評価を行うことを指します。そして、**評価指標**は栄養評価の可能な期間によって、**静的栄養評価指標**と**動的栄養評価指標**に分類されますが、栄養評価から得られる意味も異なってきます。きちんと区別して覚えておきましょう。
また、**身体計測値**においては、それぞれの計算式の計算方法まで理解することが求められます。

解答 → (4)

(1) × **下腿周囲長**は、継時的な計測により、**筋肉量の増減**を評価します。
(2) × **肩甲骨下部皮下脂肪厚**は、継時的な計測により、**栄養状態の変化**を評価します。
(3) × **膝下高**の測定により、計算で**推定身長**を求めることができます。
(4) ○ **ウエスト周囲長**の測定により、**内臓脂肪面積**を推定することができます。
(5) × **上腕周囲長**と**上腕三頭筋部皮下脂肪厚**の計測により、**上腕筋面積**を算出することができます。

ここだけ丸暗記

☑ 静的栄養評価指標と動的栄養評価指標の種類

静的栄養評価指標		動的栄養評価指標	
身体計測指標	体重変化率	血液・生化学指標（RTP）	トランスフェリン
	％標準体重（％IBW）		レチノール結合たんぱく質
	％平常時体重（％UBW）		
	BMI		トランスサイレチン（プレアルブミン）
	上腕三頭筋部皮下脂肪厚（TSF）	たんぱく代謝動態	窒素平衡（N-Balance）
	上腕筋周（AMC）		尿中3-メチルヒスチジン
	上腕筋面積（AMA）	アミノ酸代謝動態	アミノグラム
血液・生化学指標	血清総たんぱく、アルブミン、血清脂質、尿中クレアチニン		フッシャー比（分岐鎖アミノ酸／芳香族アミノ酸）
	末梢血中総リンパ球数（TLC）		BTR（分岐鎖アミノ酸／チロシン）
	クレアチニン身長係数（CHI）	間接熱量計	安静時エネルギー消費量（REE）
皮内反応	遅延型皮膚過敏反応		呼吸商（RQ）

+One 身体計測値の計測部位、計算方法

身体計測値	略語	計測方法・計算方法
上腕三頭筋皮下脂肪厚（mm）	TSF	利き腕とは反対側の腕をキャリパーで計測
肩甲骨下部皮下脂肪厚（mm）	SSF	背後から肩甲骨下端部の真下1〜2cmの部位
上腕周囲長（cm）	AC	上腕三頭筋を通る腕の周囲長をメジャーで計測
上腕筋囲（cm）	AMC	AMC (cm) = AC (cm) − 3.14×TSF (cm)
上腕筋面積（cm^2）	AMA	AMA (cm^2) = [AC (cm) − 3.14×TSF (cm)]^2 / 4×3.14

解いてみよう

Q1 血清アルブミンは動的栄養評価指標である。

Q2 上腕筋囲（AMC）は上腕三頭筋皮下脂肪厚（TSF）と上腕周囲長（AC）から求められる。

Q3 上腕三頭筋皮下脂肪厚は利き腕で計測する。

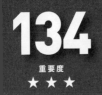

栄養・食事療法と栄養補給法(1) —— 経口栄養法

問1 経口栄養法に関する記述である。誤っているのはどれか。1つ選べ。

(2012年・問127「2C 栄養・食事療法と栄養補給法」)

(1) 軟食は、主食の形態による分類である。
(2) 流動食の目的の1つは、水分の補給である。
(3) 常食は、患者の年齢も考慮した食事である。
(4) 特別食加算の貧血食は、溶血性貧血が対象である。
(5) 注腸造影検査食は、食物繊維を少なくした食事である。

問2 経口栄養法が適応できる患者である。正しいのはどれか。1つ選べ。

(2013年・問126「2C 栄養・食事療法と栄養補給法」)

(1) JCS (Japan Coma Scale) が100である。
(2) 嚥下が不可能である。
(3) 上部消化管に閉塞がある。
(4) 胆のうが摘出されている。
(5) 小腸に穿孔がある。

問題のポイント

栄養補給方法は、経口栄養法、経管経腸栄養法、経静脈栄養法に大きく分類されます。問1も問2も、経口栄養法に関する問題です。経口栄養法の適用や特徴を理解しましょう。

解答 → 問1 (4)　問2 (4)

問1
(1) ○ 軟食では主食の形態が変化し、三分粥、五分粥、七分粥などに分かれます。
(2) ○ 流動食は流動状の食事であり、低残渣で消化が良いものです。ほとんどがスープ状、ジェル状であり、水分補給は目的の1つです。
(3) ○ 常食とは、5年毎に改定される「日本人の食事摂取基準」をもとに、年齢、性、身体活動レベルを考慮に入れた食事です。
(4) × 貧血食は、鉄欠乏性貧血（Hb 10.0g/dL以下）を対象としています。また、溶血性貧血は鉄欠乏が原因ではありません。

(5) ◯ 注腸造影検査食では、残渣が少なくなるように食物繊維や脂肪を少なくしています。

問2 (1) ✕ JCS（Japan Coma Scale）は、昏睡尺度の1つで、意識レベルをⅠ：刺激しなくても覚醒しているか（1桁）、Ⅱ：閉眼しているが刺激すると覚醒するか（2桁）、Ⅲ：刺激しても覚醒しないか（3桁）の3段階に分類し、各段階をさらに3段階で表現します。JCAが100の場合は、刺激しても覚醒しないレベルⅢのため、経口栄養法は非適応です。

(2) ✕ 嚥下が不可能な場合は、経口栄養法により誤嚥性肺炎や窒息の危険があるため、経口栄養法は非適応です。

(3) ✕ 上部消化管に閉塞がある場合、食塊の通過ができないので、経口栄養法は非適応です。

(4) ◯ 胆のうが摘出されても、食事の摂取は可能です。

(5) ✕ 小腸に穿孔がある場合、絶飲食にする必要があり、経口栄養法は禁忌です。

ここだけ丸暗記

☑ 治療食は、疾病による特異的な栄養素のコントロールを必要としない一般治療食と、疾病による特異的な栄養素のコントロールを必要とする特別治療食に分類されます。

☑ 特別治療食においては、名称によって疾病別分類と主成分別分類がありますが、主成分別分類が広く用いられつつあります。

治療食分類	主成分別分類	疾病別分類
一般治療食	常食、軟食（全粥、五分粥、三分粥）、ミキサー食、きざみ食、嚥下食、流動食	
特別治療食	エネルギー調整食、たんぱく質調整食、脂質調整食、食塩調整食	糖尿病食、心臓疾患食、肝臓疾患食、腎臓食、貧血食、潰瘍食

+One 経口摂取が適用される場合

☑ 傷病者の食欲や食べる意思が存在し、咀嚼・嚥下機能において摂食行為が可能なこと、消化管機能や腸管に閉塞性病変が存在しないことが挙げられます。

解いてみよう

Q1 消化管の閉塞がある場合は、経口栄養法は適応とならない。

栄養・食事療法と栄養補給法(2) —— 経腸栄養法

重要度 ★★★

問 経腸栄養法に関する記述である。正しいのはどれか。1つ選べ。

（2014年・問126「2C　栄養・食事療法と栄養補給法」）

(1) カテーテルの先端は、回腸に留置する。
(2) 胃食道逆流予防には、仰臥位とする。
(3) 胃瘻による管理は、1週間以内とする。
(4) 持続投与における投与量は、1時間当たり300mLとする。
(5) 成分栄養剤の長期投与では、必須脂肪酸欠乏に注意する。

問題のポイント

経腸栄養法の適応や投与スピード、経腸栄養剤の特徴、さらには投与体位について問う問題です。覚えるポイントが複数ありますが、整理して覚えていきましょう。

解答 → (5)

(1) × 栄養素の多くは小腸上部で吸収されるので、カテーテルの先端は、回腸ではなく、胃内、空腸などに留置します。

(2) × 胃食道逆流予防には、投与中から投与後30分程度をセミファーラ位（30度挙上）に保ちます。

(3) × 胃瘻（いろう）による管理は、長期間可能です。1週間以内の場合は、経鼻胃管法を選択します。

(4) × 投与速度は、速いと下痢を生じやすいので、注意が必要です。投与開始時は20〜30mL/hとし、腹部症状や便性状をみながら徐々にペースアップを図ります。

(5) ○ 脂質含有量が少ない成分栄養剤の長期投与では、必須脂肪酸欠乏に注意し、定期的に末梢静脈から脂肪乳剤を投与します。

ここだけ丸暗記

☑ 栄養補給法の投与経路とアルゴリズムには、ASPENのガイドラインが一般的に用いられています。また、JSPENのガイドラインでは、経管栄養で4週間以上の場合は消化管瘻アクセスが、経静脈栄養法で2週間以上の場合は中心静脈栄養法が推奨されています。

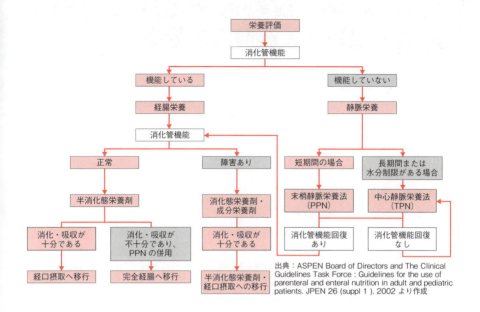

出典：ASPEN Board of Directors and The Clinical Guidelines Task Force：Guidelines for the use of parenteral and enteral nutrition in adult and pediatric patients. JPEN 26 (suppl 1). 2002 より作成

+One 経腸栄養剤の種類と特徴

経腸栄養剤は**成分栄養剤**、**消化態栄養剤**、**半消化態栄養剤**に大きく分類されます。

	成分栄養剤 （医薬品のみ）	消化態栄養剤 （おもに医薬品）	半消化態栄養剤（医薬品）／ 濃厚流動食（食品）
窒素源	精製アミノ酸	アミノ酸、ジペプチド、トリペプチド	たんぱく質、ポリペプチド
糖質	デキストリン	デキストリン	デキストリンなど
脂質含有量	きわめて少ない	少ない〜やや多い	やや多い
消化の必要性	不要	不要	少し必要
残渣	きわめて少ない	少ない	多い
濃度	1mL＝約1.0kcalに調整	1mL＝1.0kcal 水分　約85mL/100mL	1mL＝1.0〜2.0kcal 水分　約85〜70/100mL
粘度	低い	やや高い	高い
浸透圧	高い	やや高い	やや高い〜等張
剤形	粉末	粉末、液状	液状、半固形

解いてみよう

Q1 半消化態栄養剤の長期使用では、必須脂肪酸欠乏に注意する。

Q2 消化管に問題がない場合は、経静脈栄養法ではなく、経腸栄養法を適応する。

Q3 成分栄養剤は、アミノ酸にまで分解されているので浸透圧は低い。

136 栄養・食事療法と栄養補給法 (3) ── 経静脈栄養法

重要度 ★★★

問 静脈栄養法に関する記述である。正しいのはどれか。1つ選べ。

(2015年・問128「2C 栄養・食事療法と栄養補給法」)

(1) 生理食塩液のナトリウム濃度は154mEq/Lである。
(2) 高カロリー輸液製剤には、クロムが含まれる。
(3) 中心静脈栄養法と経腸栄養法は併用できない。
(4) 脂肪乳剤は、末梢静脈から投与できない。
(5) ビタミンB_1欠乏では、代謝性アルカローシスを発症する。

問題のポイント

経静脈栄養法に関する問題です。栄養管理は、経口や経管栄養法だけではなく、経静脈栄養法も含めた栄養補給を総合的に考えていくことが必要となります。また、静脈栄養を用いた栄養管理おいては、管理栄養士だけではなく、医師、看護師、薬剤師などとのチーム医療が求められます。

解答 → (1)

(1) ○ 生理食塩水のナトリウム濃度は、154mEq/Lです。
(2) × 高カロリーの輸液製剤には、クロムは含まれません。セレン、ヨウ素についても含まれていないため、中心静脈栄養法が長期になれば、欠乏のリスクがあります。
(3) × 中心静脈栄養法と経腸栄養法は併用することができます。
(4) × 脂肪乳剤は、末梢静脈から投与できます。中心静脈栄養法でも投与可能ですが、脂肪乳剤は滅菌フィルターを通過できないので、滅菌フィルター以降の側管から投与します。
(5) × ビタミンB_1欠乏では、TCA回路での代謝が起こらず、乳酸が上昇することによって代謝性アシドーシスを発症します。

ここだけ丸暗記

☑ 経静脈栄養法には、末梢静脈栄養法と中心静脈栄養法があり、それぞれの長所・短所があります。特に、合併症に関しては十分理解しておく必要があります。

		末梢静脈栄養法	中心静脈栄養法
臨床的意義		短期間の水分・電解質・少量の熱量補給、および薬物投与ルート	長期にわたる十分な熱量投与が可能
栄養学的意義		小さい	大きい
継続日数		2週間未満	2週間以上（1か月以上も可能）
投与ルート		四肢、特に前腕の静脈	体幹に近い箇所からの中心静脈
投与エネルギー		多くは不可能（1,000kcal程度まで）	多くも可能（2,000kcal以上も可能）
ルート確保および管理		特別な手技は不要	訓練と、無菌的操作が必要
脂肪乳剤の投与*		可能	フィルターがある場合、不可能
コスト		中心静脈栄養に比べ、低い	高い
活動制限		大きい	少ない
合併症	機械的合併症	血管外漏出、静脈炎	カテーテルによる刺激、血栓、位置異常
合併症	代謝性合併症	少ない	多い ・糖代謝異常（糖尿病） ・脂質代謝異常 ・電解質異常 ・リフィーディング症候群 ・ビタミンB_1不足による乳酸アシドーシス
合併症	消化器合併症	少ない	・胃炎、胃潰瘍 ・消化管粘膜絨毛の萎縮 ・バクテリアル・トランスロケーション

*脂肪乳剤は、浸透圧が発生しないため、末梢静脈から20%という高濃度の脂肪乳剤投与も可能です。しかし、投与速度を速く（1.0kcal/kg/時以上）すると、脂質異常症を起こしやすいので注意が必要です。

+One バクテリアル・トランスロケーション（Bacterial Translocation：BT）

☑ 絶食や中心静脈栄養法（TPN）により腸管が使用されないと、小腸の絨毛萎縮が数日で起こるといわれています。絨毛萎縮により、腸からな粘液分泌が減少し腸管の蠕動運動も低下すると、腸管内で腸内細菌叢が変化し、平常時にみられない細菌の異常な増殖が起こります。

☑ 腸管のバリア機能の低下により、腸管内で増殖した異常細菌は腸壁の毛細血管内に侵入し血中へと移行します。これがバクテリアル・トランスロケーションで、**全身感染症へと移行して全身状態を悪化させる原因となります。**

☑ 予防には、中心静脈栄養法施行時でも経腸栄養の投与を併用します。また、GFO（グルタミン・ファイバー・オリゴ糖）療法でBT予防を図ることがあります。

解いてみよう

Q1 末梢静脈栄養法では、2000kcal/日を投与することが可能である。
Q2 中心静脈栄養法のみの栄養補給では、バクテリアル・トランスロケーションが起こる。

137 薬と栄養・食事の相互作用

重要度 ★★☆

問 食品が医薬品に及ぼす影響に関する記述である。正しいのはどれか。1つ選べ。

(2016年・問120「2F 薬と栄養・食事の相互作用a」)

(1) クロレラは、ワルファリンの効果を減弱する。
(2) 納豆は、HMG-CoA還元酵素阻害薬(スタチン)の効果を増強する。
(3) グレープフルーツは、カルシウム拮抗薬の効果を減弱する。
(4) 牛乳は、ビスホスホネート薬の効果を増強する。
(5) セント・ジョーンズ・ワートは、スルホニル尿素(SU)薬の効果を増強する。

問題のポイント

食品と医薬品の相互作用についての問題で、出題される内容は限られています。相互作用の因果関係を整理して記憶することで必ず得点できます。

解答 → (1)

(1) ○ 過量の**ビタミンK**は**ワルファリンの抗凝固作用を減弱**させます。
(2) × **納豆**とワルファリンの相互作用は報告されていますが、納豆とスタチン系薬物の相互作用の報告はありません。
(3) × **カルシウム拮抗薬**の多くはCYP3A4の基質となるため、グレープフルーツと併用すると血中濃度が上昇し、作用が増強することがあります。
(4) × **ビスホスホネート系薬物**は、カルシウムイオンとの間に不溶性の複合体を形成して消化管吸収が減少します。
(5) × **セント・ジョーンズ・ワート**は肝臓のCYP3A4を誘導し、基質薬物の代謝を促進しますが、SU薬はCYP3A4の基質とはなりません。

ここだけ丸暗記

☑ 相互作用には、医薬品の体内濃度が変化して薬効に影響が現れる**薬物動態学的相互作用**と医薬品の薬理作用と食品の機能性がお互いに影響する**薬力学的相互作用**があります。

☑ 薬物動態学的相互作用は、医薬品の**吸収過程**(内服した薬が消化管から吸収される過程)、**分布過程**(吸収されて循環血中に入った薬が全身の組織臓器に移行する過程)、

- ☑ **代謝過程**（循環中の薬物がおもに肝臓の薬物代謝酵素で分解される過程）、**排泄過程**（循環中の薬物が尿中や糞便中に排泄される過程）**での相互作用**が考えられます。
- ☑ **グレープフルーツ**は**小腸粘膜のCYP3A4を阻害**し、基質薬物の代謝を減少させ、結果として吸収を増加させます。基質薬物として、**カルシウム拮抗薬をはじめHMG-CoA還元酵素阻害薬、免疫抑制薬、抗不安薬、抗ヒスタミン薬、抗HIV薬、ホルモン薬、抗てんかん薬など**（それぞれの分類の一部の薬物）多岐にわたります。
- ☑ **セント・ジョーンズ・ワート**は**小腸と肝臓のCYP3A4を誘導**（酵素量が増加）し、基質薬物（上記参照）の代謝を促進し、結果としてそれらの**作用を減弱**します。
- ☑ **テトラサイクリン系抗生物質、ニューキノロン系抗菌薬、ビスホスホネート系骨粗鬆症治療薬**などが牛乳や乳製品中に含まれるカルシウムと不溶性複合体を形成して**吸収が低下**することがあります。
- ☑ **ワルファリン**はビタミンK依存性の血液凝固因子活性化過程を阻害する抗凝固薬で、**ビタミンKを多く含む食品**（納豆やクロレラ、青汁、大量の緑黄色野菜など）を摂取すると**作用が減弱**し、心筋梗塞や脳梗塞発症のリスクを高めます。

＋One

- ☑ **クアゼパム（催眠鎮静薬）**は食物中の脂肪分により溶解性が増して吸収が増加するため、**原則食事との併用は禁忌**となっています。同様に脂溶性薬物である**イコサペント酸エチル（脂質異常症薬）、グリセオフルビン（抗真菌薬）、スピロノラクトン（利尿薬）、サキナビル（抗HIV薬）**は食事中の脂肪分により吸収が増加します。
- ☑ パーキンソン病治療薬である**レボドパ**は脳内で働く薬ですが、**ピリドキシン**を多く摂取すると末梢の脱炭酸酵素の活性が増加してドパミンに変換されます。ドパミン自身は血液脳関門を通過できないので**作用が減弱**します。
- ☑ 抗結核薬である**イソニアジド**はモノアミン酸化酵素（MAO）を阻害する作用をもつため、チーズやバナナなど**チラミン**（MAOの基質となる）を多く含む食品と併用すると、血圧上昇など**交感神経が過剰に興奮した症状**を呈することがあります。同様にMAOの基質となるヒスタミンを多く含む食品（鮮度の落ちたマグロなど）と併用すると、悪心・嘔吐、じん麻疹など**ヒスタミン中毒の症状**を呈することがあります。

解いてみよう

Q1 脂肪を多く含む食事後にスピロノラクトンを服用すると作用が減弱する。

Q2 カルシウム拮抗薬はグレープフルーツジュースで服用すると血中濃度が上昇する。

7 臨床栄養学

138 栄養ケアの記録

重要度 ★☆☆

問1 POS (problem oriented system) に関する記述である。**誤っているのはどれか。1つ選べ。**

(2013年・問131「2G 栄養ケアの記録」)

(1) 患者の全人的ケアを目指す。
(2) 問題志向型診察録 (POMR) の基本データは、SOAPに分けて記録する。
(3) 問題解決のためのプロセスを示す。
(4) 栄養アセスメントの結果を記録する。
(5) 複数の医療スタッフからの情報が収集できる。

問2 SOAPと記録の組合せである。正しいのはどれか。1つ選べ。

(2014年・問130「2G 栄養ケアの記録」)

(1) S ——— 推定脂質摂取量80g/日
(2) O ——— 昼食摂取方法の指導
(3) O ——— 上腕筋囲23cm
(4) A ——— 昨日から腹が痛い
(5) P ——— 血清CRP (C反応性たんぱく質) 値2.0mg/dL

問題のポイント

POS (問題志向型システム) に関する問題です。POS＝SOAPではありません。POSそのものの理解が大切です。

解答 → 問1 (2) 問2 (3)

問1
(1) ○ POSとは、患者の全人的ケアを目指して、QOLを大切にしながら、問題点の効果的な解決を論理的に進めるシステムです。
(2) × 問題志向型診察録 (POMR) の基本データには、主訴、既往歴、現病歴、家族歴、生活状況、診察所見、検査成績などを記録します。SOAPに分けて記録するのは、経過記録を叙述的記録方法で記載する場合です。
(3) ○ 問題解決のためのプロセスを示します。
(4) ○ 栄養アセスメントの結果を記録します。
(5) ○ 複数の医療スタッフからの情報が収集できます。

問2
(1) × 推定脂質摂取量80g/日は、O（客観的情報）です。
(2) × 昼食摂取方法の指導は、P（教育計画）です。
(3) ○ 上腕筋囲23cmは、O（客観的情報）です。
(4) × 「昨日から腹が痛い」は、S（主観的情報）です。
(5) × 血清CRP（C反応性たんぱく質）値2.0mg/dLは、O（客観的情報）です。

ここだけ丸暗記

☑ 問題志向型システム（POS：Problem Oriented System）は、患者の抱える問題や課題を明確化し、それらの解決や改善に向けて医療を行う考えに基づいた3段階のシステムです。POSに基づいて第1段階で作成されるカルテの記載方法が問題志向型医療記録（POMR）です。

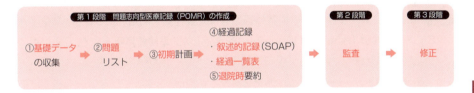

+One 問題志向型医療記録（POMR：Problem-Oriented Medical Record）

☑ 患者の基礎データを収集し、解決すべき問題点や課題を抽出し、それぞれの問題点や課題に対し計画を立て、経過記録を叙述的記録（SOAP方式）または経過一覧表で記載します。POMRは他の医療従事者が見てもわかる医療記録で、様々な医療従事者の共通記録となっています。

構成要素		記録内容
Ⅰ 基礎データ		①主訴、現病歴、既往歴、家族歴など　②生活状況　③診察所見　④検査成績
Ⅱ 問題リスト		①番号とタイトルをつける　②activeとinactiveの区別をつける
Ⅲ 初期計画		①診断的計画　②治療的計画　③教育的計画
Ⅳ 経過記録	①叙述的記録（ナラティブ・ノート）	
	S：subjective data（主観的データ）	患者自身が語った事項（自覚症状、生活状況・食生活・運動・嗜好品など）
	O：objective data（客観的データ）	他覚所見（診察所見、各種検査データ、身体計測値、体重差、推定栄養摂取量など）
	A：assessment（評価）	SとOから考えられる患者の状態の評価や考察
	P：plan（計画）	Aを基にした今後の計画や方針
	②経過一覧表（フローシート）	
Ⅴ 退院時要約、要約（サマリー）		

解いてみよう

Q1 POMRの経過記録において、叙述的記録はSOAP方式で記載する。

139 栄養障害の栄養アセスメントと栄養ケア

重要度 ★★★

問1 マラスムス（marasmus）における特徴の組合せである。正しいのはどれか。1つ選べ。
（2014年・問131「3A 栄養障害のアセスメントと栄養ケア」）

	体重減少	肝腫大	血清アルブミン値低下
(1)	有	無	有
(2)	有	有	無
(3)	有	無	無
(4)	無	有	有
(5)	無	有	無

問2 たんぱく質・エネルギー栄養障害患者に栄養補給を開始したところ、リフィーディング症候群（refeeding syndrome）を発症した。電解質異常として、正しいものの組合せはどれか。
（2010年・問133「3A 栄養障害のアセスメントと栄養ケア」）

a 高リン血症
b 高カルシウム血症
c 低マグネシウム血症
d 低カリウム血症

(1) aとb　　(2) aとc　　(3) aとd　　(4) bとc　　(5) cとd

問題のポイント

問1は低栄養についての問題です。低栄養は、大きくマラスムスとクワシオルコルに分けられ、それぞれの特徴を理解しておくことが大切です。
問2はリフィーディング症候群に関する問題です。リフィーディング症候群（再栄養症候群）とは、栄養補給がなされていない対象者に急激な栄養補給を行うと発症する状態をいいます。リフィーディング症候群についても覚えておきましょう。

解答 → 問1 (3)　問2 (5)

問1 マラスムスでは、エネルギー不足により著しい体重減少、全身衰弱、老人様顔貌、皮下脂肪の消失、筋萎縮が認められますが、クワシオルコルのように、肝腫大や血清アルブミン値の大幅な低下を認める頻度は少ない栄養障害です。ただし、血清アルブミン値は、健常時よりもやや低くなることがあります。

問2 リフィーディング症候群とは、低栄養状態の患者に急激に栄養補給を行うと、エ

ネルギーを産出しようと細胞内のATP産生回路が活性化し、それに伴い血中のカリウム、マグネシウム、リン等の電解質が細胞内に流入するため、それらの電解質の血中濃度が低下する状態です。重症では低血糖、不整脈が発生し、ショックに陥ります。予防のためには、低栄養状態時の栄養補給として、**必要量の半分〜1/3程度**から開始し、血液生化学データをモニタリングしながら、徐々に補給量を増やすようにします。

ここだけ丸暗記

	マラスムス	クワシオルコル
原因	たんぱく質・エネルギーの欠乏	たんぱく質の欠乏
医学的原因	絶対的な栄養摂取量の不足	摂取量の不足＋たんぱく異化の亢進、肝疾患
体重減少	高度	軽度、ときに増加
筋肉減少	高度	軽〜中等度
脂肪減少	高度	軽〜中等度
浮腫	なし	あり
腹水	なし	あり
症状	神経過敏	無気力
血清アルブミン	正常〜軽度低下（脱水補正後低下）	低下
総リンパ球数	正常〜低下	低下

+One　PEM (Protein Energy Malnutrition)

☑ マラスムスやクワシオルコルなど、たんぱく質かエネルギーが不足している状態によって起こるたんぱく質・エネルギー低栄養状態のことを総称して、**PEM**といいます。また、マラスムスとクワシオルコルが合併することを**マラスミック・クワシオルコル**ともいいます。併せて覚えましょう。

解いてみよう

Q1 マラスムスでは、血清アルブミンは高度に低下しない。
Q2 リフィーディング症候群予防のために、栄養補給量は最初から必要量を投与する。

7 臨床栄養学

肥満と代謝疾患の栄養アセスメントと栄養ケア

問 脂質異常症の栄養管理に関する記述である。正しいのはどれか。1つ選べ。

（2014年・問133「3B 肥満と代謝疾患の栄養アセスメントと栄養ケアc」）

(1) 高LDLコレステロール血症では、コレステロール摂取を750mg/日以下にする。
(2) 高トリグリセリド血症では、n-3系多価不飽和脂肪酸を制限する。
(3) 低HDLコレステロール血症では、トランス脂肪酸摂取を多くする。
(4) 高トリグリセリド血症では、水溶性食物繊維を制限する。
(5) 高カイロミクロン（キロミクロン）血症では、脂肪エネルギー比率を15％以下にする。

問題のポイント

脂質異常症の栄養ケアに関する問題です。
脂質異常症は、肥満症診断の必須項目の1つです。脂質異常症の食事療法は、動脈硬化性疾患の予防だけでなく、生活習慣病の予防にもつながります。

解答 → (5)

(1) × コレステロール摂取は、200mg/日以下にします。
(2) × n-6系多価不飽和脂肪酸の過剰摂取を制限し、n-3系多価不飽和脂肪酸を積極的に摂取します。
(3) × トランス脂肪酸の過剰摂取は、心血管疾患、特に冠動脈性心疾患のリスクを高めます。
(4) × 水溶性食物繊維は、積極的に摂取するようにします。
(5) ○ 一般に脂質異常症では、脂肪エネルギー比率は20～25％ですが、高キロミクロン血症では、15％以下にします。

ここだけ丸暗記

☑ **食事療法のポイント**（動脈硬化性疾患予防ガイドライン2012年）
　①エネルギー摂取量と身体活動量を考慮して、標準体重（身長 (m)^2 × 22）を維持します。
　②脂肪エネルギー比率を20～25％（高キロミクロン血症では15％以下）、飽和脂

肪酸を4.5%以上、7%未満（高LDL-コレステロール血症では7%未満）とします。飽和脂肪酸は、LDL-コレステロールを上昇させ、インスリン抵抗性を上げますが、過剰な制限は、かえって脳出血のリスクを上げるといわれます。**飽和脂肪酸の減量指導**では、肉類、乳製品、卵類の過剰摂取を避けます（同時にコレステロール摂取減量にもなります）。

コレステロールの摂取量は200mg/日未満に抑えます。

③n-3系多価不飽和脂肪酸（青魚などの魚油に多い）の摂取を増やします。血小板の凝集抑制、中性脂肪低下、動脈硬化抑制作用などがあります。

ただし酸化されやすいので、過剰摂取では酸化LDLが増加、コレステロールが低下します。トランス不飽和脂肪酸（マーガリンなど）は、酸化LDLを増加させ、HDL-コレステロールを低下させます。

④炭水化物エネルギー比率を50～60%とし、食物繊維の摂取を増やします。食物繊維は、小腸での脂肪やコレステロール吸収を低下させます。

⑤食塩の摂取は、6g/日未満を目標にします。

⑥アルコール摂取を25g/日以下に抑えます。

＋One　脂質異常症診断基準（空腹時採血）

LDL-コレステロール	140mg/dL以上	高LDL-コレステロール血症
	120～139mg/dL	境界域高LDL-コレステロール血症
HDL-コレステロール	40mg/dL未満	低HDL-コレステロール血症
トリグリセリド	150mg/dL以上	高トリグリセリド血症

☑ 糖尿病や脳梗塞既往例などの高リスク患者は、早期の治療介入が有用とされていることから、リスクに応じて判断する**境界領域高LDL-コレステロール血症**が設定されました。

解いてみよう

Q1 内臓脂肪型肥満は、内臓脂肪面積120cm^{2}以上をいう。
Q2 睡眠時無呼吸症候群は、肥満合併症である。
Q3 肥満ではインスリン感受性が高まる。

消化器疾患の栄養アセスメントと栄養ケア

問 腸疾患の栄養管理に関する記述である。正しいのはどれか。1つ選べ。

(2015年・問135「3C 消化器疾患の栄養アセスメントと栄養ケア」)

(1) 短腸症候群では、糖質を制限する。
(2) クローン病では、アミノ酸を制限する。
(3) 潰瘍性大腸炎では、水溶性食物繊維を制限する。
(4) イレウスでは、輸液量を制限する。
(5) たんぱく質漏出性胃腸症では、脂質を制限する。

問題のポイント

消化器疾患の栄養管理を行う上で必要な、各種疾患の病態を十分に理解しておきましょう。

解答 → (5)

(1) × 短腸症候群では、吸収不良があるので高脂肪食や難消化の食事は制限します。
(2) × クローン病は、たんぱく質の抗原性が問題になることから、アミノ酸まで分解してある成分栄養剤を使います。
(3) × 潰瘍性大腸炎では、水溶性食物繊維やオリゴ糖の摂取を勧めます。
(4) × イレウスでは、絶食とし、静脈栄養管理になります。嘔吐などで脱水になるので輸液量を制限することはありません。
(5) ○ たんぱく質漏出性胃腸症では、長鎖脂肪酸など、リンパ管に流入する脂肪は、病態を悪化させるので制限します。門脈へ流入するMCT（中鎖脂肪酸トリグリセリド）を代わりに使用します。

ここだけ丸暗記

☑ 潰瘍性大腸炎とクローン病の鑑別点

	潰瘍性大腸炎（UC）	クローン病
疫学	若年者に多いが、幅広い年齢層で発病する。性差なし	好発年齢は10～20歳代、男性に多い（男：女＝2：1）
成因	腸内細菌叢に対する過度な免疫反応が関与している	食餌性抗原に対する免疫応答異常が関与している
病態	・直腸からの連続性病変 ・口側へ進行 ・粘膜・粘膜固有層に炎症 ・慢性経過で大腸がんの可能性	・回腸末端は好発 ・非連続性、敷石像、縦走潰瘍が特徴 ・全層の炎症性肉芽性病
症状	持続性、反復性粘血便、下痢、腹痛など	慢性下痢、腹痛、発熱、体重減少、貧血、アフタ性口内炎、肛門部病変は多い
食事療法	・クローン病と異なり食事との関連性は少なく薬物療法が主体 ・成分栄養の厳しい食事でなく半消化態栄養剤と食事の併用 ・活動期は低脂肪、低残渣食。重症例では中心静脈栄養 ・食事たんぱくの抗原性はないためたんぱく質の制限なし ・水溶性食物繊維やオリゴ糖を摂取	・活動期や再燃期は中心静脈栄養 ・安定化し腸管使用可で経腸（経鼻）栄養療法（ED療法）±静脈栄養 ・寛解期は日常食（低脂肪、低残渣食、抗原性たんぱく考慮で糖質中心の高エネルギー食）を加えるが、再燃率が上がるため、成分栄養剤との併用で寛解維持

+One　たんぱく質漏出性胃腸症

☑ アルブミンの腸肝循環破綻による低たんぱく血症です。アルブミンは、肝臓で合成され、一部、生理的にも胃腸腔内に漏出します。腸肝循環の過程で、肝臓での合成を上回って胃腸腔内にアルブミンが漏出した場合に、低アルブミン血症となります。

☑ 原因は、①胃腸粘膜上皮の異常（潰瘍性大腸炎、クローン病など）、②毛細血管透過性亢進、③リンパ系の異常（悪性リンパ腫、うっ血性心不全など）などです。

解いてみよう

Q1 胃食道逆流症では、食後仰臥位安静とする。
Q2 アルコール摂取により、下部食道括約筋圧が低下する。
Q3 肝性脳症を伴う肝硬変患者には、芳香族アミノ酸を投与する。

142 循環器疾患の栄養アセスメントと栄養ケア

重要度 ★★★

問 ナトリウム制限による血圧降下の機序に関する記述である。正しいのはどれか。1つ選べ。
（2015年・問137「3D 循環器疾患の栄養アセスメントと栄養ケアa」）

(1) 循環血液量が減少する。
(2) 心拍出量が増加する。
(3) 末梢血管抵抗が増加する。
(4) 交感神経が活性化する。
(5) 血液浸透圧が高まる。

問題のポイント

循環生理学に関する問題です。血圧変動の機序を生理学的、生化学的に理解しましょう。食事指導や薬物療法が理解できるようになります。

解答 → (1)

(1) ○ 細胞外液量が低下し、それに伴い循環血液量は減少します。
(2) × 循環血液量の低下により、心拍出量は減少します。
(3) × 循環血液量の低下により、末梢血管抵抗は低下します。
(4) × ナトリウム制限は交感神経を抑制します。
(5) × 血液浸透圧はナトリウム量の減少により低下します。

ここだけ丸暗記

☑ 血圧は、心臓が血液を全身に送るとき、血管壁に垂直にかかる圧力です。水銀柱（mmHg）で表します。血圧は、心拍出量と末梢血管抵抗（後負荷）によって規定されます。心拍出量は、心臓に戻る静脈血量（前負荷）と心機能（収縮力など）に影響されます。

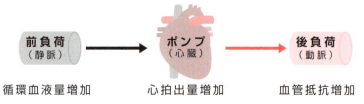

前負荷（静脈） → ポンプ（心臓） → 後負荷（動脈）
循環血液量増加　　心拍出量増加　　血管抵抗増加

- ☑ 循環血液量増加（塩分・水分過剰摂取）、心拍出量増加（興奮や運動など）、血管抵抗増加（動脈硬化など）が血圧を上げる原因になります。
- ☑ 「高血圧治療ガイドライン（JSH2014）」では、家庭での血圧計の普及もあり、診察室血圧より、家庭血圧をより重視しています。降圧薬については、以前のガイドラインで第1選択薬とされていたβ遮断薬（心機能抑制、脈拍減少）を除外し、カルシウム拮抗薬、アンギオテンシンⅡ受容体拮抗薬（ARB）、アンギオテンシン変換酵素（ACE）阻害薬（血管拡張作用）、利尿薬（循環血液量減少）を第1選択薬としました。

+One 食事療法 高血圧治療ガイドライン（JSH2014）

① 6g/日未満の減塩。
② 総エネルギー制限、腹囲を考慮し（男85cm、女90cm未満）体重コントロール、BMI＝25未満を目標。
③ コレステロールや飽和脂肪酸の制限、魚油積極的摂取（n-3系多価不飽和脂肪酸、3g/日以上で降圧効果期待）、脂質代謝改善も動脈硬化予防の観点から重要。
④ 70〜80g/日のたんぱく質摂取（腎障害がない場合）。
⑤ カリウムの摂取は、ナトリウム排泄を促し降圧作用を発揮することから、高血圧予防のため野菜、果物、赤身の肉など、カリウムを多く含む食品を勧められたが、その効果はマグネシウム、カルシウムとともにわずかで、エビデンスに乏しいとなった。しかし最近のWHOガイドラインでは、カリウムを3510mg/日以上摂取することを推奨しており、「日本人の食事摂取基準2015年」も、これを支持している。果物は摂取カロリー増加のため糖尿病患者には注意。また腎不全患者には注意する。
⑥ 節酒（エタノールを男性で20〜30mL、女性で10〜20mL/日以下）、禁煙。

解いてみよう

- **Q1** 脳卒中では、脳梗塞が最も多い。
- **Q2** 原発性アルドステロン症は二次性高血圧の原因である。
- **Q3** 狭心症胸痛発作には、ニトログリセリン舌下投与は無効である。

腎・尿路疾患の栄養アセスメントと栄養ケア

問 透析患者の栄養管理明細である。（　）に入る正しいものの組合せはどれか。1つ選べ。

(2016年・問129 「3 腎・尿路疾患の栄養アセスメントと栄養ケアa」)

58歳、男性。身長165cm、標準体重60kg、ドライウェイト61kg。週3回の血液透析治療を行っている。1日当たりの摂取量を水分900mL、エネルギー（　a　）kcal、たんぱく質（　b　）g、リン（　c　）mgとした。

	a	b	c
(1)	1,500	40	600
(2)	1,500	60	900
(3)	2,000	40	600
(4)	2,000	60	900
(5)	2,000	60	1,200

問題のポイント

透析患者の栄養管理に関する問題です。CKD（慢性腎臓病）患者への生活・食事指導、特に透析患者の栄養管理はよく出題されます。

解答 → (4)

透析患者での栄養管理では、下記のような摂取量になります。

摂取エネルギー量	30～35（kcal/kg標準体重/日）×60kg＝1,800～2,100kcal/日
たんぱく質	0.9～1.2（g/kg体重/日）×60kg＝54～72g/日
リン	たんぱく質54～72g/日×15＝810～1,080mg/日

ここだけ丸暗記

- CKD患者への生活・食事指導（日本腎臓学会「CKDに対する食事療法基準2014」抜粋）について数値も含めて覚えましょう。

ステージ(GFR)	kcal/kg/日	たんぱく質g/kg/日	食塩 g/日	水分mL/日	カリウムmg/日	リンmg/日
1(≧90)	25～35	過剰摂取しない	3g≦<6g	自然の渇感にまかせて摂取可	制限なし	摂取リンの指標は設けないが、たんぱく制限食は同時にリン制限になる
2(60～89)		過剰摂取しない				
3a(45～59)		0.8～1.0				
3b(30～44)		0.6～0.8			≦2,000	
4(15～29)		0.6～0.8			≦1,500	
5(<15)		0.6～0.8		尿量+除水量	≦1,500	≦たんぱく質(g)×15
5D・HD(3回/週)	30～35	0.9～1.2	<6g	できるだけ少なく	≦2,000	≦たんぱく質(g)×15
5D・PD	30～35	0.9～1.2	PD除水(L)×7.5+尿量(L)×5	PD除水(L)+尿量(L)	制限なし	≦たんぱく質(g)×15

GFR：糸球体濾過量、HD：血液透析、PD：腹膜透析

+One　ドライウェイト

- 腎機能が悪く尿が出ない透析患者の体重は、透析間で変動し、本当の体重を知ることは難しいのですが、胸部レントゲンの心胸比、血圧変動などから、仮の体重、ドライウェイトを設定し、この体重を目標に透析による除水を行います（透析目標体重）。
- 本当の体重は、食事量などで変動し、ドライウェイトをそのままにすると、心不全などの原因となります。少なくとも月に1度はドライウェイトの見直しを行います。

解いてみよう

- **Q1** CKDステージ2では、カリウムの摂取量を制限する。
- **Q2** 透析療法患者数では、腹膜透析が血液透析を上回っている。
- **Q3** 腹膜透析では、摂取するエネルギー量は、透析液から吸収されるエネルギー量を差し引いて求める。

144 内分泌疾患の栄養アセスメントと栄養ケア

重要度 ★★☆

問 内分泌疾患に関する記述である。正しいのはどれか。1つ選べ。

（2012年・問141「3F 内分泌疾患の栄養アセスメントと栄養ケア」）

(1) 甲状腺機能低下症では、高エネルギー食とする。
(2) クッシング症候群では、低血糖をきたす。
(3) 甲状腺機能亢進症では、血清総コレステロール値が低下する。
(4) 甲状腺機能亢進症では、水分制限を行う。
(5) 副甲状腺機能低下症では、低カリウム血症を呈する。

問題のポイント

内分泌疾患に関する問題です。甲状腺疾患、副腎皮質ホルモンの異常についての問題が、よく出題されます。ホルモンの作用について理解しておきましょう。

解答 ➡ (3)

(1) ✕ 甲状腺機能低下症では、エネルギー代謝が低下し、肥満、むくみなどを呈します。過度なエネルギー摂取は、肥満の原因になります。
(2) ✕ クッシング症候群では、副腎皮質の腺腫からのコルチゾールの産生が亢進します。コルチゾールは、糖質コルチコイドとも呼ばれ、血糖値を上げる作用があります。
(3) 〇 甲状腺機能亢進症では、甲状腺ホルモンの上昇により、肝臓でのLDL受容体発現が増加し、血中からコレステロールが回収され、血中コレステロールが低下します。
(4) ✕ 甲状腺機能亢進症では、下痢や発汗の亢進など、脱水傾向を示すので十分な水分補給が必要になります。
(5) ✕ 副甲状腺機能低下症では、副甲状腺ホルモン（PTH）により、骨吸収が亢進し、血清カルシウムが上昇します。

ここだけ丸暗記

☑ バセドー病

甲状腺機能亢進の中では最も多い原因です。TSH（甲状腺刺激ホルモン）受容体に

対する自己抗体が甲状腺を刺激することによって発症する自己免疫疾患です。**若い女性**に多く、**びまん性甲状腺腫、眼球突出、頻脈、発汗、振戦、下痢、体重減少、脱力**などの症状がみられます。

甲状腺組織も間質にはリンパ球の浸潤がありますが、濾胞の破壊がみられない点が橋本病とは異なります。

増加した甲状腺ホルモン（T_3、T_4）のはたらきによって、**基礎代謝率、エネルギー需要が増加**します。食欲は増しますが、**体重は減少**します。

たんぱく質の合成、分解共に亢進しますが、**窒素バランスはマイナス**です。

食事指導では、**エネルギーで30〜35kcal/kg標準体重/日、たんぱく質は1.2〜1.5g/kg標準体重/日**とします。

アルコール、タバコ、コーヒーは交感神経刺激となるので控えます。

＋One　甲状腺機能低下症

☑ 甲状腺ホルモンの低下により、**全身の代謝が低下**します。

☑ **寒がり、発汗低下、易疲労性**などのほかにも、無力感、嗜眠、物忘れ、反応鈍麻など**精神活動の低下**もみられます。

☑ ムコ多糖類沈着によるむくみで眠たそうな顔貌が特徴です。声帯もむくむため低ピッチの嗄声がみられ、腸蠕動低下で便秘傾向、体重増加がみられます。

☑ 女性では月経異常や脱毛、舌肥大などがみられます。皮膚は乾燥し、ムコ多糖類の沈着によって圧痕を残さないむくみを生じ、粘液水腫とも呼ばれます。

☑ 徐脈、低血圧、心肥大がみられ、治療抵抗性の貧血や心不全として見逃されることもあります。アキレス腱反射が延長することも特徴的です。

☑ 基礎代謝率の低下、血清総コレステロールの高値（肝臓でのLDL-コレステロール取込低下により）、**血清クレアチンホスホキナーゼ（CPK）値の上昇**が特徴です。

☑ 原因は、自己免疫疾患である**慢性リンパ球性甲状腺炎（橋本病）**が最も多く、他に二次性として甲状腺の上位器官である下垂体性（TSH欠損）、視床下部性（TRH欠損）、小児では**クレチン症**（甲状腺の発生異常によるもの）によるものがあります。

解いてみよう

Q1 クッシング症候群では、糖新生が亢進する。

Q2 バセドウ病では、血清甲状腺刺激ホルモン値が上昇する。

Q3 SIADH（抗利尿ホルモン不適合分泌症候群）では、低ナトリウム血症がみられる。

145 神経疾患の栄養アセスメントと栄養ケア

重要度 ★★★

問 パーキンソン病の特徴的症状である。誤っているのはどれか。1つ選べ。

(オリジナル問題「3G神経疾患の栄養アセスメントと栄養ケアb」)

(1) 錐体外路症状
(2) うつ症状
(3) 起立性低血圧
(4) 姿勢反射障害
(5) 片麻痺

問題のポイント

パーキンソン病の症状に関する問題です。パーキンソン病は、アルツハイマー病に次ぎ、高齢社会では問題となっています。嚥下障害も伴い栄養ケアが重要になってきます。

解答 → (5)

(1) ○ パーキンソン病は錐体外路症状（振戦、筋固縮、無動、姿勢反射障害）を特徴としています。
(2) ○ 精神症状も高頻度でみられます。うつ状態、思考緩徐などを伴います。
(3) ○ 自律神経症状が高頻度でみられ、便秘、脂顔、起立性低血圧、排尿障害などがみられます。
(4) ○ 歩き出すと加速する歩行や、姿勢を立て直す反射の欠如が見られます。
(5) × 片麻痺は錐体路症状で、運動麻痺の1つです。脳梗塞などの脳血流障害を原因とします。

ここだけ丸暗記

☑ パーキンソン病は、退行変性疾患であり、アルツハイマー病に次ぐ頻度（100～150人/10万人）といわれます。

☑ 中脳黒質のメラニンを含む細胞の変性脱落で、退色しレビー小体が見られます。

☑ 脳内伝達物質ドパミン合成神経細胞脱落により錐体外路症状（振戦、筋固縮、無動、

姿勢反射障害）、**自律神経症状**（便秘、脂顔、起立性低血圧、排尿障害など）、**精神症状**（50％でうつ状態、思考緩徐など）などを特徴とします。

- ☑ **安静時振戦**（丸薬まるめ運動）は初発症状で有名です。他にも**歯車様筋固縮**や**仮面様顔貌**、歩き始めの１歩がなかなか出ない**すくみ足**、前傾前屈姿勢、姿勢反射障害（加速歩行等、立て直す反射欠如）も特徴的です。
- ☑ 初期（１度）は一側性の症状ですが、進行に伴い両側性で姿勢変化みられ（２度）、バランス障害と突進現象で３度、部分的要介助で４度、介助なしでは生活できないと５度と評価されます。
- ☑ 食事に時間がかかり、量が取れなければ**頻回食**（５〜６回）にします。便秘傾向に注意し、水分摂取を心がけます。**嚥下障害**は高頻度でみられます。自律神経障害による**食事性低血圧**は、失神や窒息を起こすこともあり注意が必要です。キザミ食は、咽頭通過時、分散して嚥下困難のリスクになるので、とろみをつけるようにします。流涎（よだれ）が多いので誤嚥に注意します。嚥下訓練、舌運動訓練などのリハビリを行います。

＋One　認知症の原因となる疾患

①アルツハイマー病（タウたんぱく、βアミロイドたんぱくの沈着、頭頂後頭領域を中心に障害がみられる）
②レビー小体型認知症（認知症を伴うパーキンソン病ともいわれ、幻視を特徴する）
③脳血管性認知症（以前は日本に多かった脳血流障害による認知症）
④ピック病（若年性認知症、前頭側頭葉を中心に障害がみられる）
⑤感染症（真菌感染、スピロヘータ（梅毒など）、ウイルス感染など）
⑥プリオンたんぱく（クロイツフェルト・ヤコブ病など）
⑦代謝障害、外傷、慢性アルコール乱用、重金属暴露など
⑧脳腫瘍、硬膜下血腫（慢性）
⑨正常圧水頭症（手術により改善できる認知症）

解いてみよう

- **Q1** 脳血管性認知症では、まだら認知症がみられる。
- **Q2** 筋萎縮性側索硬化症では、球麻痺による嚥下障害がみられる。
- **Q3** ラクナ梗塞では、球麻痺による嚥下障害がみられる。

146 摂食障害の栄養アセスメントと栄養ケア

重要度 ★★☆

問 神経性食欲不振症に関する記述である。正しいのはどれか。1つ選べ。

(2014年・問141「3H 摂食障害の栄養アセスメントと栄養ケアa」)

(1) 標準体重に比べて、10%の体重減少がみられる。
(2) 栄養療法開始時は、2,400kcal/日から始める。
(3) 中高年期に好発する。
(4) 無月経がみられる。
(5) 高カリウム血症がみられる。

問題のポイント

神経性食欲不振症の栄養管理に関する問題です。神経性食欲不振症の病態、治療についてはよく出題されます。またリフィーディング症候群についても病態、治療について理解しましょう。

解答 → (4)

(1) × 標準体重の−20%以上のやせが3か月以上持続します。
(2) × 栄養療法開始時は、800〜1000kcal/日から開始します。
(3) × 10歳代後半から20歳前半の若い女性に多くみられます。
(4) ○ 無月経がみられます。子宮萎縮の予防のため、数か月に1回、ホルモン療法で月経を誘発させることもあります。
(5) × 低カリウム血症がみられます。

ここだけ丸暗記

☑ 神経性食欲不振症

10歳代後半から20歳前半の若い女性に多く(男:女=1:9)、やせ願望から食べなくなり、著しく体重が減少します。

原因は視床下部にある食欲中枢が関与しており、極端なやせや肥満への恐怖、やせているのに太っているという歪んだ認識があります。自分で嘔吐を誘発させたり、下剤の乱用、隠れ食い、時に過食もみられます。

標準体重の−20%以上のやせが3か月以上持続します。

除脈（60/分以下）、低体温（36℃以下）、貧血（白血球減少、血小板減少も）、無月経、便秘、低血圧（収縮期血圧90mmHg以下）、骨量減少、骨粗鬆症、浮腫、産毛の密生、低ナトリウム血症、低カリウム血症、ALT上昇、AST上昇、低血糖（70mg/dL以下）などみられます。

治療は、**経鼻経管栄養、中心静脈高カロリー輸液**も行われますが、**リフィーディング症候群の発症に注意**しながら、800～1,000kcal/日から開始します。その他、精神療法、認知行動療法、家族療法（家族関係が根底にある場合）、薬物療法などがあります。

+One

☑ リフィーディング症候群

神経性食欲不振症のように長期に飢餓状態にある低栄養患者に、栄養療法として、**急激に大量の糖質**が入ると、膵インスリン分泌が刺激され、血中カリウムとマグネシウムが、細胞内に急速流入し、**低カリウム、低マグネシウム血症**になります。

これら電解質の異常は、不整脈を誘発します。細胞内では糖質からATPを産生するため、リンも大量に消費され、結果、**低リン血症**もみられます。その他、溶血性貧血、痙攣発作、横紋筋融解などもみられます。

☑ 認知行動療法

ある出来事に対する発汗→動悸などの身体面の反応→出来事を認知して悲しい、楽しいなどの感情を表す→そして行動を起こす。このプロセスの中でコントロールできるのは、認知と行動です。

神経性食欲不振症では、**食行動や体型、体重について歪んだイメージ**があり、これを**認識して修正**していくことで、身体面と感情面で起きている**不具合を解消**しようとする治療法です。最近は、生活上の行動パターンが原因となっている生活習慣病（肥満、メタボリック、DM等）などにも応用が進んでいます。

解いてみよう

Q1 神経性食欲不振症は器質的疾患である。

Q2 リフィーディング症候群では、代謝が異化から同化へ急激に変化する。

呼吸器疾患の栄養アセスメントと栄養ケア

問 COPD（慢性閉塞性肺疾患）の病態と栄養管理に関する記述である。**誤っている**のはどれか。1つ選べ。

（2016年・問132「3」呼吸器疾患の栄養アセスメントと栄養ケア）

(1) 体重減少のある患者は、予後が悪い。
(2) 安静時エネルギー消費量は、亢進している。
(3) 分割食を勧める。
(4) 低たんぱく質食を勧める。
(5) 高脂肪食を勧める。

問題のポイント

COPDの病態と栄養管理に関する問題です。**COPD（慢性閉塞性肺疾患）** は、肺気腫、慢性気管支炎を代表とする閉塞性換気障害です。タバコ煙などを主とする有害物質を長期に吸入曝露することで発症する肺の炎症性疾患です。加齢に伴ってみられる生活習慣病でもあり、その病態、栄養管理についてよく出題されます。

解答 → (4)

(1) ○ COPDの重症度と体重減少とは相関があり、**体重減少が著しい患者ほど予後が悪い**ことが知られています。
(2) ○ 安静時も努力呼吸を必要とするため、**基礎代謝が亢進**します。
(3) ○ いも、豆類、炭酸水などは腹部が膨満し、呼吸を困難にするので避けます。**1日4〜6回の分割食**は腹満を避けるためにも有効です。
(4) × 筋肉異化亢進は、呼吸筋なども減少させます。それを補うため**十分なエネルギーとたんぱく質**、特に**分岐鎖アミノ酸（BCAA）の投与**が重要です。
(5) ○ 呼吸商の大きい炭水化物の過剰摂取は控えます。**脂質は呼吸商が小さいので**理論的には二酸化炭素の産生を抑えます。よって脂質のエネルギー比率を増やすようにします。

ここだけ丸暗記

☑ **COPD** は、肺気腫、慢性気管支炎を代表とする閉塞性換気障害です。呼吸機能を調

べるスパイロメトリーで**1秒率の低下（70%未満）**がみられます。
- ☑ 閉塞性換気障害による二酸化炭素の蓄積により**呼吸性アシドーシス**になります。
- ☑ 呼吸商の大きい炭水化物の過剰摂取は控え、**呼吸商が小さい脂質を摂取**させます。
- ☑ 呼吸は、安静時でも努力呼吸で、**エネルギー代謝が亢進**、摂取エネルギーの低下も加わり**体重減少**が見られます。COPD重症度と体重減少は相関し、**体重減少が著しい患者ほど予後が悪い**ことが知られています。
- ☑ 一般に**安静時エネルギー消費の1.5〜1.7倍のエネルギーと分岐鎖アミノ酸（BCAA）の投与**が行われます。BCAAは呼吸筋などの筋たんぱく崩壊（異化）を抑制することから有効です。
- ☑ **炭水化物のエネルギー比は45〜50％、たんぱく質は20〜25％、脂質は20〜30％**を目安とします。いも、豆類、炭酸水などは、腹部膨満を起こすので避けるようにします。**1日4〜6回の分割食**は有効です。

＋One

- ☑ **呼吸商（RQ）**
   エネルギー源となる物質は糖質、脂質、たんぱく質がありますが、どのカロリー源が主かはRQから推定できます。
   RQは産生された二酸化炭素（CO_2）と消費された酸素（O_2）との商として表されます。
   　　$RQ = VCO_2 / VO_2$
   RQが1以上のときは糖質が利用され、RQが0.7に近づけば、脂肪がおもに利用されていることを示します。0.7以下の際は飢餓状態（**ケトーシス**）を示します。脂肪が燃焼した場合は、CO_2産生が糖質を燃焼したときより少ないことがわかります。

- ☑ **1秒率**
   　　1秒率＝1秒量／努力肺活量×100
   で表し、COPDの診断に使われます。中等症以上のCOPDでは、努力肺活量も低下するため、1秒率だけでは重症度を判定できません。重症度は、患者の1秒量が同性、同年代の健常者（1秒量予測値）の何％に相当するかを表す**％1秒量**（1秒量実測値／1秒量予測値）を基準に分類します。

解いてみよう

- **Q1** 肺線維症は拘束性換気障害である。
- **Q2** COPDでは代謝性アシドーシスがみられる。
- **Q3** COPDでは、匙状爪がみられる。

血液系疾患の栄養アセスメントと栄養ケア

問 貧血とその原因の組合せである。正しいのはどれか。1つ選べ。

（2016年・問133「3J 血液疾患の栄養アセスメントと栄養ケア」）

(1) 鉄欠乏性貧血 ───── エリスロポエチン産生低下
(2) 腎性貧血 ───── 赤血球膜異常
(3) 再生不良性貧血 ───── ナイアシン欠乏
(4) 溶血性貧血 ───── ビタミンB_{12}欠乏
(5) 巨赤芽球性貧血 ───── 葉酸欠乏

問題のポイント

貧血とその原因に関する問題です。赤血球指数を使った貧血症の分類とそれぞれの貧血症の原因や検査値についてよく出題されます。

解答 → (5)

(1) × **エリスロポエチン産生低下**による貧血は、**腎性貧血**です。
(2) × **赤血球膜の異常**による貧血は、遺伝性球状赤血球症による**溶血性貧血**です。
(3) × 再生不良性貧血とナイアシンは、関係がありません。
(4) × **ビタミンB_{12}の欠乏**は、**巨赤芽球性貧血**です。
(5) ○ ビタミンB_{12}と葉酸の欠乏は、巨赤芽球性貧血の原因です。

ここだけ丸暗記

- **貧血症**は、**赤血球数**（RBC：万/mm³）、**ヘモグロビン量**（Hb：g/dL）、**ヘマトクリット値**（Ht：％）のいずれかが正常以下の場合を指します。
- **Hb量**では、成人男性13g/未満、成人女性12g/dL未満、幼児（6か月〜6歳）11g/dL未満、小児（6〜14歳）12g/dL未満を貧血症とします。
- 貧血の分類は**赤血球指数**を使います。**小球性低色素性貧血**（MCV＜80、MCHC＜30）には、鉄欠乏性貧血、鉄芽球性貧血、サラセミア（地中海貧血）があります。**正球性正色素性貧血**（80＜MCV＜100、30＜MCHC＜35）には、溶血性貧血、再生不良性貧血、症候性貧血、急性出血、腎性貧血があります。**大球性（正色素性）貧血**（100＜MCV、30＜MCHC＜35）には、巨赤芽球性貧血（ビタミンB_{12}、葉酸欠乏）

があります。

赤血球指数	計算式（正常値）	基準値
平均赤血球容積（MCV） 赤血球1個当たりの容積	Ht（%）／RBC （万／mm³）×10³ （80〜100fl）	100＜は大球性、 80＞は小球性
平均赤血球血色素量（MCH） 赤血球1個当たりのHb量	Hb（g/dL）／RBC（万／mm³）×10³ （30〜35pg）	35＜は高色素性、 30＞低色素性
平均赤血球血色素濃度（MCHC） 赤血球単位体積当たりのHb量	Hb（g/dL）／Ht（%）×10²（30〜35g/dL） 30＞低色素性	30〜35は正色素性、 もしくは高色素性、

＋One　鉄の吸収と代謝

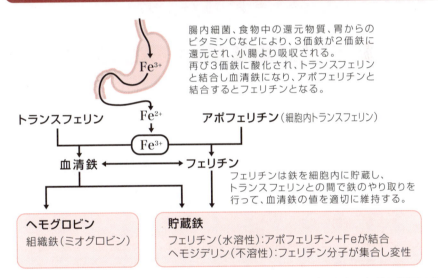

- ☑ 鉄分は腸内細菌、食物中還元物質、胃からのビタミンCなどにより2価鉄に還元され小腸上部で吸収されます。
- ☑ ビタミンCは鉄吸収を促進させます。
- ☑ ヘモグロビン、ミオグロビン由来の動物性ヘム鉄は、そのまま吸収（腸管吸収率25〜30％）されますが、植物由来の非ヘム鉄の吸収率は最大5％と吸収効率は下がります。

解いてみよう

Q1 鉄欠乏性貧血では、TIBC（総鉄結合能）が増加する。
Q2 溶血性貧血ではハプトグロビン値が低下する。

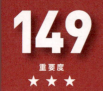

筋・骨格疾患の栄養アセスメントと栄養ケア

問 骨粗鬆症に関する記述である。誤っているのはどれか。1つ選べ。

(2016年・問134「3K 筋・骨格疾患の栄養アセスメントと栄養ケア」)

(1) 閉経後は、骨吸収が亢進する。
(2) ビスホスホネート薬は、骨形成を促進する。
(3) グルココルチコイドの長期投与は、リスクを高める。
(4) カフェインは、リスク因子である。
(5) ビタミンKを多く含む食品は、予防に推奨される。

問題のポイント

骨粗鬆症の病態と治療薬に関する問題です。骨粗鬆症の病態とその治療薬、栄養ケアについて理解しておきましょう。

解答 → (2)

(1) ○ 閉経後は、エストロゲンの欠乏により、骨吸収が促進し、急速な骨密度の減少を来たします。
(2) × ビスホスホネート薬は、破骨細胞に取り込まれ、アポトーシスを誘導し骨吸収を強力に抑制します。
(3) ○ グルココルチコイド長期投与による副作用として、骨粗鬆症は頻度が高く、続発性骨粗鬆症の代表です。
(4) ○ アルコール、カフェインは、骨粗鬆症のリスク因子です。
(5) ○ ビタミンKは、ビタミンK依存性カルボキシラーゼ活性を介して、骨形成を促進します。

ここだけ丸暗記

☑ 骨粗鬆症は、基質と骨塩の比率に変化がないものの、骨量（基質＋骨塩）および骨強度が低下した状態をいいます。閉経後女性に多く、骨形成と骨吸収のバランスのくずれによるものです。

☑ 従来は、骨密度が低下し、骨の微細構造に異常が生じた結果、骨がもろくなり骨折しやすくなった状態とされていましたが、低骨密度だけでは説明できない骨折がある

☑ **骨強度**には、骨密度だけでなく、骨の微細構造や骨代謝回転、微細骨折、石灰化といった**骨質（骨の質）**が加わることになりました。**骨強度は骨密度が70%、骨質が30%**といわれています。

☑ 骨密度はDXA法などで測定可能ですが、骨質は直接測ることができないため、骨代謝マーカー（骨吸収や骨形成時に血中、尿中に出る物質）などを調べることで推定します。

☑ 骨吸収と骨形成のバランスと骨粗鬆症

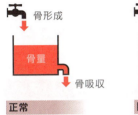
正常
骨形成＝骨吸収

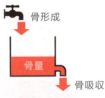
閉経後骨粗鬆症
高代謝回転骨粗鬆症
骨形成、骨吸収共に↑
骨形成＜骨吸収（吸収↑）

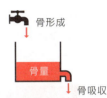
老人性骨粗鬆症
低代謝回転骨粗鬆症
骨形成、骨吸収共に↓
骨形成＜骨吸収（形成↓）

＋One　骨粗鬆症の治療薬

☑ 骨代謝回転抑制作用（破骨細胞を抑制）をもつ骨吸収抑制剤として**ビスホスホネート系薬剤**と**ラロキシフェン**（SERM）があります。

☑ **ビスホスホネート**は空腹時でないと吸収されない特徴があります。起床時内服で食事まで30分以上空ける、胸やけや胃もたれを起こすので十分な水で服用する、内服後30分は横にならない、などの注意があります。

☑ 女性ホルモン類似物質である**ラロキシフェン（SERM）**は、以前使われていたエストロゲンによる乳がんリスクを減らしますが、血栓症のリスクがあります。

☑ 疼痛を有する骨粗鬆症例には、**カルシトニン製剤**が使われます。

☑ 新しい治療薬として**骨形成促進薬（テリパラチド：PTH）**が使われています。骨芽細胞の分化を促進し骨新生促進による効果が期待されています。

☑ その他、分子標的薬、ビタミンK、ビタミンD、なども使われています。

解いてみよう

Q1 甲状腺機能亢進症は骨粗鬆症の原因となる。
Q2 骨粗鬆症では血中カルシウム値が上昇する。

免疫・アレルギー疾患の栄養アセスメントと栄養ケア

問 食物アレルギーの病態と栄養管理に関する記述である。正しいのはどれか。**2つ選べ。**
（2016年・問135「3L 免疫・アレルギー疾患の栄養アセスメントと栄養ケアa」）

(1) 最も多い症状は、下痢である。
(2) 食後の運動で、アナフィラキシーショックが誘発される。
(3) 減感作療法では、食物アレルゲンを完全除去する。
(4) 非特異的治療では、食物アレルゲンを少量から漸増する。
(5) 鶏卵は、加熱によりアレルゲン性が低下する。

問題のポイント

食物アレルギーの病態と栄養管理に関する問題です。食物アレルギーの分類を理解しましょう。発症年齢やアレルゲンも異なります。食物アレルギーの症状などもおさえておきましょう。

解答 → (2)、(5)

(1) × 食物アレルギーの症状としては、じんましんなどの皮膚症状が最も多いです。
(2) ○ 臨床病型分類で、特殊型として食物依存性運動誘発アナフィラキシーがあります。小麦、エビ、カニなどを食べた後の運動で誘発されます。
(3) × 減感作療法は、原因となる物質のアレルゲンをごく微量ずつ与えて身体を慣らし（免疫寛容）、過敏反応が起こらないようにするものです。アレルゲンの完全除去とは異なります。
(4) × 特異的治療とは減感作療法を指します。非特異的治療は、抗アレルギー薬などの投薬による対症療法を指します。
(5) ○ 鶏卵は、加熱によりアレルゲン性は低下しますが、牛乳アレルギーの原因たんぱく質は、加熱や発酵の変化を受けにくいです。

ここだけ丸暗記

☑ 2005年のガイドライン以降、食物アレルギー診療は大きく変化しました。経口負荷試験や食物アレルギー栄養指導料の健康保険適応、アレルギー物質の食品表示制度などにより、食物アレルギーが社会的に認知され、管理栄養士がそれに大きく関与するようになりました。

☑ 食物アレルギーの分類

臨床型		発症年齢	食物・食品	耐性獲得	機序
新生児・乳児消化管アレルギー		新生児期 乳児期	牛乳（育児用粉乳）	多くは寛解	非IgE依存型
食物アレルギーの関与する乳児アトピー性皮膚炎		乳児期	鶏卵、牛乳、小麦、大豆など	多くは寛解	おもにIgE依存型
即時型症状（蕁麻疹、アナフィラキシーなど）		乳児期～幼児	鶏卵、牛乳、小麦、そば、魚類、ピーナッツなど	鶏卵、牛乳、小麦、大豆などは寛解しやすい。その他は寛解しにくい	IgE依存型
		学童～成人期	甲殻類、魚類、小麦、果物類、そば、ピーナッツなど		
特殊型	食物依存性運動誘発アナフィラキシー	学童～成人期	小麦、エビ、カニなど	寛解しにくい	IgE依存型
	口腔アレルギー症候群	幼児期～成人期	果物、野菜など	寛解しにくい	IgE依存型

出典：食物アレルギーの診療の手引き2014 （厚生労働省）

+One アナフィラキシー

☑ 抗原と肥満細胞表面のIgEとの結合によって、肥満細胞から脱顆粒により放出されるヒスタミンなどが原因で起こります。

☑ 重症例では、喉頭浮腫、呼吸困難、下痢、腹痛などの症状のほか、血圧が低下し生死に関わるアナフィラキシーショックも起こります。

☑ アナフィラキシーに対して**自己注射用アドレナリン**が使えるようになりました。教職員が本人に代わって注射することができます。

解いてみよう

Q1 小麦のグルテニンは、アレルゲンとなる。
Q2 アナフィラキシーはIV型アレルギー反応である。
Q3 食物アレルギーの確定診断が血液検査のIgE RAST値による。

151 感染症の栄養アセスメントと栄養ケア

重要度 ★★★

問 病原微生物と疾患との組合せである。誤っているのはどれか。1つ選べ。

（オリジナル問題「3M 感染症の栄養アセスメントと栄養ケアa」）

(1) A型肝炎ウイルス ———————— 急性肝炎
(2) 病原性大腸菌 ———————— 溶血性尿毒症症候群
(3) ノロウイルス ———————— 急性胆のう炎
(4) ロタウイルス ———————— 乳児冬季下痢症
(5) ヘリコバクター・ピロリ菌 ———— 特発性血小板減少性紫斑病

問題のポイント

病原微生物と消化器系疾患に関する問題です。消化器系疾患に関連ある病原微生物の感染症について、まとめましょう。

解答 → (3)

(1) ○ **A型肝炎ウイルス**は、経口感染で**急性肝炎**の原因になります。
(2) ○ O-157などの**ベロ毒素産生病原性大腸菌**は、**溶血性尿毒症症候群**の原因になります。
(3) × **急性胆のう炎**の原因菌は、大腸菌やクレブシエラなどの**グラム陰性桿菌**です。
(4) ○ **ロタウイルス**は、乳児に発症する冬季の下痢症で、白色水様便を呈する乳児冬季下痢症の原因となります。
(5) ○ **ヘリコバクター・ピロリ菌**は、消化性潰瘍、慢性胃炎や胃がんの原因となりますが、特発性血小板減少性紫斑病にも関与しており、ヘリコバクター・ピロリ菌の除菌により改善することが知られています。

ここだけ丸暗記

☑ **急性胆のう炎**

胆嚢内胆石により胆嚢管が閉塞し、胆嚢内圧が上昇して胆嚢壁に起こる急性炎症です。胆嚢管が胆石で閉塞しただけだと胆石発作となりますが、胆汁の流れが止まり、細菌感染を合併すると急性胆のう炎になります。
原因菌は**腸内細菌（大腸菌、クレブシエラ）、連鎖球菌、ブドウ球菌、クロストリジウ**

ムなど。最近はバクテロイデスなどの嫌気性菌やエンテロコックスなどのグラム陽性菌もみられます。
症状は右季肋部・心窩部痛や発熱、悪心・嘔吐など。過食や脂肪食の後に起こります。

☑ **溶血性尿毒症症候群**
大腸菌の多くは無害ですが、病原性大腸菌は、主として家畜の腸管内に存在し、肉類、土壌、野菜などを介して人に感染し、胃腸炎症状を呈します。

病原性大腸菌O-157などが関与する場合は、下痢（出血性腸炎）の後、3〜10日で溶血性尿毒症症候群が起きることがあります。病原性大腸菌が産生するベロ毒素により血管内皮傷害、著しい血小板の減少、血清クレアチニン値上昇、溶血性貧血とハプトグロビンの低下などがみられます。病変が腎臓で起こるため急性腎不全に発展します。

便培養でO-157とベロ毒素が検出されます。90％は小児（特に幼少期）、10％は成人で発症します。

☑ **ウイルス性腸炎**
ロタウイルスは、初冬〜初春にかけて、乳幼児に発症します。血便のない白色便性下痢が特徴です。けいれんを伴うこともあります。予防には任意の経口生ワクチンが使われています。

ノロウイルスは、冬〜初春にかけて流行します。カキ食などによる食中毒とヒトヒト感染による集団発生との2面性があります。

アデノウイルスは、通年性で上気道症状を伴い乳幼児の下痢症の原因となります。

+One ヘリコバクター・ピロリ菌

☑ 消化性潰瘍の多くはヘリコバクター・ピロリ菌による慢性感染症です。強いウレアーゼ活性を特徴とするらせん形のグラム陰性桿菌です。

☑ 胃酸内でも生存可能で胃粘膜を覆う粘液内で数本の鞭毛を用いて移動し、粘膜上皮細胞に接着して炎症を惹起します。

☑ 不都合な環境になると菌体を球状に変え糞便と共に排泄され、次の感染源となります。慢性胃炎から胃がんへ進行するため、除菌療法が行われています（プロトンポンプ阻害薬＋2剤の抗生物質を1週間投与）。

解いてみよう

Q1 C型肝炎ウイルスキャリアーの母親は、母乳禁止である。
Q2 感染型食中毒の潜伏期間は、平均3時間である。

152 がんの栄養アセスメントと栄養ケア

問 がん患者に関する記述である。**誤っている**のはどれか。1つ選べ。

(2015年・問145「3N 癌の栄養アセスメントと栄養ケア」)

(1) 血清α-フェトプロテイン（AFP）は、肝細胞がんの腫瘍マーカーとなる。
(2) 緩和ケアは、がん診断初期から始まる。
(3) 大腸がん術後のストマ（人工肛門）は、空腸に造設する。
(4) がん悪液質では、除脂肪量が減少する。
(5) 食道がん根治術後患者では、誤嚥の危険性が高まる。

問題のポイント

悪性腫瘍の栄養管理に関する問題です。各種悪性腫瘍の病態、診断、治療、栄養ケアについて理解しておきましょう。

解答 → (3)

(1) ○ AFPは、肝細胞がんの代表的腫瘍マーカーです。
(2) ○ がんの末期でのケアだけでなく、治療の初期段階からの緩和ケアの実施が重要です。がん患者の療養生活の質の向上が議論されるようになりました。
(3) × 人工肛門は、つくる場所によって回腸人工肛門と結腸人工肛門（横行、下行、S状結腸）とに大別されます。空腸に造設することはありません。
(4) ○ 悪液質とは、結核やがんなどの末期にみられる、全身が衰弱した状態です。栄養状態が悪くなり、貧血やむくみなどの症状がみられます。たんぱく・エネルギー栄養障害（PEM）で筋肉量も減少します。
(5) ○ 食道がんの手術ではリンパ節の廓清に伴い反回神経麻痺が起こることがあります。特に左反回神経が長いので損傷を受けやすく、嗄声や誤嚥が原因で誤嚥性肺炎が起きやすくなります。

ここだけ丸暗記

☑ 人工肛門（ストマ：消化管、尿路系などに造設された排泄口）には、括約筋がないので排便のコントロールができません。パウチ（採便袋）を装着します。
下痢が起こりやすく、水分、電解質（カリウムなど）を喪失しやすいです。冷たいもの

や高脂肪の食物は避けます。
- ☑ 膵液や胆汁を含む水様便で人工肛門周囲の皮膚炎も起きやすいので注意が必要です。
- ☑ 豆、いも、ごぼうなどの食物繊維の多い食物はガスを発生させるので控えます。ネギ、ニラ、にんにくなども便臭の原因になるので控えます。キノコ、山菜、こんにゃくなどの難消化食品も通過障害の原因になることがあり控えます。

+One

☑ **腫瘍の進展と転移**

悪性腫瘍の進展には①播種性、②血行性、③リンパ行性の3つがあります。

播種性転移は、進行した胃がんから腹腔へばら撒いたようにがん細胞が広がります。ダグラス窩に転移するとシュニッツラー転移といい、卵巣に転移するとクルッケンベルグ腫瘍といわれます。

- ☑ 胃がん、大腸がんなどは血行性に肝臓や肺に転移します。血行性に骨転移を起こすがんには、前立腺がん、乳がんなどがあります。
- ☑ 多くのがんはリンパ節への転移がみられます。胃がんや食道がんでは、原発巣を摘出してから所属リンパ節を廓清します。消化器系のがんはリンパ節から胸管が合流する左鎖骨下静脈に転移することもあります（ウイルヒョー転移）。
- ☑ 血液腫瘍マーカーは、診断や治療効果や再発の判定に役立っています。

血液腫瘍マーカー	腫瘍
ヒト絨毛性ゴナドトロピン（HCG）	絨毛がん、精巣奇形腫
アルファ胎児性たんぱく（AFP）	肝細胞がん、精巣奇形腫
前立腺特異抗原（PSA）	前立腺がん
がん胎児性抗原（CEA）	胃腸管、その他のがん
カルシトニン	甲状腺髄様がん
CA15-3	乳がん
SCC	肺がんや子宮頸がんなどの扁平上皮がん
CA19-9	膵がん、胃がん、大腸がん等
CA-50	膵がん
PIVKA II	肝がん

解いてみよう

Q1 p53はがん抑制遺伝子である。
Q2 肝がん患者の75％はB型肝炎ウイルス感染者である。

153 手術・周術期患者の栄養アセスメントと栄養ケア

重要度 ★★★

問 後期ダンピング症候群に関する記述である。（　）に入る正しいものの組合せはどれか。1つ選べ。

(2012年・問145「30　手術・周術期患者の栄養アセスメントと栄養ケアb」)

食事摂取後、一過性の（a）により、（b）の分泌亢進が起こり、（c）を呈する。

	a	b	c
(1)	高血糖	インスリン	低血糖
(2)	高ナトリウム血症	抗利尿ホルモン	脱水
(3)	高ナトリウム血症	ナトリウム利尿ペプチド	脱水
(4)	高血糖	アドレナリン	低血糖
(5)	低血糖	グルカゴン	高血糖

問題のポイント

後期ダンピング症候群に関する問題です。胃摘出手術にみられる合併症についてまとめておきましょう。

解答 → (1)

後期ダンピング症候群では、食後の急速な一過性高血糖によりインスリンが過分泌します。その結果、低血糖症状（脱力、めまい、冷汗）がみられます。

ここだけ丸暗記

☑ ダンピング症候群

早期と後期の2種類があります。**早期（食後20〜30分）ダンピング症候群**は、広範囲胃切除で10〜20％の頻度でみられます。残胃が小さいほど起こりやすいです。大量、未消化、高張食物成分の小腸への流入により血液成分の腸管内漏出、循環血液量減少、そのために発汗、動悸、めまい、脱力感、失神などみられます。急激な蠕動運動亢進により悪心、嘔吐、腹部膨満、腹痛がみられます。特に炭水化物が誘引となるので、**高たんぱく、高脂肪、低炭水化物で少量頻回食**とします。
後期（食後2〜3時間）ダンピング症候群は、食後急速な一過性高血糖によりインス

リンの過分泌から低血糖症状（脱力、めまい、冷汗）が起こります。糖の補給による低血糖治療になります。

＋One　胃切除後症候群（胃術後合併症）

手術直後ないしは術後早期		吻合部の縫合不全、出血、狭窄・通過障害（腸閉塞）、術後膵炎、無気肺など
吸収障害	鉄吸収障害	酸分泌の低下・欠如による鉄欠乏性貧血
	内因子、ビタミンB_{12}吸収障害	巨赤芽球性貧血。5年以上経過してから発症する
	ビタミンD、カルシウム吸収障害	骨粗鬆症。ビタミンD吸収不良も加わると骨軟化症も発症する
	下痢	吸収障害と脂肪性下痢、乳糖不耐症
小胃症状		少量頻回（5〜6回食）とする
ダンピング症候群	早期（20〜30分）	高張食物成分の小腸への流入による発汗、動悸、めまい、脱力感、失神など
	後期（2〜3時間）	食後の一過性高血糖によりインスリン過分泌から低血糖症状（脱力、めまい、冷汗）を起こす
輸入脚症候群		術後にできた輸入脚が過長のため起こる
盲管症候群		術後、腸管に生じる盲管による症状
逆流性食道炎		胆汁・膵液のアルカリ性腸液の逆流
胆石症		手術に伴う迷走神経切離による

解いてみよう

Q1 外科的侵襲の早期では低血糖が起こる。

Q2 後期ダンピング症候群を予防するためαグルコシダーゼ阻害薬が使われることがある。

Q3 消化器系疾患の術後は、可能な限り中心静脈栄養の管理下で栄養管理をする。

クリティカルケアの栄養アセスメントと栄養ケア

問 広範囲熱傷患者の急性期の病態と栄養管理に関する記述である。正しいのはどれか。1つ選べ。 （2016年・問137「3P クリティカルケアの栄養アセスメントと栄養ケアb」）

(1) 血管透過性は、低下する。
(2) 尿中窒素排泄量は、減少する。
(3) 高血糖をきたす。
(4) 水分を制限する。
(5) NPC/N（非たんぱくカロリー窒素比）を、健常時より高くする。

問題のポイント

重症熱傷の病態と栄養管理に関する問題です。重症熱傷などの侵襲時は、交感神経系、下垂体－副腎皮質系を介して、異化の亢進と、体から水を排出しないように体液の保持が起こります。

解答 → (3)

(1) × 重症熱傷では、血管透過性が亢進し大量の血漿成分が体表面から漏出します。
(2) × 循環血液量を維持するため抗利尿ホルモンやアルドステロンが分泌され尿量が減少します。
(3) ○ 交感神経を介したカテコラミン分泌や、グルカゴン、グルココルチコイドの分泌が亢進するので高血糖になります。
(4) × ショック状態では、循環を維持するため大量の水分、特に細胞外液型輸液が必要になります。
(5) × 熱傷では、損傷した組織を修復するため大量のエネルギーが必要となります。代謝は亢進し、たんぱく異化も亢進し修復のためのアミノ酸が必要になるため、十分なたんぱく質の補充が重要になります。NPC/Nでは、分母のNが増えるため健常時より比が低くなります。

ここだけ丸暗記

☑ **熱傷患者の栄養管理**
可能な限り経口栄養（早期経腸栄養）にして、不足時は静脈栄養を加えます。

投与エネルギーは、Harris-Benedictの式かCurreriの式を使います。基礎エネルギー量を求め、侵襲度を反映する係数（1.3〜2.0）をかけます。およそ**2000〜2500kcal以上**必要になります。

さらに厳密には、発熱1℃で、係数に0.1を加えることもあります。

たんぱく質の体表からの漏出、異化亢進による体たんぱくの崩壊などを考慮して、熱量に加え、**十分量のたんぱく質の投与**が必要になります。中等度熱傷では**1.5g/kg/日、重症は2.0g/kg/日**です。

NPC/Nは、**中等度熱傷120〜100、高度は100以下**とします。たんぱく質投与の際、高齢者や腎機能低下症例では、十分な注意が必要です。

＋One　NPC/N（非たんぱくカロリー／窒素比）

☑ アミノ酸の投与量の目安として、NPC/Nを使います。投与されたアミノ酸以外の栄養素（糖質＋脂肪）から計算される**エネルギー量を投与アミノ酸に含まれる窒素量(g)で割った比**のことで、十分なエネルギー投与がなければ、アミノ酸はいくら投与してもエネルギー源として消費されてしまい、たんぱく質合成に回りません。NPC/Nはアミノ酸が有効にたんぱく質に合成されるために必要な指標として、必要エネルギーに対してどれくらいの窒素（アミノ酸）を投与しなければならないのかを示します。

☑ 一般にアミノ酸を熱源でなくたんぱく合成（同化）に向かわせるためのNPC/N比は**150〜200**です。術後等の**ストレス下では、この比が120〜150**になります。

☑ **腎不全患者**は、窒素の排泄が悪くBUN（尿素窒素）が高いため、窒素の投与量は制限します。たんぱく代謝の亢進を改善するために一般の人よりやや高めのエネルギー投与が必要なので、**NPC/N比は300〜500**が目安となります。

☑ **肝不全**でもアンモニア産生を抑え、異化を抑えるため、エネルギーを上げるので**NPC/N比は300〜350**となります。

☑ **重症熱傷**では、代謝が亢進し、たんぱく異化も亢進するため**NPC/N比は80〜120**となります。

解いてみよう

Q1 全身性炎症反応性症候群（SIRS）の診断は体温、心拍数、白血球数による。

Q2 エンドトキシンは敗血症性ショックの原因となる。

155 摂食機能障害の栄養アセスメントと栄養ケア

重要度 ★★☆

問1 嚥下の過程とその内容の組合せである。正しいのはどれか。1つ選べ。

（2013年・問147「3Q 摂食機能の障害の栄養アセスメントと栄養ケア」）

(1) 先行期 ———— 食塊の形成
(2) 準備期 ———— 食物の捕捉
(3) 口腔期 ———— 咀嚼
(4) 咽頭期 ———— 蠕動運動
(5) 食道期 ———— 随意運動

問2 誤嚥に関する記述である。正しいのはどれか。1つ選べ。

（2015年・問150「3Q 摂食機能の障害の栄養アセスメントと栄養ケア」）

(1) 健常者では、起こらない。
(2) 睡眠中では、起こらない。
(3) 不顕性誤嚥では、むせはみられない。
(4) 経鼻胃管留置では、起こらない。
(5) 咽頭残留食物の食道への移行は、飲水により行う。

問題のポイント

嚥下の過程と嚥下障害についての問題です。どのようなときに誤嚥が起こるかもよく理解しておきましょう。

解答 → 問1（2） 問2（3）

問1
(1) × 先行期（認知期）は、食物が口腔に入る前に、食べ物と認知する時期です。
(2) ○ 準備期（咀嚼期）は、食物を捕捉し、咀嚼し、食塊形成を行う時期です。
(3) × 口腔期は、口腔から咽頭の奥へ、舌の動きで食塊を移動させる時期です。
(4) × 咽頭期は、食塊を咽頭から食道へ嚥下反射により移送する時期で、不随意運動です。
(5) × 食道期は、食道から胃へ食塊を蠕動運動で移送する時期で不随意運動です。

問2 (1) × 誤嚥は、健常者でも起こります。
(2) × 睡眠中でも起こります。
(3) ○ 本人が気づかないうちに唾液などを誤嚥する不顕性誤嚥では、むせはみられません。
(4) × 経鼻胃管留置でも、胃内容物の逆流によって誤嚥が起こります。
(5) × 咽頭残留食物の食道への移行は、空（から）嚥下（えんげ）により行います。

ここだけ丸暗記

☑ 正常な嚥下のメカニズム

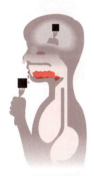
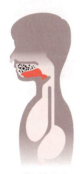
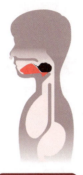
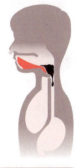
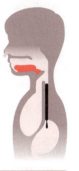

1：先行期（認知期） 食べ物が口腔に入る前の時期で、食べ物を認知しどのように食べるかを決定し、行動にうつる段階

2：準備期（咀嚼期） 食べ物を口腔へ入れ、咀嚼してから食塊となり、嚥下運動が行われるまでの時期

3：口腔期 口腔から咽頭へ食塊を送る時期。随意運動から不随意運動へと移行

4：咽頭期 食塊を咽頭から食道へ移送する段階。反射運動（嚥下反射）となる

5：食道期 食道から胃への蠕動運動の時期

＋One 誤嚥

☑ 食塊や唾液、経腸栄養剤が誤って気管に侵入してしまうことを誤嚥といい、誤嚥によって引き起こされた肺炎を誤嚥性肺炎といいます。通常、食べ物が気管に入ると、咳嗽（がいそう）反射によってむせることがありますが、嚥下障害ではむせることなく誤嚥することがあり、そのような場合を不顕性誤嚥といいます。

☑ 胃内容物が逆流することで誤嚥する場合もあり、経管栄養の場合、投与時と投与後30分〜1時間程度は30度仰臥位とし、逆流による誤嚥を予防する必要があります。

解いてみよう

Q1 先行期は、食物が口腔に入る前の過程である。
Q2 経管栄養患者の誤嚥を防止するために、経管栄養投与後に30度仰臥位にする。

156 身体・知的障害の栄養アセスメントと栄養ケア

重要度 ★★☆

問 身体・知的障害児と栄養管理上の問題点との関係である。誤っている組合せはどれか。1つ選べ。 （2008年・問148改変「3R 身体・知的障害の栄養アセスメントと栄養ケア」）

(1) ダウン症候群 ────── るいそう
(2) 自閉症 ────── 偏食
(3) 脳性麻痺 ────── 嚥下障害
(4) クレチン病 ────── 食欲低下
(5) 唇裂口蓋裂 ────── 哺乳障害

問題のポイント

身体・知的障害児の栄養管理に関する問題です。身体・知的障害の病態を理解し、栄養管理上の問題点を指摘できるようにしましょう。

解答 ➡ (1)

(1) × **ダウン症候群**では、21番染色体の一部または全体が過剰（**21トリソミー**）になり蒙古様眼裂、両眼開離、耳介低位、鼻根部平坦など特徴的顔貌を示します。肥満傾向がみられます。

(2) ○ **自閉症**では食生活においてもこだわりが強く、著しい偏食がみられます。

(3) ○ **脳性麻痺**は胎児期から生後4週までの間に、何らかの原因による脳の損傷によって起こる**運動機能の障害**です。嚥下に関わる筋肉の運動が障害され、嚥下障害も出現することがあります。

(4) ○ **クレチン病**は生まれつきの甲状腺機能低下症です。低身長などの発育不全や精神発達の遅れ、知能低下などがみられます。甲状腺ホルモンは、食欲亢進作用があるので、クレチン症では食欲不振がみられます。

(5) ○ **唇裂口蓋裂**では、唇裂、口蓋裂によって口腔内を陰圧にすることができず、哺乳が大変難しくなります。

ここだけ丸暗記

☑ 脳性麻痺

受精から生後4週までに何らかの原因で受けた脳損傷によって引き起こされる運動機能障害を特徴とする症候群です。脳の損傷部位によって、おもに**アテトーゼ型（不随意運動型）**と**痙直型（突っ張り型）**があります。以前はアテトーゼ型が多かったのですが、低出生体重児生存例が増え、痙直型が主体となっています。

筋肉量は痙直型が萎縮して少ない傾向があります。

エネルギー消費は、不随意運動と筋量によって運動量の多いアテトーゼ型に多い傾向があります。エネルギー予備としての脂肪蓄積も、アテトーゼ型で少なく投与エネルギーは多くなります。

☑ 唇裂口蓋裂

唇裂と口蓋裂は合併していることが多いです。唇裂口蓋裂をもつ赤ちゃんは、**吸啜力（ミルクを吸い込む力）が弱い**ので、母乳を直接吸うことがうまくできません。

哺乳瓶と乳首は、唇裂口蓋裂用に適したものを選択する必要があります。また**ホッツ床**を装着して哺乳を補助します。

体重の増加を待って段階的に外科的修復を行います。

中耳炎にかかりやすいことや、言葉のトレーニングを必要とする場合があること、歯科矯正治療を必要とすることもあり、並行して治療していく必要があります。

＋One　自閉症

☑ 生まれつきの発達障害で、以下のような特徴があります。
　①対人関係が薄く、共感性が乏しいといった社会的相互交渉の質的障害
　②言葉の発達が遅れて、言語が出なかったり、意志の伝達をうまくできないといったコミュニケーションの質的障害
　③興味・活動が限られ、強いこだわりがあり反復的な行動が見られるといった常同的・反復的な行動

解いてみよう

Q1 唇裂口蓋裂は、新生児期に根治手術を行う。
Q2 核黄疸は、脳性麻痺の原因となる。

乳幼児・小児疾患の栄養アセスメントと栄養ケア

問 10歳、女児。6歳で発症した1型糖尿病で、インスリン療法中である。身長140cm、体重35kg、HbA1c6.5%。栄養管理に関する記述である。正しいのはどれか。1つ選べ。 （2016年・問139「3S 乳幼児・小児疾患の栄養アセスメントと栄養ケアf」）

(1) エネルギーの摂取量は、1,200kcal/日とする。
(2) たんぱく質の摂取量は、60g/日とする。
(3) 脂質の摂取量は、100g/日とする。
(4) 炭水化物の摂取量は、100g/日とする。
(5) 食物繊維の摂取量は、6g/日とする。

問題のポイント

小児の1型糖尿病の栄養管理に関する問題です。小児1型糖尿病の栄養管理のポイントは、正常な発育に必要十分なエネルギーの摂取と良好な血糖コントロールの維持、そして重症低血糖を起こさないことです。食事摂取基準（2015年）は、同年齢の健常児と等しくします（10歳、女児、身体活動レベルふつう）。

解答 → (2)

(1) × エネルギー摂取量は、2,100kcal/日です。
(2) ○ たんぱく質摂取量は50g/日なので、おおよそ正しい量です。
(3) × 脂質100g/日（900kcal/日）は、食事摂取エネルギーのおおよそ43%になり、多すぎます。
(4) × 食事摂取エネルギーの50〜60%を炭水化物から摂取とすると、100g/日の炭水化物は、400kcal/日で、20%にも満たないことになります。
(5) × 食物繊維は13g/日以上です。

ここだけ丸暗記

☑ 小児1型糖尿病は、インスリン注射が必須です。

☑ 栄養管理のポイントは正常な発育に必要十分なエネルギーの摂取と良好な血糖コントロールの維持、そして重症低血糖を起こさないことです。

☑ 必要なエネルギー量は、思春期で最大になり、その後徐々に減少（食事摂取基準2015）します。エネルギー摂取量は、成人の場合は、標準体重×身体活動量で求められますが、小児の場合は、成長に伴う組織の増加を考慮する必要があります。

☑ 脂質の摂取量はエネルギー摂取量の20〜25％、炭水化物の摂取量はエネルギー摂取量の50〜60％とします。進行した合併症がなく血糖コントロールが落ち着いている限り、基本的にすべてのスポーツは制限しません。

＋One　幼児から成人までの肥満の診断

項目	対象	計算式	評価
カウプ指数	幼児	体重（kg）÷身長（m）^{2}	13未満（やせ）、13〜15未満（やせぎみ）、15〜18未満（正常）、18〜20未満（肥満ぎみ）、20以上（肥満）
肥満度	2歳〜17歳	（実測体重−標準体重）÷標準体重×100（％）	・幼児期（2歳〜就学前） 　15％以上は肥満、15〜20％未満（太り気味）、20〜30％未満（やや太りすぎ）、30％以上（太りすぎ） ・学童期以降（5歳〜17歳） 　20％以上は肥満、20〜30％未満（軽度肥満）、30〜50％未満（中等度肥満）、50％以上（高度肥満）
ローレル指数	学童	体重（kg）÷身長（cm）^{3} ×10^7	100未満（やせ）、100〜115未満（やせぎみ）、115〜145未満（正常）、145〜160未満（肥満ぎみ）、160以上（肥満）
BMI	成人	体重（kg）÷身長（m）^{2}	18.5未満（やせ）、18.5以上25未満（標準）、25以上30未満（肥満）、30以上（高度肥満）

肥満度における標準体重は計算式、係数表を使って求めます。

解いてみよう

Q1 周期性嘔吐症は、学童期が好発年齢である。

Q2 アレルギーマーチでは、年齢に伴ってアレルギー症状が変わっていく。

Q3 ガラクトース血症では、母乳哺育は問題がない。

158 妊産婦・授乳婦疾患の栄養アセスメントと栄養ケア

重要度 ★★★

問 妊娠糖尿病患者の栄養管理に関する記述である。正しいのはどれか。**2つ選べ。**

(2016年・問140「3T 妊産婦・授乳婦疾患の栄養アセスメントと栄養ケアa」)

(1) 朝食前の目標血糖値は、70〜100mg/dLとする。
(2) エネルギーの摂取量は、20kcal/kg標準体重/日とする。
(3) 炭水化物の摂取エネルギー比率は、50〜60%Eとする。
(4) 分割食は、禁止する。
(5) 経口血糖降下薬を使用する。

問題のポイント

妊娠糖尿病患者の栄養管理に関する問題です。**妊娠糖尿病**では、母子ともに健康で妊娠を維持できるエネルギー供給で、食後高血糖を誘発させず、かつ空腹時ケトン体産生を起こさない至適エネルギー制限食です。

解答 → (1)、(3)

(1) ◯ 妊娠中の血糖値のコントロールは、**空腹時で70〜100mg/dL、食後2時間値で120mg/dL未満、HbA1cで6.2%** とされています。
(2) ✕ 妊娠全期を通して**30kcal/標準体重/日**ですが、肥満（BMI≧25）の有無によりエネルギー付加を考慮します。
(3) ◯ **炭水化物**の摂取エネルギー比率は、**50〜60%E**です。
(4) ✕ 3回食で目標血糖値が達成できなければ**4〜6回食にすることは有効**です。
(5) ✕ 食事療法で目標血糖値が達成できなければ**インスリン療法**になります。妊婦への経口血糖降下薬は一般に推奨されていません。

ここだけ丸暗記

☑ **妊娠糖尿病の診断基準**

75gOGTTにおいて次の基準の1つ以上を満たした場合に診断します。

① 空腹時血糖値≧92mg/dL（＝5.1mmol/L）
② 1時間値≧180mg/dL （＝10.0mmol/L）
③ 2時間値≧153mg/dL（＝8.5mmol/L）

※ただし明らかな糖尿病である場合は除外します。

妊娠糖尿病の食事療法

妊娠前のBMI値25以上では、エネルギー付加はありません。

妊娠前	妊娠期	推定エネルギー必要量	たんぱく質推奨量
BMI≧25	妊娠期を通して	(30kcal/kg標準体重/日)+付加なし	
BMI<25	妊娠初期（<16w）	(30kcal/kg標準体重/日)+50kcal	1.0〜1.2g/kg標準体重/日+付加なし
	妊娠中期（16〜27w）	(30kcal/kg標準体重/日)+250kcal	1.0〜1.2g/kg標準体重/日+10g
	妊娠末期（28w≦）	(30kcal/kg標準体重/日)+450kcal	1.0〜1.2g/kg標準体重/日+25g
	授乳期	(30kcal/kg標準体重/日)+350kcal	1.0〜1.2g/kg標準体重/日+20g

日本人の食事摂取基準2010年版準用なので、初期、中期、末期表示とした。なお、妊娠期の表記は2015年度食事摂取基準では、2013年日本産婦人科学会に従い、妊娠初期（〜13週6日）、妊娠中期（14週〜27週6日）、妊娠後期（28週〜）となった。

+One 妊産婦の食生活指針（厚労省日本人の食事摂取基準2015年版）

妊娠期	妊婦エネルギー必要量への付加量	推奨量					
		たんぱく質/日	鉄/日	ビタミンB$_{12}$/日	葉酸/日	脂質（%）	
妊娠初期（14週未満）	+50kcal	+0g	+2.5mg	+0.4μg	+15μg	20〜30	
妊娠中期（14〜28週未満）	+250kcal	+10g	+15mg				
妊娠後期（28週以降）	+450kcal	+25g					
授乳期	+350kcal	+20g	+2.5mg	+0.8μg	+100μg		

解いてみよう

Q1 糖尿病母体からは巨大児が生まれることが多い。

Q2 妊娠糖尿病は、経口糖尿病薬で血糖コントロールする。

Q3 妊娠糖尿病には、2型糖尿病も含まれる。

老年症候群の栄養アセスメントと栄養ケア

問 高齢者の病態と栄養管理に関する記述である。正しいのはどれか。1つ選べ。

（2016年・問142「3　老年症候群の栄養アセスメントと栄養ケア」）

(1) 尿失禁は、脱水症の原因となる。
(2) サルコペニアは、内臓脂肪量で評価する。
(3) 誤嚥の予防では、摂食時に顎を挙上した姿勢を避ける。
(4) 褥瘡患者では、たんぱく質を制限する。
(5) フレイルティ（虚弱）の予防では、身体活動を制限する。

問題のポイント

老年症候群に関する問題です。高齢化社会における栄養とサルコペニア、フレイルティとの関連が理解できているかが重要です。

解答 → (3)

(1) × 尿失禁は、自分の意志とは関係なく尿がもれてしまうことです。脱水とは関連ありません。
(2) × サルコペニアは、サルコ（筋肉）とペニア（減少）の造語です。筋肉量の低下が必須です。これに筋力低下か身体能力低下があると診断されます。
(3) ○ 顎を上に向けると、咽頭から喉頭と気管へと直線状に並び、呼吸はしやすくなりますが、逆に誤嚥が起こりやすくなります。誤嚥防止のためには、顎を引いて首をやや前屈させると、誤嚥が起こりにくくなります。
(4) × 褥瘡では、高エネルギー、高たんぱく質食とします。特に血清アルブミン値は、3.0g/dL以上を目標にします。
(5) × フレイルティは、要介護へつながります。そのため可能な身体活動は必要です。

ここだけ丸暗記

☑ **サルコペニア・フレイルティ**

高齢者は介護予防の視点から、低栄養、栄養欠乏の問題が高まっています。認知症や転倒と並んで**高齢による衰弱**が注目されている所以でもあります。

高齢による衰弱を**フレイルティ**といい、低栄養との関連が極めて強いといわれています。

加齢に伴う筋力の減少、または老化に伴う筋肉量の減少を**サルコペニア**といいます。この病態は栄養障害、フレイルティとも関連が強く、認知症と共に、医療、介護、福祉、その他多くの分野に関わる超高齢社会が抱える大きな課題となっています。

+One 加齢による消化・吸収・エネルギー代謝の変化

☑ 胃酸の分泌は、加齢により減少し、高齢者では**低酸症**をきたしやすいといわれます。加齢自体によるもののほか、高齢者で高率に感染しているヘリコバクター・ピロリ菌も関与しています。胃の低酸症は、鉄の吸収低下や小腸での細菌異常増殖、また萎縮性胃炎や内因子分泌障害によるビタミンB_{12}欠乏も起こりやすくなります。

☑ 大腸では高齢者になると便の排出速度が遅くなり水分吸収が過度に起こり、**便秘**になることが多いです。

☑ 加齢に伴う基礎代謝の減少がみられます。これは**除脂肪組織の減少**によります。特に女性は、閉経後の除脂肪組織の減少がよくみられます。このような筋肉量の減少は、運動量の低下や、骨折へのリスクを上げることになります。

☑ アミノ酸を十分に含む食事摂取により骨格筋のたんぱく質合成が増加することもわかっています。また運動、特にレジスタンス運動によっても筋肉でたんぱく合成が誘導されることが知られています。

☑ サルコペニア・フレイルティの予防のため、**運動とアミノ酸の供給**が重要であると思われます。

解いてみよう

Q1 褥瘡では低たんぱく質食とする。
Q2 老年では口渇感が強くなる。

160 応用力問題

問 次の文を読み答えよ。

(2016年・問181、182「臨床栄養学：3C 消化器疾患の栄養アセスメントと栄養ケア」)

K病院に勤務する管理栄養士である。NSTラウンドで、肝硬変による腹水と脳症の治療のために1週間前に入院した患者のベッドサイドにいる。

患者は、70歳、男性。7年前にC型肝炎と診断され、治療していたが、昨年より肝硬変の状態であると告げられた。これまでに何度も入退院を繰り返している。

身長165cm、体重62kg、標準体重60kg、血圧142/92mmHg。空腹時血液検査値は、総たんぱく質5.9g/dL、アルブミン2.6g/dL、血糖125mg/dL、AST61IU/L、ALT45 IU/L、γGT68 IU/L、総ビリルビン3.1mg/dL、アンモニア237μg/dL（基準値40〜80）。

問1 この患者の栄養管理に関する記述である。**誤っている**のはどれか。1つ選べ。

(1) エネルギーの摂取量は、1,600kcal/日にする。
(2) たんぱく質の摂取量は、95g/日にする。
(3) 脂肪エネルギー比率は、20％Eにする。
(4) ナトリウムの摂取量は、食塩相当量で6g/日未満にする。
(5) 分枝アミノ酸を多く含む経腸栄養剤を用いる。

問2 NST医師より、肝機能低下が著しいため、LES (late evening snack) 療法を開始する指示があった。就寝前に摂取する食品として、**最も適切な**のはどれか。1つ選べ。

(1) ゆで卵1個（約60g）
(2) プロセスチーズ2個（約40g）
(3) おにぎり小2個（約120g）
(4) ホットミルク1杯（約200mL）

問題のポイント

患者の病状を正確に把握することがポイントです。把握した病状から、患者の栄養管理を導き出しましょう。

解答 ➡ 問1 (2)　問2 (3)

問1　症例は、**C型慢性肝炎による肝硬変**です。門脈圧亢進症や低アルブミン血症による腹水と高アンモニア血症による肝性脳症がみられ**非代償期**と思われます。

(1) ○　エネルギーの摂取量は多めで、たんぱく質異化を抑えアンモニアの発生を抑制します。30～35kcal/kg標準体重/日とすると、1,800～2,100kcal/日となります。

(2) ×　高アンモニア血症なので、**低たんぱく質食**となります。0.5～0.7g/kg標準体重/日とすると**30～42g/日**となります。不足分は分岐鎖アミノ酸などの肝不全用経腸栄養剤など併用します。

(3) ○　**脂質はエネルギー比で20～25%**とします。

(4) ○　腹水があるので**食塩として2～5g/日**とし、血清ナトリウムが低ければ、水分摂取制限も行います（1L以下）。

(5) ○　芳香族アミノ酸と異なり、**分枝アミノ酸は肝臓で代謝されない**ため、積極的に使います。

問2　肝硬変では、食後の高血糖と夜間の低血糖が起こります。肝臓をバイパスする側副血行と肝臓でのグリコーゲン貯蔵がないためです。よってLESにより1日のエネルギーを確保することと糖質を主体とした軽食で夜間から朝にかけての低血糖を予防します。

(1)、(2)、(4)はたんぱく質、脂質に富んでいますが、糖質が足りません。

7章 解いてみよう 解答・解説

128
- ① ✕ クリニカルパスから外れることも許容されます。
- ② ✕ 災害時の医療において実施します。

129
- ① ✕ 集団栄養食事指導料は月1回まで算定可能です。
- ② ✕ 入院栄養食事指導料は管理栄養士が実施しなければ算定することができません。
- ③ ✕ 合わせて算定することができません。

130
- ① ✕ 全国一律で1点＝10円です。
- ② ✕ 医師、看護師、薬剤師および管理栄養士が必要です。
- ③ ○

131
- ① ✕ 算定できません。
- ② ○

132
- ① ✕ 栄養スクリーニングの後に栄養アセスメントを行います。
- ② ✕ 全員に行います。
- ③ ✕ 再スクリーニングを行う必要があります。

133
- ① ✕ 静的栄養評価指標です。
- ② ○
- ③ ✕ 利き腕とは反対側を計測します。

134
- ① ○

135
- ① ✕ 成分栄養剤や脂質含有量の少ない消化態栄養剤で注意が必要です。
- ② ○
- ③ ✕ 浸透圧は高いです。

136
- ① ✕ 1000kcal程度までです。
- ② ○

137
- ① ✕ 脂肪を多く含む食事後にスピロノラクトンを服用すると作用が増強します。脂溶性の高い薬物は、高脂肪食後に服用すると溶解性が高まり、吸収量が増加することがあります。
- ② ○

138
- ① ○

139
- ① ○
- ② ✕ 必要量の半分～1/3程度から投与します。

140
- ① ✕ 内臓脂肪面積100cm^{2}以上です。
- ② ○
- ③ ✕ インスリン感受性は低下します。

141
- ① ✕ 胃食道逆流症では、食後すぐに横になると胃酸が逆流しやすくなるので、1～2時間は横にならないようにします。
- ② ○ アルコール摂取は、下部食道括約筋圧を低下させます。
- ③ ✕ 肝性脳症を伴う肝硬変患者には、分岐鎖アミノ酸を投与します。

142
- ① ○ 脳卒中には梗塞と頭蓋内出血があり、最も多いのが、脳梗塞です。
- ② ○ なんらかの原因がある高血圧を二次性高血圧といい、原発性アルドステロン症は体内の水分を貯留させるため二次性高血圧の原因となります。

3 × 狭心症胸痛発作には、NOによる血管拡張作用を示すニトログリセリンの舌下投与が有効です。

143 1 × ステージ3aまでは、カリウムの制限はありません。
　　　2 × 透析療法では、90％以上が血液透析です。
　　　3 ○ 腹膜透析では、総エネルギー量から腹膜吸収エネルギー量を減じて求めます。

144 1 ○ クッシング症候群では、糖質コルチコイドの産生により糖新生が亢進します。
　　　2 × 下垂体に負のフィードバックがかかるため、低下します。
　　　3 ○ SIADHでは、抗利尿ホルモンの分泌が抑制されず、血管内の水分貯留と希釈性低ナトリウム血症がみられます。

145 1 ○ まだら認知症は、脳血管性認知症でみられる症状です。
　　　2 ○ 筋萎縮性側索硬化症では、球麻痺による嚥下障害がみられます。
　　　3 × ラクナ梗塞での嚥下障害は、仮性球麻痺によります。

146 1 × 神経性食欲不振症では視床下部に病変がありますが、器質的疾患ではありません。
　　　2 ○ 同化ホルモンであるインスリンが分泌されます。

147 1 ○ 拘束性換気障害は％肺活量が80％以下に低下した状態で、肺繊維症でみられます。
　　　2 × COPDでは呼吸性アシドーシスになります。
　　　3 × COPDではバチ状指がみられます。匙状爪は鉄欠乏性貧血でみられます。

148 1 ○ TIBC（総鉄結合能）は、トランスフェリンが鉄と結合できる総鉄量を表します。鉄欠乏性貧血では、TIBCが増加します。
　　　2 ○ ハプトグロビンはヘモグロビンと特異的に結合する糖たんぱく質で、溶血で減少します。（→P.140）

149 1 ○ 甲状腺機能亢進症では高代謝回転型の骨代謝異常となり、骨吸収が強くはたらき、骨粗鬆症の原因となります。
　　　2 × 骨粗鬆症では、血中のカルシウム値、リン値は正常範囲です。

150 1 ○ 小麦のグルテニンは、小麦特有のたんぱく質で、アレルゲンとなります。
　　　2 × アナフィラキシーはⅠ型アレルギー反応です。
　　　3 × 食物アレルギーの確定診断は食物の経口負荷試験によります。

151 1 × C型肝炎は母乳栄養でも感染率は上昇しません。ウイルスキャリアーの母親は、母乳禁止にはなりません。
　　　2 × 感染型食中毒の潜伏期間は原因菌によって異なり、6時間〜20日間と様々です。毒素型食中毒の潜伏期間は比較的短く、原因菌によりますが、30分〜36時間程度です。

152 1 ○ （→P.144）
　　　2 × 肝がん患者の75％はC型肝炎ウイルス感染者です。

153 1 × 外科的侵襲早期では、エピネフリン、グルカゴンなどが放出され、またブドウ糖の利用能が低下するため、高血糖になります。
　　　2 ○ 後期ダンピング症候群を予防するため食後の急激な糖吸収を抑制するαグルコシダーゼ阻害薬が使われることがあります。
　　　3 × 消化器系疾患の術後では、消化機能がある限り、経口、経管栄養となります。

154 1 × SIRSの診断は体温、心拍数、白血球数のほかに呼吸数もあります。

❷ 〇 エンドトキシンは免疫反応を亢進し、敗血症性ショックの原因となります。

155 ❶ 〇
❷ × 経管栄養患者の誤嚥を防止するためには、経管栄養投与中も30度仰臥位にします。

156 ❶ × 唇裂口蓋裂では、体重の増加を見ながら、段階的に手術を行います。
❷ 〇 核黄疸は、基底核、海馬回などにビリルビンが沈着し、神経細胞を破壊するため脳性麻痺の原因となります。

157 ❶ × 周期性嘔吐症の好発年齢は幼児期、5歳前後です。
❷ 〇 年齢に伴ってアレルギー症状が変わっていくことを、アレルギーマーチといいます。
❸ × ガラクトース血症では、食事からガラクトースを除くため、乳糖除去乳や大豆乳での哺育になります。

158 ❶ 〇 糖尿病母体からは、胎児インスリンの分泌により、体重増加が促進され巨大児が生まれることが多くあります。
❷ × 妊娠糖尿病では、食事での血糖コントロールができない場合は、インスリン治療になります。
❸ × 糖尿病は、1型、2型、その他特定の機序、疾患によるものおよび妊娠糖尿病の4種に分類されます。

159 ❶ × 褥瘡では高たんぱく質食とします。
❷ × 老年では口渇感が弱まるため、脱水に注意する必要があります。

8章

公衆栄養学

公衆栄養の概念と公衆栄養活動

問 公衆栄養活動に関する記述である。**誤っている**のはどれか。1つ選べ。

（2016年・問143「1B　公衆栄養活動」）

（1）QOLの向上を目指した疾病予防と健康増進を使命とする。
（2）地球生態系における多様な生物との共生を考える。
（3）保健・医療・福祉・介護システムの連携の中で進められる。
（4）生活習慣病の重症化予防対策が含まれる。
（5）活動の主体は、保健分野を専門とする行政機関に限られる。

問題のポイント

公衆栄養活動に関する問題です。公衆栄養活動は、生態系、保健・医療・福祉・介護など広い分野で行われており、ヘルスプロモーションと疾病の発症予防、重症化予防を重視します。また、公衆栄養活動は、行政機関をはじめ、病院や学校、専門職能団体、ボランティアなど様々な社会組織が連携して実施しますが、住民の主体的参加が重要です。

解答 → (5)

（1）○　公衆栄養活動では、**生活の質（Quality Of Life：QOL）**の向上を目指した疾病予防と健康維持・増進を責務とします。
（2）○　健全な生態系を維持するために、**自然と人間**との共生を確保することが必要です。
（3）○　保健・医療・福祉・介護分野の各機関、組織・団体と**連携・協働**して取り組むことが重要です。
（4）○　**生活習慣病の一次予防**に重点を置くとともに、合併症発症や症状の進展等の**重症化予防**の対策が含まれます。
（5）×　**活動の主体は地域住民**になることが望まれます。行政機関は保健医療従事者や民間企業などとの協働によりその活動を整備・支援します。

ここだけ丸暗記

☑ 世界保健機関（WHO）によれば、「**公衆衛生**は、地域社会の組織的努力を通して、疾病を予防し、生命を延長し、身体的、精神的機能の増進をはかる科学であり、技術である」と定義されています。公衆栄養学は、栄養改善を通して公衆衛生の向上を図る

実践科学です。

☑ 公衆栄養学で用いるおもな用語

用語	説明
プライマリヘルスケア （基本的保健運動）	1978年のアルマ・アタ宣言で採択。健康であることを基本的な人権とし、すべての人が健康になるために、健康問題を住民自らの力で総合的・平等に解決していくアプローチのこと
ヘルスプロモーション （健康増進）	1986年のWHOオタワ会議で採択された健康づくり戦略。「人々が自らの健康をコントロールし、改善することができるようにするプロセスである」と定義されている。最終目標はQOLの向上
ヘルスプロモーションの5つの戦略	グリーン（Green L.W.）らが提唱したヘルスプロモーションを実現するための具体的方法 ①健康的な公共政策づくり、②健康を支援する環境づくり、③地域活動の強化、④個人技術の強化、⑤ヘルスサービスの方向転換
エンパワーメント （自己管理能力）	WHOのオタワ憲章で、「人々、組織、コミュニティが自分たちの生活をコントロールする能力を獲得する過程である」と定義されている
平均寿命	ある集団に生まれた人間が平均して何年生きられるかの期待値のこと。0歳児の平均余命ともいう
健康寿命	日常的に介護を必要としないで自立した生活ができる生存期間
ハイリスクアプローチ	健康障害を起こす危険因子をもつ集団のうち、より高いリスクを有する者に対してはたらきかける方法
ポピュレーションアプローチ	集団全体、すなわち、その集団の分布全体にはたらきかけて適切な方向に少しずつ移動、シフトする方法
コミュニティ	特定の地理的な地域という概念ではなく、特定の関心を共有する集団で、文化的、社会的、政治的、健康や経済的な事柄を含む
コミュニティ・オーガニゼーション	地域に存在する諸問題を、住民自身が地域資源（人、地域施設、資金）を組織的に活用して解決するための活動

＋One 公衆栄養とPDCA

☑ 公衆栄養活動は、地域や組織の食生活関連の健康問題を改善して、人々のQOLの向上を図ることを目的にしています。そのために、対象集団の状況を把握し、問題点を明確にするアセスメント、課題解決のための目標設定、事業実施・運営のための計画、実施、評価、改善という、いわゆるPlan－Do－Check－Actのマネジメントサイクルに従って進められます。

解いてみよう

Q1 公衆栄養活動は、ヘルスプロモーションの考え方を重視する。
Q2 ポピュレーションアプローチは、高いリスクをもつ個人を対象にする。

162 健康・栄養問題（1）
── 健康状態の変化

重要度 ★★★

問1 最近の国民健康・栄養調査の結果からみた成人の健康状態に関する記述である。正しいのはどれか。1つ選べ。　（2014年・問152「2A　健康状態の変化」）

(1) 肥満者の割合は、男性より女性で高い。
(2) 20歳代女性の低体重（やせ）の者の割合は、15％未満である。
(3) 糖尿病が強く疑われる者の割合は、50歳代で最も高い。
(4) 収縮期（最高）血圧の平均値は、男性より女性で高い。
(5) 血清総コレステロール値の平均値は、50歳以上で男性より女性で高い。

問2 最近の国民健康・栄養調査の結果からみた成人の身体状況に関する記述である。正しいのはどれか。1つ選べ。　（2012年・問152「2A　健康状態の変化」）

(1) メタボリックシンドロームが強く疑われる者の割合は、男性より女性で高い。
(2) メタボリックシンドロームが強く疑われる者の割合は、男女共に40歳代が最も高い。
(3) 肥満者の割合は、女性より男性で高い。
(4) 男性の肥満者の割合は、20歳代が最も高い。
(5) 女性の肥満者の割合は、40歳代が最も高い。

問題のポイント

最近の国民健康・栄養調査の結果からみた国民の身体・健康状況に関する問題です。最近数年のデータを把握しておくことが求められます。性別、年齢階級別での数値やここ数年の傾向を把握しておきましょう。特に、健康日本21（第2次）の目標項目と関連づけて理解しておきましょう。肥満や低体重（やせ）、糖尿病に関する問題は、頻出しています。

解答 → 問1 (5)　問2 (3)

問1
(1) × 肥満者の割合は、男性：約3割、女性：約2割で、男性が高くなっています。
(2) × 20歳女性の低体重（やせ）の者の割合は、2割を越えています。
(3) × 糖尿病が強く疑われる者の割合は、60歳代・70歳代以上で高くなります。
(4) × 収縮期（最高）血圧の平均値は、男性の方が高くなっています。
(5) ○ 血清総コレステロール値の平均値は、50歳以上では男性より女性が高くなります。

問2 (1) ✕ メタボリックシンドロームが強く疑われる者の割合が高いのは、女性よりも**男性**です。
(2) ✕ メタボリックシンドロームが強く疑われる者の割合は、男女共に**50歳代以上**で多くなり、**70歳代**で最も多くなっています。
(3) ○ **肥満**者の割合が高いのは、女性よりも**男性**です。
(4) ✕ 男性の肥満者の割合は、**40歳代**が最も高くなっています。
(5) ✕ 女性の肥満者の割合は、**70歳以上**が最も高くなっています。

ここだけ丸暗記

☑ 国民健康・栄養調査の結果からみた健康状態の変化については、健康日本21（第2次）に目標設定されている以下の項目などをマークしておきましょう。現状値を覚えるとともに過去（5年前や10年前など）からの推移にも着目しておきましょう。
・男性（20〜60歳代）、女性（40〜60歳代）の肥満者の割合
・やせの者の割合（20歳代女性） ・糖尿病有病者 ・収縮期（最高）血圧の平均値
・総コレステロール240mg／dL以上の者の割合
・メタボリックシンドロームの該当者及び予備群　など

+One

☑ **人口構成の変遷**

	年少人口割合（0〜14歳）	老年人口割合（65歳以上）
1950（昭和25）年	35.4%	4.9%
2010年	13.2%	23.1%
2060年（推計）	9.1%	39.9%

著しい年少人口の減少と老年人口の増加。超高齢社会（65歳以上の高齢者の割合が21%を超えた社会）

生産年齢人口層の著しい扶養負担が予測される

☑ **健康寿命と平均寿命**
　WHOの示した健康寿命をわが国に当てはめると、男性で70歳、女性で74歳となり、平均寿命（男性80.5歳、女性86.8歳）とともに世界のトップレベルです。しかし、**健康寿命と平均寿命の差**は何らかの障害をもって生きる期間で、10年前後もあります。

解いてみよう

Q1 わが国の健康水準は世界のトップレベルで、平均寿命と健康寿命の差はほとんどない。
Q2 わが国の老年人口割合は25%以上で、超高齢社会となっている。

健康・栄養問題 (2) ——食事と食生活の変化

問1 最近の国民健康・栄養調査結果からみた成人の栄養素等および食品群別の摂取状況に関する記述である。正しいのはどれか。1つ選べ。(2014年・問152「2B 食事の変化」)

(1) 食物繊維の摂取量は、50歳以上より49歳以下で多い。
(2) 鉄の摂取量は、50歳以上より49歳以下で多い。
(3) 脂肪エネルギー比率が30%以上の者の割合は、男性より女性で高い。
(4) 果実類の摂取量は、女性より男性で多い。
(5) 乳類の摂取量は、女性より男性で多い。

問2 国民健康・栄養調査(国民栄養調査)結果における、脂質の食品群別構成比の推移を図に示した。図のa～cの食品群の組合せである。正しいのはどれか。1つ選べ。

(2014年・問153「2C 食生活の変化」)

	a	b	c
(1)	魚介類	乳類	肉類
(2)	乳類	魚介類	肉類
(3)	魚介類	肉類	乳類
(4)	肉類	魚介類	乳類
(5)	乳類	肉類	魚介類

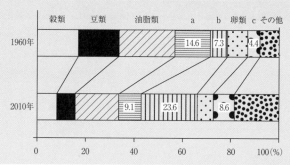

問題のポイント

最近の国民健康・栄養調査の結果からみた栄養素および食品群別の摂取状況に関する問題です。最近数年のデータを把握しておくことが求められます。毎年の調査報告において、性別、年齢階級別での数値やここ数年の傾向、戦後からの推移を把握しておきましょう。

解答 → 問1 (3)   問2 (3)

問1 各項目について、近年(平成22年以降)の調査結果を用いて比較しました。

(1) ✕ 食物繊維の摂取量は、50歳以上と49歳以下では、50歳以上で多くなっています。

(2) ✕ 鉄の摂取量は、50歳以上と49歳以下では、50歳以上で多くなっています。

(3) ◯ 脂肪エネルギー比率が30％以上の者の割合は、女性の方が高くなっています。

(4) ✕ 果実類の摂取量を男女別で比較すると、女性の方が多くなっています。

(5) ✕ 乳類の摂取量を男女別で比較すると、女性の方が多くなっています。

問2 2010（平成22）年の国民健康・栄養調査結果における食品群別摂取脂質比率は、肉類：23.6％、魚介類：9.1％、乳類：8.6％です。また、1960年時からの摂取比率の推移から、大幅に増加しているbが肉類、減少しているaが魚介類と考えることができます。

ここだけ丸暗記

☑ 国民健康・栄養調査の結果からみた栄養素等摂取状況や食生活の変化については、健康日本21（第2次）の目標項目に関連する以下のデータをマークしておきましょう。

- 食塩摂取量
- 野菜・果物の摂取量
- 脂肪エネルギー比率
- カルシウムや食物繊維、鉄など不足しがちな栄養素の摂取状況
- 朝食欠食率　など

＋One

☑ わが国では戦後の混乱期の後、高度経済成長を経て大きく食環境が変化しました。

☑ その間、総摂取エネルギー量はほとんど変わっていないにもかかわらず、質的には大きく変化しています。米中心の伝統的な和食型の食事が減少し、おかず中心の欧米型の食事が増加しました。洋風・多国籍料理も増えて多様になり、肉や卵、乳製品、油脂類やスパイス類が日常的に利用されるようになりました。

☑ これにより、動物性食品、特に畜産物や油脂類の摂取量が増加し、日本人の栄養状態は改善しましたが、米類の摂取量の低下は穀類エネルギー比率の低下と脂肪エネルギー比率の増加を促し、肥満やメタボリックシンドローム、生活習慣病の増加につながっています。

解いてみよう

Q1 エネルギー摂取量は、増加傾向にある。

Q2 食塩の摂取は改善が著しく、現在はほとんどの人が目標量を達成している。

164 健康・栄養問題（3）——食環境の変化

重要度 ★★★

問 わが国の食料需給に関する記述である。正しいのはどれか。1つ選べ。

（2015年・問145「2D　食環境の変化」）

(1) 食料需給表は、2年に1度作成される。
(2) 食料需給表には、国民が支出する食料費が示されている。
(3) 食料需給表には、国民が実際に摂取した食料の総量が示されている。
(4) 直近10年間のカロリーベースの食料自給率は、50％を超えて推移している。
(5) 品目別自給率（重量ベース）は、米が小麦より高い。

問題のポイント

食料需給表（フードバランスシート）および食料自給率は頻出問題です。食料需給表の概要と食料自給率のおもな項目の算出方法や最新データ、戦後からの推移などを把握しておきましょう。近年では、品目別自給率の出題が多く見られます。

解答 → (5)

(1) ✕ 食料需給表は、1年に1度、農林水産省において作成されています。
(2) ✕ 食料需給表には、国民が支出する食料費は示されていません。
(3) ✕ 食料需給表には、国民が実際に摂取した食料の総量ではなく、食料の供給量が示されています。
(4) ✕ 直近10年間のカロリー（供給熱量）ベースの食料自給率は、40％程度で推移しています。
(5) ◯ 品目別自給率（重量ベース）において、米はほぼ100％であるのに対し、小麦は約10％程度であり、圧倒的に米の自給率が高くなっています。

ここだけ丸暗記

☑ 食料需給表（フードバランスシート）
　①国連食糧農業機関（FAO）の統一的作成法に基づき、毎年農林水産省で作成され、FAOならびに経済協力開発機構（OECD）に報告
　②わが国で供給される食料の生産・輸入から最終消費に至る総量および可食部分（純食料）、国民平均1人当たりの供給量ならびに供給栄養量を算出

③世界約160か国がFAOの手引きに準拠して算出しているので、国際比較ができる
④算出期間の年度は4月1日〜翌年3月31日
⑤1人1日当たりの食料供給量などは、その年度の10月1日現在の人口を用いる
⑥1人1日当たりの供給栄養素量は、供給純食料に栄養成分量（日本食品標準成分表に準拠）を乗じて算出
⑦わが国が公表している食料自給率は、❶**カロリー（供給熱量）ベース自給率**、❷**生産額ベース自給率**、❸**重量ベース自給率**の3種類
⑧消費者などに届いた食料について算出されたもので、必ずしも実際に摂取された食料の量および栄養量ではない

+One

☑ 食品の生産と流通に関する用語や、わが国の食糧政策やその内容について理解する必要があります。また、食糧政策に関する調査結果には、目を通しておきましょう。

☑ **フードマイレージ**
食料が生産者から消費者の手に渡るまでの距離のことで、輸入相手国の食料輸入量と距離（国内輸送を含まない）の積で求められます。

☑ **フードデザート（food deserts）**
生鮮食料品の入手が困難な地域のことをいいます。具体的には、自家用車や公共交通機関を利用できない社会的弱者が集住し、かつ生鮮食料品へのアクセスが極端に悪い地域が該当します。

☑ **トレーサビリティシステム**
食品の生産、加工および流通の過程で、原材料の出所や食品の製造元、販売先などの記録を保管し、食品とその情報を追跡・把握できることです。

☑ **リスクコミュニケーション**
リスクの発生防止や最小限にするための過程において、リスク評価者、リスク管理者、消費者、事業者、研究者、その他関係者の間で、情報および意見を相互に交換することです。

☑ **FOOD ACTION NIPPON**　食料自給率向上に向けた国民運動のことです。

解いてみよう

Q1 わが国の総合食料自給率（供給熱量ベース）は、60％前後で推移している。
Q2 わが国の総合食料自給率（供給熱量ベース）は、先進国の中で最高水準にある。

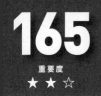

公衆栄養関連法規(1)
——食育基本法と健康増進法

問1 食育基本法および食育推進基本計画に関する記述である。正しいのはどれか。1つ選べ。

(2013年・問159改変「3B 公衆栄養関連法規」)

(1) 食育推進会議の会長は、厚生労働大臣である。
(2) 市町村は、食育推進計画を作成しなければならない。
(3) 栄養教諭の配置を義務づけている。
(4) 農業体験への参加を推進している。
(5) 第3次食育推進基本計画は、10年計画である。

問2 健康増進法に規定されている施策の実施者に関する記述である。正しいのはどれか。1つ選べ。

(2016年・問146「3B 公衆栄養関連法規」)

(1) 内閣総理大臣は、国民の健康増進の総合的推進のための基本指針を定める。
(2) 厚生労働大臣は、特別用途表示の許可をする。
(3) 厚生労働大臣は、医師または管理栄養士の資格を有する者から栄養指導員を命ずる。
(4) 都道府県知事は、食事摂取基準の策定を行う。
(5) 都道府県知事は、特定給食施設に対し栄養管理の実施に必要な指導をする。

問題のポイント

食育基本法と健康増進法に関する問題です。各法規の制定経緯と意義を理解しておきましょう。食育基本法と健康増進法は栄養士法とともに頻出です。食育基本法は、食育推進基本計画と関連づけて覚えましょう。健康増進法は、国民健康・栄養調査や保健所・市町村における栄養士の役割(栄養指導員)、食事摂取基準など出題されます。

解答 ➡ 問1(4) 問2(5)

問1 (1) × 食育推進会議の会長は、**農林水産大臣**です(食育基本法第28条;2015年改正)。

(2) × 市町村は、食育推進計画を作成するよう**努めなければなりません**(食育基本法第18条)。

(3) × 第3次食育推進基本計画において、栄養教諭の配置が進められていますが、**義務ではありません**。

- (4) ○ 農林水産物の生産、食品の製造、流通等における**体験活動を促進**しています（食育基本法第23条）。
- (5) × 第3次食育推進基本計画は、**2016年度から2020年度までの5年計画**です。

問2
- (1) × 国民の健康増進の総合的推進のための基本指針を定めるのは、**厚生労働大臣**です。
- (2) × 特別用途表示の許可をするのは、**内閣総理大臣**です。
- (3) × 医師または管理栄養士の資格を有する者から栄養指導員を任命するのは、**都道府県知事**です。
- (4) × 食事摂取基準の策定を行うのは、**厚生労働大臣**です。
- (5) ○ 特定給食施設に対し栄養管理の実施に必要な指導をするのは、**都道府県知事**です。

ここだけ丸暗記

☑ 健康増進法（2002年）のおもな項目
①目的　②国民の責務　③国・地方公共団体および健康増進事業実施者の責務　④基本方針　⑤都道府県・市町村健康増進計画　⑥国民健康・栄養調査　⑦保健指導　⑧栄養指導員　⑨特定給食施設における栄養管理　⑩受動喫煙の防止　⑪特別用途表示　⑫食事摂取基準

☑ 食育基本法（2005年）のおもな項目
①目的　②食育の理念・方向性　③国・地方公共団体、関係者の責務　④食育推進基本計画　⑤基本的な施策　⑥食育推進会議

＋One　近年の公衆栄養活動に関するおもな法律・施策

年	内容
2000年	健康日本21策定、食生活指針
2002年	健康増進法（栄養改善法廃止）
2005年	食事バランスガイド策定、食育基本法
2008年	高齢者医療確保法、特定健康診査・特定保健指導
2011年	第2次食育推進基本計画
2013年	健康づくりのための身体活動基準／身体活動指針2013（アクティブガイド）、健康日本21（第2次）
2014年	健康づくりのための睡眠指針2014

解いてみよう

Q1 食育基本法は、高度経済成長期の栄養摂取過剰をきっかけに制定された。

Q2 健康増進法に基づいて、厚生労働大臣は食事摂取基準を定める。

166 公衆栄養関連法規(2)
──地域保健法他

重要度 ★★☆

問1 公衆栄養関連法規の内容と法規名の組合せである。正しいのはどれか。1つ選べ。
(2013年・問156「3B 公衆栄養関連法規」)

(1) 栄養指導員の任命 ──────── 栄養士法
(2) 食事摂取基準の策定 ──────── 食育基本法
(3) 学校における食育の推進 ──────── 学校給食法
(4) 特定給食施設における栄養管理 ──── 食品衛生法
(5) 国民健康・栄養調査の実施 ─────── 地域保健法

問2 公衆栄養関連法規の内容と法規名との組合せである。正しいのはどれか。1つ選べ。
(2014年・問156「3B 公衆栄養関連法規」)

(1) 保健所の設置 ──────── 医療法
(2) 特定健康診査の実施 ──────── 高齢者の医療の確保に関する法律
(3) 都道府県食育推進計画の策定 ──── 健康増進法
(4) 未熟児の訪問指導 ──────── 地域保健法
(5) 市町村による生活習慣相談の実施 ── 栄養士法

問題のポイント

公衆栄養学分野で関連の深い法律は、栄養士法以外では、健康増進法、食育基本法、地域保健法などです。各法律のおもな項目と内容を整理しておきましょう。また、食品衛生法や食品表示法など栄養関連法規も確認しておきましょう。

解答 → 問1 (3) 問2 (2)

問1 (1) × 栄養指導員の任命は、健康増進法(第19条)です。
(2) × 食事摂取基準の策定は、健康増進法(第30条の2)です。
(3) ○ 学校における食育の推進は、学校給食法(第1条)です。
(4) × 特定給食施設における栄養管理は、健康増進法(第21条)です。
(5) × 国民健康・栄養調査の実施は、健康増進法(第10条)です。

問2 (1) × 保健所の設置は、地域保健法(第5条)です。
(2) ○ 特定健康診査の実施は、高齢者の医療の確保に関する法律(第20条)です。

(3) × 都道府県食育推進計画の策定は、食育基本法（第17条）です。
(4) × 未熟児の訪問指導の策定は、母子保健法（第17条）です。
(5) × 市町村による生活習慣相談の実施は、健康増進法（第17条）です。

ここだけ丸暗記

☑ 地域保健法（1994年）のおもな項目

①目的・基本理念　②市町村・都道府県・国の責務　③基本方針の策定
④保健所の設置　⑤保健所の事業　⑥市町村保健センター

+One　公衆栄養に関連したその他の法律と目的

食品衛生法（1947年）	飲食に起因する衛生上の危害の発生を防止し、公衆衛生の向上と推進に寄与する
介護保険法（1997年）	・介護の必要な高齢者の療養上の管理等に対応 ・社会的連帯による公平な負担と給付を理念に、介護サービスの対象、介護給付の内容、介護サービスの利用方法、要介護認定等に関し必要な事項を定める
学校給食法（1954年）	・児童と生徒の心身の健全な発達と国民の食生活の改善に寄与 ・学校での食育を推進
学校教育法（1947年）	食育の中核的な役割を担う「栄養教諭」制度が新たに創設（2005年）
母子保健法（1965年）	母性および乳幼児の健康の保持と増進を図る
高齢者の医療の確保に関する法律（2008年）	・老人保健法の趣旨を踏襲しつつ発展させる。高齢者の適切な医療の確保を図るため、2008年に改称 ・特定健診・特定保健指導に関する規定あり
食品表示法（2015年）	食品の表示に関する規定を統合し、食品の表示に関する包括的かつ一元的な制度を創設

解いてみよう

Q1 市町村保健センターについて規定されているのは、健康増進法である。

Q2 学校における食育の推進について規定されているのは、食育基本法である。

167 管理栄養士・栄養士制度

重要度 ★★★

問1 栄養士法に規定する管理栄養士業務に関する記述である。正しいのはどれか。2つ選べ。
（2014年・問157「3C わが国の管理栄養士・栄養士制度a」）

(1) 傷痛者に対する療養のために必要な栄養の指導を行う。
(2) 健康の保持増進のための栄養の指導を行う。
(3) 販売の用に供する食品の収去を行う。
(4) 業務分野に応じた専門資格名称が規定されている。
(5) 栄養の指導は、業務独占であると規定されている。

問2 栄養士法に基づく内容である。正しいのはどれか。1つ選べ。
（2016年・問148「3C わが国の管理栄養士・栄養士制度a」）

(1) 行政栄養士の定義
(2) 栄養士免許証の書換え交付
(3) 管理栄養士の栄養教諭免許状の取得
(4) 管理栄養士の特定給食施設への配置義務
(5) 管理栄養士による特定保健指導の実施

問題のポイント

わが国の管理栄養士・栄養士養成制度およびその養成システムは、栄養士法の改正と共に変遷してきました。栄養士法には、管理栄養士・栄養士の定義や免許等に関する事項のほか、管理栄養士国家試験、管理栄養士養成施設の指定について規定されています。これまでのおもな改正内容はチェックしておきましょう。

解答 → 問1 (1)、(2)　問2 (2)

問1
(1) ○　栄養士法第1条2に管理栄養士の業務として、「傷病者に対する療養のため必要な栄養指導」と明文化されています。
(2) ○　(1)と同様に「健康の保持増進のための栄養指導」と明文化されています。
(3) ×　食品の収去を行うのは内閣総理大臣または都道府県知事です。
(4) ×　管理栄養士の専門性に関する資格名称の規定はありません。
(5) ×　管理栄養士の免許は名称独占です。

問2 (1) × 栄養士・管理栄養士の定義はありますが、行政栄養士の定義は示されていません。
(2) ○ 栄養士免許証の書換え交付は、栄養士法（第5条）に示されています。
(3) × 管理栄養士の栄養教諭免許状の取得については、教育職員免許法に示されています。
(4) × 管理栄養士の特定給食施設への配置義務は、健康増進法に定められています。
(5) × 管理栄養士による特定保健指導の実施については、「高齢者の医療の確保に関する法律」に示されています。

ここだけ丸暗記

☑ 栄養士法（1947年）は、栄養士、管理栄養士の身分について定めた法律です。
　1962年の改正により、管理栄養士の登録制度が発足しました。
　2000年の改正により、登録制であった管理栄養士資格が免許制になりました。

☑ 栄養士法のおもな項目

①栄養士・管理栄養士の定義　②栄養士・管理栄養士の免許制度
③免許の欠格事由　④登録および免許の交付　⑤免許の取り消し等
⑥管理栄養士国家試験　⑦主治の医師の指導　⑧名称の使用制限

+One　栄養士・管理栄養士の定義

（栄養士法第1条）この法律で栄養士とは、都道府県知事の免許を受けて、栄養士の名称を用いて栄養の指導に従事することを業とする者をいう。
（第1条の2）この法律で管理栄養士とは、厚生労働大臣の免許を受けて、管理栄養士の名称を用いて、傷病者に対する療養のため必要な栄養の指導、個人の身体の状況、栄養状態等に応じた高度の専門的知識及び技術を要する健康の保持増進のための栄養の指導並びに特定多数人に対して継続的に食事を供給する施設における利用者の身体の状況、栄養状態、利用の状況等に応じた特別の配慮を必要とする給食管理及びこれらの施設に対する栄養改善上必要な指導等を行うことを業とする者をいう。

解いてみよう

Q1 管理栄養士免許は、内閣総理大臣が与える。
Q2 管理栄養士が、傷病者に対する療養のため必要な栄養指導を行う場合には、主治の医師の指示を受ける。

168 国民健康・栄養調査

重要度 ★★★

問1 国民健康・栄養調査の実施に関する記述である。正しいのはどれか。1つ選べ。

(2014年・問158「3D 国民健康・栄養調査」)

(1) 地域保健法に基づいて実施する。
(2) 対象地区の抽出には、家計調査で設定された単位区を用いる。
(3) 栄養摂取状況調査は、2日間実施する。
(4) 個人別栄養素等摂取量の推定には、案分比率を用いる。
(5) 血液検査は、満15歳以上に行う。

問2 国民健康・栄養調査の実施に関する記述である。正しいのはどれか。1つ選べ。

(2013年・問158「3D 国民健康・栄養調査」)

(1) 調査に伴う費用は、都道府県が負担する。
(2) 調査対象地区は、都道府県知事が選定する。
(3) 毎年、状況を把握する項目に喫煙習慣がある。
(4) 毎年、検査する項目に開眼片足立ちがある。
(5) 栄養摂取状況調査は、食物摂取頻度調査法を用いる。

問題のポイント

国民健康・栄養調査についての問題です。調査結果とは別に、本調査の目的や調査項目、実施時期などの概要を把握しておきましょう。これらは、ほぼ毎年出題されています。

解答 → 問1 (4) 問2 (3)

問1 (1) × 国民健康・栄養調査は、健康増進法（第10〜16条）に基づいて実施されます。

(2) × 調査地区の抽出には、国民生活基礎調査（平成24年調査は国勢調査）で設定された単位区を用います。

(3) × 栄養摂取状況調査の日数は、調査年11月中の1日（日曜日・祝日は除く）です。

(4) ○ 世帯単位の食事調査を実施し、案分比率（比例案分法）によって個人別栄養素等摂取量を求めています。

(5) × 血液検査は、満20歳以上に行います。

問2 (1) × 調査に伴う費用は、国が負担します。
(2) × 調査対象地区は、厚生労働大臣が選定します。その地区内において都道府県知事が調査世帯を指定します。
(3) ○ 毎年把握される項目は、身体計測、血圧測定、血液検査、飲酒や喫煙の状況です。
(4) × 開眼片足立ちは、毎年検査される項目ではありません。
(5) × 栄養摂取状況調査は、秤量・目安量法が用いられています。

ここだけ丸暗記

☑ 国民健康・栄養調査

目的	健康増進法に基づき、国民の身体状況、栄養摂取量および生活習慣状況を明らかにし、国民の健康増進の総合的な推進を図るための基礎資料を得ること
調査対象	全国の世帯・世帯員において、国民生活基礎調査により設定された単位区より層化無作為抽出した300単位区内の世帯（約6,000世帯）および当該世帯の1歳以上の世帯員（約18,000人）
実施時期	毎年11月に実施
調査内容	・身体状況調査 　①身長、体重（満1歳以上）　②腹囲（満6歳以上）　③血圧（満20歳以上）　④血液検査（満20歳以上）　⑤1日の運動量：歩行数（満20歳以上）　⑥問診：服薬状況、運動状況など（満20歳以上） ・栄養摂取状況調査（満1歳以上） 　世帯員各々の食品摂取量、栄養素摂取量、食事状況（欠食・外食等） ・生活習慣調査（対象年齢は重点項目の内容によって異なる） 　食生活、身体活動・運動、休養（睡眠）、飲酒、喫煙、歯の健康など

+One 調査の体制

調査員	医師、管理栄養士、保健師、臨床（衛生）検査技師、事務担当者など
調査体制	企画・立案：厚生労働省。調査：調査地区を管轄する保健所。入力・集計・作表：国立研究開発法人医薬基盤・健康・栄養研究所。解析・報告：厚生労働省
結果の集計	集計結果の評価に関わるコメント（「高かった」「増加した」など）は、統計学的な検定（有意水準5%）に基づき記述

解いてみよう

Q1 国民健康・栄養調査は地域保健法の規定に基づいて実施される。
Q2 国民健康・栄養調査の実質的な調査業務は各地の市町村が担当する。

169 国の栄養政策
── 実施に関連する指針、ツール

問1 食生活指針（2000年）に関する記述である。正しいのはどれか。1つ選べ。

(2014年・問159「3E 実施に関連する指針、ツールa」)

(1) 厚生省・文部省（当時）の2省で策定した。
(2) 策定目的に食料の安定供給の確保がある。
(3) 栄養素ベースで作成されている。
(4) 受動喫煙に関する項目がある。
(5) 項目ごとに目標値が設定されている。

問2 食事バランスガイドに関する記述である。正しいのはどれか。1つ選べ。

(2015年・問157「3E 実施に関連する指針、ツールb」)

(1) 食生活指針（2000年）を受けて策定された。
(2) 人間と食物と環境の関係を示した。
(3) 食品の無駄な廃棄を削減するために策定された。
(4) 生活習慣病予防のために必要な身体活動量を示した。
(5) 食品についての栄養表示の基準を示した。

問題のポイント

問1は2000年に発表された食生活指針に関する問題です。国民の健康増進、QOLの向上、食料の安定供給の確保を図るため、厚生省（現厚生労働省）、文部省（現文部科学省）、農林水産省の3省合同で策定されました。この指針も2016年6月（16年ぶり）に改訂されています。策定背景と新しい指針の内容や変更点を理解しておきましょう。

問2は2005年に発表された食事バランスガイドに関する問題です。食生活指針（2000年）をより実効性のあるものにするために厚生労働省と農林水産省が合同で策定しました。策定背景と目的、バランスガイドの内容を理解しておきましょう。応用力問題では、バランスガイドの活用について問われます。コマの料理区分や1SV量を確認しておきましょう。

解答 ➡ 問1 (2)　問2 (1)

問1 (1) ✕　厚生省・文部省・農林水産省の3省が共同で策定しました。

(2) ◯ 食生活指針は、わが国の栄養・食生活の現状と課題を踏まえ、国民の健康の増進、生活の質（QOL）の向上および食料の安定供給の確保を図ることを目的に策定されています。
(3) × 食料生産・流通から食卓、健康へと幅広く食生活全体を視野に入れ作成されています。
(4) × 喫煙に関する項目はありません。
(5) × 項目ごとに指針を実践するための具体的な内容が定められています。

問2 食事バランスガイドは、食生活指針（2000年）を具体的な行動に結びつけるツールとして、2005年に厚生労働省と農林水産省によって策定されました。1日に「何を」「どれだけ」食べればよいかという食事のとり方やおおよその量をわかりやすくイラストにしたものです。コマの形を使って、多くとりたい順に、上から主食、副菜、主菜、牛乳・乳製品、果物という5つの料理区分で示されています。量は「つ（SV）」という単位で表現されています。

ここだけ丸暗記　食生活指針（2016年）大項目

① 食事を楽しみましょう
② 1日の食事のリズムから、健やかな生活リズムを
③ 適度な運動とバランスのよい食事で、適正体重の維持を
④ 主食、主菜、副菜を基本に、食事のバランスを
⑤ ごはんなどの穀類をしっかりと
⑥ 野菜・果物、牛乳・乳製品、豆類、魚なども組み合わせて
⑦ 食塩は控えめに、脂肪は質と量を考えて
⑧ 日本の食文化や地域の産物を活かし、郷土の味の継承を
⑨ 食料資源を大切に、無駄や廃棄の少ない食生活を
⑩ 「食」に関する理解を深め、食生活を見直してみましょう

＋One

☑ 食生活指針の策定の基本となっているのは、1995年にFAO（国連食糧農業機関）／WHO（世界保健機関）が食生活指針の今後の方針として示した「食物ベースの食生活指針の作成」（FBDG：Food-Based Dietary Guidelines）です。

☑ 食生活指針には「対象特性別：（女性（母性を含む）・成長期・成人病（生活習慣病）・高齢者）」（1990年）、「妊産婦のための食生活指針」（2006年）があります。

解いてみよう

Q1 食生活指針では、食料の無駄や廃棄を少なくすることを勧めている。
Q2 食事バランスガイドは、栄養素ベースで示されている。

170 国の健康増進基本方針と地方計画（1）—— 健康日本21（第2次）

重要度 ★★★

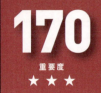

問 21世紀における第2次国民健康づくり運動（健康日本21（第2次））に関する記述である。**誤っているのはどれか。1つ選べ。**

（2014年・問160「3F　国の健康増進基本方針と地方計画1」）

(1) 最終評価は、目標設定から5年を目途に行う。
(2) 健康寿命の都道府県格差縮小を目標としている。
(3) 非感染性疾患（NCD）の重症化予防に関する目標がある。
(4) ソーシャルキャピタルの活用を推進する。
(5) 食環境整備の一環として、スマート・ライフ・プロジェクト（Smart Life Project）がある。

問題のポイント

現在の国民健康づくり運動である「健康日本21（第2次）」に関する問題です。わが国の健康増進対策は、「第1次国民健康づくり対策」を皮切りに、「アクティブ80ヘルスプラン」、「健康日本21」、「健康日本21（第2次）」へ引き継がれ、推進されています。「健康日本21（第2次）」については、概要や方向性、目的を理解し、目標項目と目標値を覚えましょう。

解答 → (1)

(1) × 健康日本21（第2次）は、2013から2022年度までの10年間、目標達成に向けた取り組みが推進されます。最終評価は最終年を目処に行われますので、10年です。

(2) ○ 「健康寿命の延伸」と「健康格差の縮小」は中心課題です。「健康格差の縮小」では、『日常生活に制限のない期間（＝健康寿命）の平均の都道府県格差の縮小』が目標項目に掲げられています。

(3) ○ がん、循環器疾患、糖尿病およびCOPD（慢性閉塞性肺疾患）を中心とした非感染性疾患（NCD）の重症化予防に関する目標があります。

(4) ○ 地域のつながりの強化（ソーシャルキャピタルの水準を上げること）は、健康づくりに貢献すると考えられています。

(5) ○ スマート・ライフ・プロジェクトは、運動・食事・禁煙分野で企業や団体が連

携し、国民の健康への予防意識を高める啓発活動を行う取り組みです。「健康寿命をのばしましょう」がスローガンで、2014年からは、健診・検診の受診を新たなテーマに加えています。

ここだけ丸暗記

☑ 健康日本21（第2次）

2013～2022年、健康増進法、「すべての国民が共に支え合い、健やかで心豊かに生活できる活力ある社会の実現」を目指します。

☑ 基本的な推進の方向

① 健康寿命の延伸と健康格差の縮小
② 生活習慣病の発症予防と重症化予防の徹底
③ 社会生活を営むために必要な機能の維持および向上
④ 健康を支え、守るための社会環境の整備
⑤ 栄養・食生活、身体活動・運動、休養、飲酒、喫煙および歯・口腔の健康に関する生活習慣および社会環境の改善

+One 栄養・食生活に関する目標項目と目標値

目標項目	目標値（平成34年度）
適正体重を維持している者の増加（肥満、やせの減少）	20～60歳代男性の肥満者の割合　28% 40～60歳代女性の肥満者の割合　19% 20歳代女性のやせの者の割合　20%
適切な量と質の食事をとる者の増加	
ア）主食・主菜・副菜を組み合わせた食事が1日2回以上の日がほぼ毎日の者の割合の増加	80%
イ）食塩摂取量の減少	8g
ウ）野菜と果物の摂取量の増加	野菜摂取量の平均値　350g 果物摂取量100g未満の者の割合　30%
共食の増加（食事を1人で食べる子どもの割合の減少）	食事を1人で食べる子どもの割合　減少傾向へ
食品中の食塩や脂肪の低減に取り組む食品企業および飲食店の登録数の増加	食品企業登録数　100社 飲食店登録数　30,000店舗
利用者に応じた食事の計画、調理および栄養の評価、改善を実施している特定給食施設の割合の増加	80%

解いてみよう

Q1　「健康日本21」は、健康増進法の施行後に、厚生労働省が法律に基づく健康づくり運動として策定した計画である。

Q2　「健康日本21（第2次）」では、共食の増加を目標項目としている。

国の健康増進基本方針と地方計画（2）── 食育推進基本計画

問 食育推進基本計画に関する記述である。**誤っている**のはどれか。1つ選べ。

（2015年・問158「3F　わが国の健康増進基本方針と地方計画」）

(1) 食育基本法に基づいて策定される。
(2) 食育推進会議において策定される。
(3)「食育月間」が定められている。
(4) 食品の安全性の確保における食育の役割が規定されている。
(5) 現在の計画の実施期間は、10年間である。

問題のポイント

食育推進基本計画についての問題です。国は、食育基本法に基づき、本計画を作成し、都道府県、市町村、関係機関・団体など多様な関係者とともに食育を推進しています。現在、**第3次食育推進基本計画**が作成されています。これまでの食育の推進の成果と食をめぐる状況や諸課題を踏まえつつ、食育に関する施策を総合的かつ計画的に推進していくため、2016年から2022年の5年間を期間とする新たな基本計画です。計画の方針、重点課題、目標などをしっかりチェックしておきましょう。

解答 → (5)

(1) ◯ **食育基本法**（第16〜18条）に基づいて策定されます。
(2) ◯ **食育推進会議**において策定されます（食育基本法第16条）。
(3) ◯ 「**食育月間**」（毎年6月）は、食育の周知と定着を図るために定められました。
(4) ◯ 基本的な取り組み方針のなかに、食品の安全性の確保における食育の役割が規定されています。
(5) × 現在の第3次食育推進基本計画の実施期間は、2016年度から2020年度までの5年間です。

ここだけ丸暗記

☑ **食育基本法**では、**農林水産省**（2015年度までは内閣府）に設置される食育推進会議が食育推進基本計画を作成することを規定しています。
☑ **食育推進会議**は、会長および委員25人以内で組織され、会長は**農林水産大臣**です。

☑ 現在、第3次食育推進基本計画（2016～2020年）が作成されて進められています。
新しい計画の重点課題は次の5項目です。

① 若い世代を中心とした食育の推進
② 多様な暮らしに対応した食育の推進
③ 健康寿命の延伸につながる食育の推進
④ 食の循環や環境を意識した食育の推進
⑤ 食文化の継承に向けた食育の推進

※取り組みの視点
- 子供から高齢者まで、生涯を通じた取り組みを推進
- 国、地方公共団体、教育関係者、農林漁業者、食品関連事業者、ボランティア等が主体的かつ多様に連携・協働しながら食育の取り組みを推進

+One 第3次食育推進基本計画の目標項目

1. 食育に関心をもっている国民を増やす
2. 朝食または夕食を家族と一緒に食べる「共食」の回数を増やす
3. 地域等で共食したいと思う人が共食する割合を増やす
4. 朝食を欠食する国民を減らす
5. 中学校における学校給食の実施率を上げる
6. 学校給食における地場産物等を使用する割合を増やす
7. 栄養バランスに配慮した食生活を実践する国民を増やす
8. 生活習慣病の予防や改善のために、ふだんから適正体重の維持や減塩等に気をつけた食生活を実践する国民を増やす
9. ゆっくりよく噛んで食べる国民を増やす
10. 食育の推進に関わるボランティアの数を増やす
11. 農林漁業体験を経験した国民を増やす
12. 食品ロス削減のために何らかの行動をしている国民を増やす
13. 地域や家庭で受け継がれてきた伝統的な料理や作法等を継承し、伝えている国民を増やす
14. 食品の安全性について基礎的な知識をもち、自ら判断する国民を増やす
15. 推進計画を作成・実施している市町村を増やす

解いてみよう

Q1 食育推進会議は、厚生労働省に設置される。
Q2 第3次食育推進基本計画では、若い世代を中心とした食育を推進している。

172 諸外国の健康・栄養問題と栄養政策

重要度 ★★★

問 公衆栄養活動に関係する国際的な施策とその組織の組合せである。正しいのはどれか。1つ選べ。

（2016年・問151「3G 諸外国の健康・栄養政策」）

(1) 食物ベース食生活指針の基本方針 — 国連児童基金（UNICEF）
(2) フードバランスシートの作成 — 世界保健機関（WHO）
(3) 難民キャンプへの食糧支援 — 国連難民高等弁務官事務所（UNHCR）
(4) 国際的な食品規格基準 — 国連世界食糧計画（WFP）
(5) NCDの予防と管理に関するグローバル戦略 — 国連食糧農業機関（FAO）

問題のポイント

国際的な取り組みとそれに関係する組織についての問題です。WHOやFAO、WFPなどの健康・栄養関連活動を執り行う国際連合機関等とその活動内容をまとめましょう。近年、国際機関と公衆栄養関連プログラムとの組合せ問題が頻出しています。

解答 → (3)

(1) ✕ 食物ベース食生活指針の基本方針は、1992年に世界保健機関（WHO）と国連食糧農業機関（FAO）合同の専門家会議で提案されています。
(2) ✕ フードバランスシート（食料需給表）は、国連食糧農業機関（FAO）が作成します。
(3) ◯ 難民キャンプへの食糧支援は、国連世界食糧計画（WFP）や国連難民高等弁務官事務所（UNHCR）が行っています。UNHCRは、第2次世界大戦直後に設けられた戦時難民救済のための機関です。
(4) ✕ 国際的な食品規格基準の策定は、コーデックス委員会（CAC）が行っています。
(5) ✕ NCD（非感染性疾患）の予防と管理に関するグローバル戦略は、国連と世界保健機関（WHO）が発表し、進めています。

ここだけ丸暗記

機関	目的
世界保健機関（WHO）	世界中の人々が可能なかぎりで最高水準の健康を維持できるようにすることを目的とする
国際連合食糧農業機関（FAO）	飢餓と貧困の根絶を目的として、各国民の栄養水準と生活水準を高め、すべての食料・農産物の流通改善と農村人口の生活条件の向上を目指す
国際連合世界食糧計画（WFP）	飢餓と貧困の撲滅を目的とした食糧支援機関。おもな活動に、緊急援助プログラムと学校給食プログラムがある
国連システム・栄養委員会（UNSCN）	国連機関または国際機関の栄養政策や戦略等を調整するための組織
コーデックス委員会（CAC）	消費者の健康の保護、食品の公正な貿易の確保等を目的とする
国際協力機構（JICA）	日本政府による開発途上国の社会・経済開発の支援を行う機関
国際栄養士連盟（ICDA）	世界の栄養士会で構成され、栄養士業務の国際基準を検討する。4年に一度、各国の栄養士や栄養学者が集い、国際栄養士会議（ICD）を行う
国連開発計画（UNDP）	発展途上の国々がその開発目標を達成できるように技術援助等を行う
政府開発援助（ODA）	発展途上国の経済発展や福祉の向上を目的として、先進工業国の政府および政府関係機関が行う国際協力活動

+One 栄養に関する世界会議

会議名（開催年）	宣言・目標名
国際栄養会議（1992年）	世界栄養宣言。飢餓の根絶とすべての栄養不足を軽減する
世界食料サミット（1996年）	ローマ宣言。食料安全保障の達成と飢餓撲滅のための継続的努力、まず2015年までに栄養不足人口を半減する
国連総会ミレニアムサミット（2000年）	ミレニアム開発目標（MDGs）。貧困を半減させることを目的に、8つのゴールを明記し、2015年までに達成するものとしている
世界食料サミット5年後会合（2002年）	世界食料サミット5年後会合宣言
世界食料安全保障サミット（2009年）	世界食料安全保障サミット宣言
国連サミット（2016年）	持続可能な開発目標（SDGs）。MDGsの後継となる国際目標。17のゴールと169のターゲットを明記した2030年までの取り組み

解いてみよう

Q1 開発途上国では、栄養の二重苦（double burden of malnutrition）が発生している。

Q2 コーデックス委員会（CAC）は、栄養士業務の国際基準を検討している。

173 栄養疫学

重要度 ★★☆

問 栄養疫学研究の内容と研究デザインの組合せである。正しいのはどれか。1つ選べ。

(2016年・問152「4A 栄養疫学の概要」)

(1) 習慣的な飽和脂肪酸摂取量と脳梗塞発症の関連 ——— コホート研究
(2) 集団の尿中ナトリウム排泄量の平均値と収縮期血圧の平均値の関連 —— 症例対照研究
(3) 食塩摂取量の推移と脳血管疾患死亡率の推移の関連 ——— 横断研究
(4) 脳血管疾患群と対照群の果物摂取頻度の比 ————— 介入研究
(5) 都道府県別野菜摂取量と脳血管疾患死亡率の関連 —— メタアナリシス研究関連

問題のポイント

栄養疫学に関する問題です。**栄養疫学**は人を対象として、健康に影響を及ぼす要因を明らかにし、栄養と健康・疾病との関連を解明し、健康増進、疾病治療・予防のための栄養教育や栄養相談などに有益な情報を科学的な根拠に基づいて提供するものです。栄養疫学研究は、**疫学の研究デザイン**を利用して実施されます。

解答 → (1)

(1) ○ 習慣的な飽和脂肪酸摂取量と脳梗塞発症の関連を調べるのは、**コホート研究**です。
(2) × 集団の尿中ナトリウム排泄量の平均値と収縮期血圧の平均値の関連を調べるのは、**横断研究**です。
(3) × 食塩摂取量の推移と脳血管疾患死亡率の推移の関連を調べるのは、**コホート研究**です。
(4) × 脳血管疾患群と対照群の果物摂取頻度の比較は、**症例対照研究**です。
(5) × 都道府県別野菜摂取量と脳血管疾患死亡率の関連を調べるのは、**生態学的研究**です。

+One

交絡因子	調査対象とする曝露因子以外の原因が、調査対象とする曝露因子と関連しているとき、これらの原因（関連要因）
バイアス	結果をゆがめる様々な問題。［例］情報バイアス、選択バイアス
オッズ比	ある事象が起きる確率pの、その事象が起きない確率$1-p$に対する比
相対危険	危険因子曝露群の罹患リスクと非曝露群の罹患リスクとの比で示される
寄与危険	危険因子曝露群の罹患リスクと非曝露群の罹患リスクとの差で示される

ここだけ丸暗記

研究デザイン	疫学研究の方法（がんと食生活との関連を検討する場合）	長所	短所
無作為割付臨床試験	対象をランダムに2グループに分け、一方にはビタミン剤、他方にはプラシーボを投与し、がんの発生率を比べる（オッズ比・相対危険・寄与危険）	バイアスと交絡の影響が最も少なく、曝露要因と疾病の因果関係について最も信頼性の高い情報が得られる	費用と手間がかかる／数年～十数年の追跡・調査が必要／無作為割付が困難な場合がある
コホート研究（前向き）	健康な集団に対して日常的な食品や栄養素の摂取を調べた後、数年から10数年の追跡調査を行ってがんの発生を確認し、がんとの関係を調べる（オッズ比・相対危険・寄与危険）	曝露群と非曝露群から発生する疾病の頻度を直接測定することができる／因果関係を示すことができる	数年～数十年の追跡調査が必要で、費用と手間がかかる／長期間、多数の調査対象者を追跡するため、追跡途中での脱落者が出やすくなる
症例対照研究（ケースコントロールスタディ）	がん症例と健康な対照を選び、過去の日常的な食品や栄養素の摂取を思い出してもらい、両者で比較する（オッズ比）	追跡調査が不要で、比較的簡便に実施できる／対象者数が少数でも可能	曝露情報の信頼性が低い（記憶に頼るため）／症例と比較可能な対照の選択が困難な場合もある
後ろ向きコホート研究	（特別な場合として）健康な集団の過去の曝露状況を事後的に調べ、そこから追跡調査を行い、がんとの関連を調べる	疾病に罹患する前の曝露要因を調査するので、曝露と疾病の関係を正しく評価できる	数年～数十年の追跡調査が必要で、個々の曝露量を定量的に評価できないことが多い
横断研究	ある集団に対して、がんの発症とその原因食品についての調査をある一時点で行う	追跡調査が不要／研究期間が短く、経済的	両者の時間的前後関係が正しく評価できない／交絡因子の影響を完全に取り除くことはできない
地域相関研究（地域・集団を単位とする）	国・都道府県など地域ごとの食品や栄養素の摂取量とがん死亡率との相関を調べる	追跡調査が不要で、比較的簡便に実施できる／特定の原因が明らかでない疾病についても調査可能	集団で認められた関連が、個人単位では認められない生態学的誤差が生じる／実際の要因と曝露の直接的な関係を示すことができない

解いてみよう

Q1 栄養疫学では、人間集団を対象として、健康・疾病と食物・栄養との関連を明らかにする。

Q2 国民健康・栄養調査は、横断研究である。

174 食事摂取量の測定方法

重要度 ★★★

問 栄養素等摂取量の把握方法に関する記述である。正しいのはどれか。1つ選べ。
（2015年・問160「4C　食事摂取量の測定方法」）

(1) 24時間食事思い出し法は、調査者の技術の影響を受けにくい。
(2) 秤量による食事記録法は、対象者の負担が少ない。
(3) 目安量による食事記録法は、食品成分表に記載されていない栄養素の摂取量が把握できる。
(4) 体重の変化量は、エネルギー収支バランスの指標となる。
(5) 早朝尿のナトリウム量は、過去数か月間の平均食塩摂取量の指標となる。

問題のポイント

栄養素等摂取量を把握するための食事調査法についての問題です。食事調査法には、食事記録法である**秤量法**や**目安量法**、**24時間思い出し法**、**食物摂取頻度調査法**、**陰膳法**などがあります。各調査法の特徴と利点・欠点を整理しましょう。

解答 → (4)

(1) × **24時間食事思い出し法**は、調査者が面接により対象者の食事内容を聞き取る方法なので、測定精度は調査者の技術に影響されます。
(2) × **秤量による食事記録法**は、対象者が摂取したすべての食事について、料理、食材、残食などの重量や容量を秤や計量カップで計測して記録する方法です。対象者の負担は大きいといえます。
(3) × 食品成分表に記載されていない栄養素の摂取量が把握できるのは、**陰膳法**です。
(4) ○ **エネルギー収支バランス**（エネルギーの摂取量と消費量のバランス）は、体重の変化量で評価することができます。
(5) × 1日の尿中排泄量から習慣的なナトリウム摂取量を評価することはできません。早朝尿のナトリウム量は、長期間の平均食塩摂取量の指標にはなりません。

ここだけ丸暗記

☑ 食事調査は食事内容および量（秤量または目安量）を記録するものと、過去の食事（過去24時間、習慣的頻度）を聞き取りあるいは自己記入によって調べる方法に大別され

ます。また、摂取食品そのものを収集し、化学的に分析する方法（陰膳法）もあります。

☑ 秤量法
秤、計量カップ、計量スプーンなどを使って、**実際の食品の重量、容積を科学的単位で測定記載する**方法。生材料の測定、調理中廃棄量の測定、食後の残菜量の測定がされ、現行の食事調査法の中では最も真の値に近いものとされます。しかし、被験者にとって手間がかかり、逆に誤差の原因となることもあります。国民健康・栄養調査で用いられています。

☑ 24時間食事思い出し法
調査者が対象者に**インタビューし、内容を聞き取る**方法。記憶に頼る調査方法であり、対象者が調理従事者でない場合、料理に含まれる全食品や調味料を答えることが困難な場合があります。思い出して質問事項に答えるだけなので、対象者への負担はそれほど大きくはありませんが、調査者に一定の知識・技術が求められます。

☑ 食物摂取頻度調査法
あらかじめ調査票に記載された食品の**過去の習慣的な摂取頻度**を評価するのに適した方法。半定量食物摂取頻度法では、ポーションサイズ（標準的な摂取量）を併せて掲載し、摂取目安量を調べることで摂取栄養量が算出できます。比較的簡易で多人数の調査に適用できます。

☑ 陰膳法
被調査者に摂取する食事と同じ内容を**1人分余分に作成・提供**してもらいます。その食品または料理の化学分析を行い栄養素の測定を行います。化学的手法を用いるため、食品成分表に記載されていない栄養素の測定もでき、測定値も厳密に求められます。しかし、費用や手間がかかるため多人数を対象とした調査には不向きです。

＋One

個人内変動	ある特定の個人のなかの差異。日間変動（日による違い）、季節変動（季節ごとの違い、食物の違いなど）がある。変動の大きさは栄養素によって異なり、主栄養やエネルギーに関しては小さく、ビタミン類では大きい
個人間変動	個人差（個人ごとの差）
偶然誤差	偶然起こるばらつきによって生じる測定誤差。調査日数や調査人数を増やし、平均を取ることで真の値に近づくことができる
系統誤差	真の値から一定方向にずれたもの（一定の傾向をもっているもの）を測定してしまう測定誤差。調査日数や調査人数を増やしても真の値に近づくことはできない

解いてみよう

Q1 食物摂取頻度調査法は、食事摂取量の絶対量を推定するのに最適な方法である。

Q2 24時間食事思い出し法は、調査に要する時間が5分程度と短時間ですむ。

食事摂取量の評価方法

問 集団における食事摂取量データを日本人の食事摂取基準（2015年版）を用いて評価した。評価の目的と指標の組合せである。正しいのはどれか。1つ選べ。

（2014年・問164改変「4D　食事摂取量の評価方法」）

(1) エネルギーの摂取不足の評価 ── 推定エネルギー必要量（EER）を下回る者の割合
(2) エネルギーの過剰摂取の評価 ── 推定エネルギー必要量とエネルギー摂取量の平均値との差
(3) 栄養素の摂取不足の評価 ── 推奨量（RDA）を下回る者の割合
(4) 栄養素の過剰摂取の評価 ── 耐容上限量（UL）と栄養素摂取量の平均値との差
(5) 生活習慣病の予防を目的とした評価 ── 目標量（DG）の範囲を逸脱する者の割合

問題のポイント

集団の食事摂取量の評価に関する問題です。集団の食事摂取量および栄養素摂取量の評価には「日本人の食事摂取基準（2015年版）」を用います。地域集団の習慣的な食事摂取量を評価する際には、エネルギー摂取の過不足、栄養素の摂取不足・過剰、生活習慣病の予防など、目的によって、用いる指標が異なります。評価内容に該当する指標を理解しましょう。

解答 → (5)

(1) × **エネルギーの摂取不足**の評価は、**BMI** の分布が目標とする範囲外にある人の割合を算出します。
(2) × **エネルギーの過剰摂取**の評価は、**BMI** の分布が目標とする範囲外にある人の割合を算出します。
(3) × **栄養素の摂取不足**の評価は、**推定平均必要量（EAR）** を下回る者の割合、または、目安量（AI）を下回る者の割合を算出します。
(4) × **栄養素の過剰摂取**の評価は、**耐容上限量（UL）** を上回る者の割合を算出します。
(5) ○ **生活習慣病の予防**を目的とした評価は、**目標量（DG）** の範囲を逸脱する者の割合を算出します。

ここだけ丸暗記

☑ **食事改善（集団）を目的とした食事摂取基準の適用による食事改善の計画と実施**

①エネルギー摂取の過不足の評価

BMIの分布から、正常範囲外にある人の割合を算出

→BMIが正常範囲に留まる人の割合を増やすことを目的に立案

②栄養素の摂取不足の評価

摂取量の分布から、推定平均必要量を下回る人の割合を算出

→推定平均必要量を下回って摂取している人の割合をできるだけ少なくすることを目的に立案

摂取量の中央値と目安量を比較することで不足していないことを確認

→中央値が目安量付近かそれ以上であれば、その量を維持することを目的に立案

③栄養素の過剰摂取の評価

摂取量の分布から、耐容上限量を上回る人の割合を算出

→集団全員の摂取量が耐容上限量を越えないことを目的に立案

④生活習慣病の予防を目的とした評価

摂取量の分布から、目標量の範囲を逸脱する人の割合を算出

→目標量の範囲内に入るまたは近づく者の割合を増やすことを目的に立案

＋One　エネルギー調整とその方法

☑ 食事調査で得たエネルギー摂取量は、他の栄養素の摂取量と関連していて、多くの場合、両者は正の相関をもちます。

☑ ある栄養素摂取量と疾病との間に統計学的関連性が観察された場合は、総エネルギー摂取量が栄養素摂取量に及ぼす影響を取り除き（エネルギー調整）、栄養素摂取量と疾病との関連を分析しなければなりません。

栄養素密度法	栄養素摂取量を総エネルギー摂取量で割ったもの（栄養素密度）。たとえば、カルシウム摂取量はmg/kcalで表現。エネルギー比率も栄養素密度である。総エネルギー摂取量の影響を完全に取り除くものではない
残差法	ある集団を調査した場合、エネルギー摂取量を独立因子、注目している栄養素を従属因子として一次回帰直線（$y=ax+b$）を求め、対象者ごとに残差を求める方法。総エネルギー摂取量の影響を理論的には完全に取り除くことができる

解いてみよう

Q1 栄養素密度は、ある特定の栄養素摂取量を総エネルギー摂取量で割って算出する。

Q2 残差法は、栄養疫学において総エネルギーの影響を完全に取り除くために用いる。

176 公衆栄養アセスメント

重要度 ★★★

問 社会調査法に関する記述である。正しいのはどれか。1つ選べ。

(2013年・問164「5B 公衆栄養アセスメント」)

(1) 統制観察は、結果を定量化して評価できない。
(2) 統制観察は、非統制観察よりも日常に近い条件下で調査できる。
(3) 自計調査は、口頭で質問し、口頭で回答を得る方法である。
(4) 自計調査は、他計調査よりも調査者によるバイアスがかかりやすい。
(5) 自計調査は、他計調査よりも記入もれが多い。

問題のポイント

社会調査法に関する問題です。それぞれの調査法の特徴と長所・短所について理解しておきましょう。

解答 ➡ (5)

(1) × **統制観察**は、結果を定量化できる利点があります。
(2) × 日常に近い条件下で調査できるのは、**非統制観察**です。
(3) × **自計調査**は、文書によって質問し、文書で回答してもらう方法です。口頭で質問し、口頭で回答を得る方法は他計調査です。
(4) × 調査者によるバイアスがかかる可能性があるのは、**他計調査**です。
(5) ○ 自計調査は回答者本人が記入する方法です。調査者が回答を聴き取って記入する他計調査と比較して、**記入もれが多く**なる欠点があります。

ここだけ丸暗記

☑ 地域をアセスメントする**社会調査方法**には、実態調査(**観察法、質問法**)と文献調査(既存資料の活用)があります。**観察法**には、統制観察と非統制観察があります。

☑ 観察法

統制観察	厳密に設計された調査票により観察する方法
非統制観察	あるがままの現象をとらえる方法
参与観察	調査者が対象集団の生活に溶け込み、内部から集団を観察する方法
非参与観察	調査者が第三者(部外者)として調査対象を観察する方法

☑ 質問法

調査法		方法	特徴
自記式・自計調査	留め置き法（配票調査）	質問票を配布し、記入してもらい、後で回収する	・面接法に比べると調査員の労力が少ない ・回収率が比較的高い ・調査対象者本人が回答したか不明
	郵送法	質問票を郵送し、記入後返送してもらう	・簡便である ・回収に時間がかかり、回収率は一般に低い ・家族など身近な人の影響を受けやすい
	集合法	対象者に一堂に集まってもらい、説明した後、記入してもらい、回収する	・短時間に多数の人に対して調査ができる ・対象者に会場に出向いてもらう必要がある ・調査員の説明が、回答に影響する危険性あり ・相談して回答することが多い
他記式・他計調査	面接法	調査員が対象者と面接して、聞き取る	・対象者本人の確認ができる ・正確な回答を期待できる ・手間と人手が必要 ・調査員により聴取内容に差が生じることもある ・プライバシーを侵害する恐れがある
	電話法	調査員が電話をかけ、調査票に従って質問し、回答を得る	・迅速に結果が得られる ・長時間にわたっての詳細な質問ができない

+One

☑ **公衆栄養アセスメントで用いるおもな既存資料**

・国が調査する**人口静態統計、人口動態統計、患者調査、国民生活基礎調査、食中毒統計、国民健康・栄養調査**（糖尿病実態調査が統合）、**食料需給表、学校保健統計**
・地方自治体が実施する都道府県民健康・栄養調査や住民検診結果など

☑ **プリシード・プロシードモデル**

公衆栄養アセスメントでは、ヘルスプロモーション活動を展開する理論的な枠組みとして**プリシード・プロシードモデル**（1991年、L. W. Greenら）が用いられます。最終目標を**QOLの向上**として、PDCAサイクルのプロセスを含んでおり、事前の**アセスメント**と**計画**策定のプロセスである「**プリシード**」と、**実施**を折り返しとして**評価**に至るプロセスである「**プロシード**」の部分から構成されます。公衆栄養プログラムのみならず公衆衛生活動全般で活用されています。プリシード・プロシードモデルの概略を公衆栄養プログラムの事例で活用できるように覚えましょう。

解いてみよう

Q1 住民の健康問題や健康因子を把握するのは、プリシード・プロシードモデルでは疫学アセスメントである。

Q2 プリシード・プロシードモデルは公衆栄養活動でのみ用いられる。

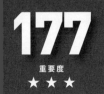

公衆栄養プログラムの課題と目標設定

問1 A市において「肥満者が増加している」という公衆栄養プログラムの改善課題が抽出された。プリシード・プロシードモデルに基づいた、この課題の準備（前提）要因である。正しいのはどれか。1つ選べ

(2013年・問165「5C 公衆栄養プログラムの目標設定」)

(1) 自分の適正体重を知らない。
(2) 健康的な生活習慣について学ぶ機会がない。
(3) 食生活改善に取り組む仲間がいない。
(4) 身近に運動できる場所がない。
(5) 身近にヘルシーメニューを提供する店がない。

問2 B市が生活習慣病対策の公衆栄養プログラムを実施する際の短期目標である。正しいのはどれか。1つ選べ。

(2015年・問166「5C 公衆栄養プログラムの目標設定」)

(1) 市民の主観的健康度の向上
(2) 糖尿病有病率の低下
(3) メタボリックシンドローム該当者数の減少
(4) 生活習慣病に関連する医療費の減少
(5) 自身の適正体重を認識する者の割合の増加

問題のポイント

問1は、公衆栄養プログラムで抽出された、改善課題に影響を及ぼす要因に関する問題です。プリシード・プロシードモデルの教育・エコロジカルアセスメントに従うと、準備（前提）要因、強化要因、実現要因の3つに分類されます。各課題に影響する要因を整理しましょう。

問2は、公衆栄養プログラムでの改善課題に基づく改善目標の設定に関する問題です。長期課題（QOLおよび健康問題）は長期目標に、中期課題（行動・ライフスタイル）は中期目標に、短期課題（準備（前提）、強化、実現要因）は短期目標に対応します。それぞれの課題がどの段階の課題であるかを見極め、各段階の目標に分類します。

解答 → 問1 (1)　問2 (5)

問1 (1) ○ **前提（準備）要因**です。対象者が行動を起こそうと決心するための条件です。
(2) ✕ **実現要因**です。実践の推進、環境要因の改善を促進する条件です。
(3) ✕ **強化要因**です。対象者や周囲の者が行動を起こし、行動の継続を支援する条件です。
(4)、(5) ✕ **実現要因**です。

問2 (1) ✕ 市民の主観的健康度の向上（長期課題）は、**長期目標の指標**です。
(2) ✕ 糖尿病有病率の低下（長期課題）は、**長期目標の指標**です。
(3) ✕ メタボリックシンドローム該当者数の減少（長期課題）は、**長期目標の指標**です。
(4) ✕ 生活習慣病に関連する医療費の減少（長期課題）は、**長期目標の指標**です。
(5) ○ 自身の適正体重を認識する者の割合の増加（前提要因）は、**短期目標の指標**です。

ここだけ丸暗記

短期目標（1〜2年）	中期目標（3〜10年）	長期目標（10〜20年）
行動・ライフスタイルなどに影響を与える要因に対応	健康問題に関連する要因（行動・ライフスタイル）に対応	QOLおよび健康問題に対応
①身体所見の変化 ②行動の変化 ③意識の変化 ④知識の変化など	①健診受診率の変化 ②生活習慣の変化 ③栄養素摂取量の変化など	①健康寿命の変化 ②死亡率の変化 ③QOLの変化など

+One 教育・エコロジカルアセスメントで把握する改善課題に影響を及ぼす要因

準備（前提）要因	知識・信念・態度・価値観・認識で、行動が起こる前提となるもの
強化要因	ある行動が起こった後に、その行動が継続し、繰り返し実践されるように、行動を強化する要因
実現要因	行動が実現できない要因で、保健資源・地域資源の利用や近接性、法律や方針、本人や周囲がもっているスキル（技術）や能力、対物環境など

解いてみよう

Q1 プリシード・プロシードモデルの教育・エコロジカルアセスメントにおいて、家族からウォーキングシューズをプレゼントされることは、準備要因に分類される。
Q2 取り組みやすく、達成しやすい具体的な数値目標は、短期目標に適している。

178 公衆栄養プログラムの計画、実施、評価

重要度 ★★★

問1 公衆栄養プログラムの評価項目と評価の種類の組合せである。正しいのはどれか。1つ選べ。
(2013年・問169「5D　公衆栄養プログラムの計画、実施、評価」)

(1) 周囲の理解度の変化 ──────── 経過評価
(2) 行動の変化 ──────────── 経過評価
(3) プログラムの実施状況の変化 ── 影響評価
(4) 社会資源の利用度の変化 ───── 結果評価
(5) 健康指標の変化 ──────── 結果評価

問2 公衆栄養活動の評価に関する記述である。正しいのはどれか。1つ選べ。
(2015年・問167「5D　公衆栄養プログラムの計画、実施、評価」)

(1) アセスメント実施過程に対する評価が含まれる。
(2) 経過（過程）評価は、最終目標を評価する。
(3) 影響評価は、プログラムの実施状況を評価する。
(4) 結果評価は、行動に影響を与える要因を評価する。
(5) 評価結果は、公表しない。

問題のポイント

公衆栄養プログラムの計画、実施、評価における「評価」に関する問題です。評価は、目標を達成するために行われ、プログラムの短期・中期・後期目標を検証します。評価の過程によって、経過（プロセス）評価、影響評価、結果評価があります。これら評価の種類や内容について整理しておきましょう。評価に関する問題は頻出されています。

解答 → 問1 (5)　問2 (1)

問1 (1) × 周囲の理解度の変化は、**影響評価**です。
(2) × 行動の変化は、**影響評価**です。
(3) × プログラムの実施状況の変化は、**経過（過程）評価**です。
(4) × 社会資源の利用度の変化は、**経過（過程）評価**です。
(5) ○ 健康指標の変化は、**結果評価**です。

問2 (1) ○ アセスメント、目標設定、計画立案段階で評価が成されます。
(2) × **経過（過程）評価**は、プログラムの目標達成に向けた実施状況や短期目標の指標を評価します。
(3) × プログラムの実施状況を評価するのは、**経過（過程）評価**です。
(4) × 行動に影響を与える要因を評価するのは、**影響評価**です。
(5) × **評価結果は公表**し、プログラムに関わった全員と共有することによって効果的・効率的な公衆栄養活動につながります。

ここだけ丸暗記

☑ 経過（過程）評価／プロセス評価
プログラム実行に伴う**プロセスの評価**。プログラムの進捗状況、参加者の反応、スタッフの反応・能力、社会資源の活用状況、地域社会の反応、活動時間などです。

☑ 影響評価
プログラム対象者の意識、態度、行動に**どのような影響があったか**の評価。周囲の支援や理解度、環境の変化や社会資源の利用度の変化など、プログラムの直接的な効果を図ります。

☑ 結果評価
プログラム成果の評価。中・長期的な**目標の達成状況を検証**するための評価です。対象集団の健康状態への変化、QOLの変化などが対象です。多くの場合、結果評価には数年間のモニターが必要です。

☑ 評価結果は**フィードバック**し、うまくいった場合は継続、改善すべき点はプログラムの見直しや修正に反映し、より効果のある公衆栄養プログラムにしていきます。

+One 特定健康診査・特定保健指導における評価と評価指標

ストラクチャー（構造）評価	事業を実施するためのしくみや体制（職員体制、予算や施設など）の評価
プロセス（過程）評価	事業の過程や活動状況（目標設定や指導手段など）の評価
アウトプット（事業実施量）評価	事業の結果（実施回数や参加人数など）に対する評価
アウトカム（結果）評価	事業の目的・目標の達成度、成果の数値目標に対する評価

解いてみよう

Q1 公衆栄養プログラムの評価項目「社会資源の利用度の変化」は、結果評価である。
Q2 健診データの改善は、アウトプット（事業実施量）評価である。

179 公衆栄養プログラムの展開(1) ── 地域特性への対応

問1 都道府県が設置する保健所の公衆栄養業務である。正しいのはどれか。1つ選べ。
(2015年・問170「6A 地域特性に対応したプログラムの展開」)

(1) 妊産婦に対する栄養の摂取に関する援助
(2) 難病患者の食事支援ネットワークの構築
(3) 特定保健指導
(4) 独居高齢者に対する配食
(5) 特定保健用食品の許可

問2 A市保健センターでは高齢者の介護予防を目的とした集団栄養教育プログラムを5年間実施した。プログラムの効果を判定するための指標である。正しいのはどれか。1つ選べ。
(2016年・問157「6A 地域特性に対応したプログラムの展開」)

(1) プログラムへの参加者数
(2) 対象者の参加理由
(3) ロコモティブシンドロームを認知している者の割合
(4) 配食サービスの利用者数
(5) 低栄養状態にある者の割合

問題のポイント

地域特性に対応した公衆栄養プログラムは、保健所や保健センターなどの行政機関のほか、企業や学校、地域、家庭など様々な関係者・組織が協力・連携して実施します。**問1**は、行政の中心である保健所の公衆栄養業務内容についての問題です。新しい行政栄養士の業務指針(2013年)が発表されていますので、チェックしておきましょう。
問2は、地域集団の特性別プログラムの展開例である、高齢者を対象とした介護予防の栄養教育プログラムに関する問題です。公衆栄養プログラムの事例を用いて、公衆栄養マネジメントの枠組みの理解が問われています。5年間の集団栄養教育プログラムの効果を判定するための、結果評価に該当する指標を求めます。

解答 → 問1 (2)　問2 (5)

問1 (1) ✕　妊産婦に対する栄養の摂取に関する援助は、**市町村**の業務です。

(2) ◯ 難病患者や合併症患者への食生活支援（食事支援ネットワークの構築など）は、**保健所**の業務です。
(3) ✕ 特定保健指導の実施主体は**医療保険者**で、都道府県設置の保健所は該当しません。また、業務は外部委託が可能です。
(4) ✕ 独居高齢者に対する配食は、**各種団体**のサービス事業として行われています。
(5) ✕ 特定保健用食品は、**内閣総理大臣**が許可を行います。

問2 (1)、(2) ✕ 参加者の反応を評価する指標なので、**経過評価**です。
(3) ✕ 知識の向上を評価する指標なので、**経過評価**です。
(4) ✕ 社会資源の利用度の効果を評価する指標なので、影響評価です。
(5) ◯ リスクファクターの変化を評価する指標なので、**結果評価**です。

ここだけ丸暗記

☑「地域における行政栄養士による健康づくり及び栄養・食生活の改善の基本方針」

・地方の行政栄養士を3つに区分

　①都道府県、②保健所設置市および特別区、③市町村

・業務指針の内容

❶組織体制の整備
❷健康・栄養課題の明確化とPDCAサイクルに基づく施策の推進
❸生活習慣病の発症予防と重症化予防の徹底のための施策の推進
❹社会生活を自律的に営むために必要な機能の維持および向上のための施策の推進
❺食を通じた社会環境の整備の促進

行政①②③に共通：❶❷❸❺（❺は、①のみの内容もあるなど多様）
おもに行政②③が実施：❹のうち次世代の健康と高齢者の健康に関わる直接的な対人保健サービス

+One　地域包括ケアシステム

☑ "住み慣れた地域で"「住まい」「医療」「介護」「生活支援」「介護予防」のサービスを"包括的に"受けられるシステムのことです。**地域包括ケアシステム**は、保険者である市町村や都道府県が、地域の自主性や主体性に基づいて、地域の特性に応じてつくり上げていくことが必要です。

解いてみよう

Q1 保健所は、地域保健の専門的・技術的・広域的拠点として中心的役割を果たす。
Q2 地域包括ケアシステムは、行政だけでなく企業やボランティア団体等が協力しあう。

180 公衆栄養プログラムの展開 (2)
── 特定健康診査・特定保健指導

重要度 ★★★

問1 特定健康診査・特定保健指導に関する記述である。正しいのはどれか。1つ選べ。
（2013年・問170「6C　地域集団の特性別プログラムの展開」）
(1) 65歳以上の対象者を優先して、積極的支援を行う
(2) 疾病の三次予防を目的としている。
(3) 禁煙指導は含まれない。
(4) 受診者全員に個別対応の情報を提供する。
(5) 事業の企画はアウトソーシングできる。

問2 特定健康診査・特定保健指導に関する記述である。正しいのはどれか。1つ選べ。
（2012年・問170「6C　地域集団の特性別プログラムの展開」）
(1) 実施主体は、都道府県である。
(2) 対象は、40～65歳の医療保険者である。
(3) 情報提供は、特定保健指導対象者のみに行う。
(4) 積極的支援対象者には、1～2か年の支援計画を立てる。
(5) 医療保険のレセプトは、アウトカム評価に活用できる。

問題のポイント

特定健康診査・特定保健指導に関する問題です。わが国の代表的な公衆栄養プログラムであり、生活習慣病ハイリスク集団のプログラムとして、ほぼ毎年出題されます。概要をしっかりまとめておきましょう。

解答 → 問1 (4)　問2 (5)

問1
(1) × 積極的支援は、健診結果と質問票により生活習慣病の発症・重症化のリスク要因が多い者に対して行われます。
(2) × 生活習慣病の発症・重症化の予防を目的としています。
(3) × 禁煙指導が含まれます。
(4) ○ 受診者全員に検診結果とともに個別対応の情報が提供されます。
(5) × 事業の企画と評価は実施主体である医療保険者が行うことになっています。

問2 (1) ✗ 実施主体は、医療保険者（健保・国保・政管・共組など）です。
(2) ✗ 対象は、40〜74歳の被保険者・被扶養者です。
(3) ✗ 情報提供は、すべての対象者に対して行われます。
(4) ✗ 積極的支援では、初回面接で行動計画を作成し、3か月以上の継続的支援を実施して6か月後に評価します。
(5) ○ レセプト（患者が受けた診療について、医療機関が保険者に請求する医療費の明細書）は、保健指導の評価に活用できます。

ここだけ丸暗記

☑ 厚生労働省は生活習慣病予防の徹底を図るため、医療保険者に対し、「高齢者の医療の確保に関する法律」に基づき、40〜74歳の被保険者（企業の従業員等）と被扶養者（従業員の家族）への特定健康診査と、結果をふまえた特定保健指導を2008年より義務付けました。

☑ 健診・保健指導では、おもに内臓脂肪型肥満に着目し、腹囲や血液検査などの測定値と喫煙歴などの質問事項から、生活習慣病の発症・重症化の危険因子の保有状況を明らかにし、保健指導の対象者を階層化（情報提供、動機づけ支援、積極的支援）します。

☑ 管理栄養士・保健師等は、積極的な介入により、対象者個人に応じた効果的・効率的な保健事業を行い、対象者の確実な行動変容を促します。

☑ 個人については、個別の保健指導を行うことで、要因となる生活習慣を改善し、生活習慣病予防を行うことを目的としています。

☑ 集団全体では、健診データやレセプトデータ、介護保険データ、その他統計資料等に基づいて健康課題を分析し、どのような生活習慣病対策に焦点をあてるか、優先すべき課題は何かを明確化しながらPDCAサイクルを意識した保健事業を展開し、糖尿病等の生活習慣病の有病者・予備群を減少させることを目的としています。

+One 特定健康診査・特定保健指導の実施目標（2012〜2017年）

☑ ①特定健康診査の実施率70％、②特定保健指導の実施率45％、③メタボリックシンドローム該当者および予備群の減少率25％（2008年度対比）

☑ 特定健診・保健指導のメリットを活かした健康日本21（第2次）の着実な推進。

解いてみよう

Q1 特定健康診査・特定保健指導は、健康増進法に規定されている。
Q2 特定健診・保健指導では、PDCAサイクルを意識した保健事業を展開する。

8章 解いてみよう 解答・解説

161
1 ◯
2 ✕ 高いリスクをもつ個人を対象にするのは、ハイリスクアプローチです。

162
1 ✕ 平均寿命と健康寿命の差は10年あります。
2 ◯

163
1 ✕ エネルギー摂取量は、戦後から約30年間は増加しつづけましたが、それ以降は低下を示し、近年は横ばいから漸減傾向です。
2 ✕ 食塩の摂取量は改善されてきていますが、現在の平均摂取量は10g程度であり、目標量（男性8g、女性7g）には達していません。

164
1 ✕ わが国の総合食料自給率（供給熱量ベース）は40％程度です。
2 ✕ わが国の総合食料自給率は、先進国の中で最も低くなっています。

165
1 ✕ 食育基本法の策定は2005年です。健全な食生活を実践することができる人間を育てることを目的とします。
2 ◯

166
1 ✕ 市町村保健センターは、地域保健法で規定されています。
2 ✕ 学校における食育の推進については、学校教育法で規定されています。

167
1 ✕ 管理栄養士免許を与えるのは、厚生労働大臣です。
2 ✕ 管理栄養士が、傷病者に対する療養のため必要な栄養指導を行う場合には、主治の医師の指導を受けます。

168
1 ✕ 国民健康・栄養調査は健康増進法の規程に基づいて実施されます。
2 ✕ 国民健康・栄養調査の実質的な調査業務は各地の保健所が担当します。

169
1 ◯　2 ✕ 食事バランスガイドは、料理ベースで示されています。

170
1 ✕ 健康増進法は健康日本21の後に施行されました。
2 ◯

171
1 ✕ 食育推進会議は、農林水産省に設置されます。
2 ◯

172
1 ◯ 開発途上国では、低栄養と過剰栄養の相反する問題が生じています。これを栄養の二重苦といい、深刻な問題になっています。
2 ✕ 栄養士業務の国際基準を検討しているのは、国際栄養士連盟（ICDA）です。

173
1 ◯　2 ◯

174
1 ✕ 食物摂取頻度調査法では、絶対量は把握できません。
2 ✕ 24時間食事思い出し法は、対象者との面談で進められ対象者の記憶に依存するため、食事の内容を把握するには十分な時間を要します。

175
1 ◯　2 ◯

176
1 ◯　2 ✕ プリシード・プロシードモデルは、公衆衛生活動で広く利用されます。

177
1 ✕ 準備要因ではなく強化要因です。　2 ◯

178
1 ✕ 結果評価ではなく影響評価です。
2 ✕ 健診データの改善は、アウトカムです。

179
1 ◯　2 ◯

180
1 ✕ 健康増進法ではなく高齢者の医療の確保に関する法律です。　2 ◯

9章

給食経営管理論

給食施設の概要と給食システム

問 給食の生産・提供システムに関する記述である。正しいのはどれか。1つ選べ。

(2013年・問184「4D　生産（調理）と提供」)

(1) クックサーブシステムでは、生産と異なる日に提供する。
(2) コンベンショナルシステムでは、在庫量に合わせて生産量を調節できる。
(3) レディフードシステムでは、生産から提供までを連続して行う。
(4) セントラルキッチンシステムは、調理機能が複数に分散している。
(5) カミサリーシステムは、複数の離れた施設に配送・提供する。

問題のポイント

給食の調理システム、生産・食材管理に関する問題です。カタカナ表記の類似した言葉が多用されていますが、それぞれの用語の意味と内容を理解することが大切です。

解答 → (5)

(1) ✕ **クックサーブシステム**では、生産から提供までを連続して行うため、生産と同じ日に提供します。

(2) ✕ **コンベンショナルシステム**は、従来型の施設内給食方式で、通常は生産から提供までを連続して行うクックサーブシステムで運営されます。在庫量に合わせて生産量を調節することは困難です。

(3) ✕ **レディフードシステム**は、調理日と提供日が異なり、最終オーダー確定時に提供分のみを再加熱して提供するシステムのため、在庫量に合わせて生産量を調節できます。

(4) ✕ **セントラルキッチンシステム**は、調理機能を1か所に集中させるシステムです。

(5) ◯ **カミサリーシステム**は、集中配送センターから複数の離れた施設に配送、提供するシステムです。食材管理の合理化を目的に、給食受託業者や複数の給食施設が共同して食材の流通センターをつくり、食材の大量購入、保管、配送を行う場合などに使われる用語です。

ここだけ丸暗記

☑ **給食の調理システム**

調理システム	内容
クックサーブ	調理後ただちに料理を提供するシステムで、調理後2時間以内の喫食が条件
クックチルシステム	調理後の料理を冷風または冷水を用い急速に冷却し、チルド庫で保存、提供時に再加熱をして提供する方法
クックフリーズシステム	クックチルシステムと同様だが、チルドではなく急速冷凍するところが異なる
真空調理システム	生の食材や一次加熱した食品を専用の袋に調味液とともに真空包装して加熱し、クックサーブ、クックチル、クックフリーズシステムのいずれかで提供するシステム

☑ クックチル・クックフリーズシステムの利点として、事前の調理が可能となるため、調理作業の閑忙の平滑化が可能となり、直接労務費をコストダウンすることができます。

＋One　給食の生産管理・食材管理のシステム

生産・食材管理システム	内容
コンベンショナルシステム	従来型の施設内調理・配膳による給食システム
レディフードシステム	料理をクックチル・クックフリーズシステム等の方式であらかじめストックしておき、食数確定後に再加熱を行い提供するシステム
セントラルキッチンシステム	大規模調理専用施設で調理を行い、各施設に料理を配送するシステム（学校給食の共同調理場、病院給食の院外調理施設等が該当）
アッセンブリーシステム	食品の調理加工を外注し調理済みで納品。提供時に再加熱するシステム
カミサリーシステム	食材料の加工・集中配送システム

解いてみよう

Q1 クックサーブシステムの導入によって、直接労務費のコストダウンが可能となる。

Q2 クックチルシステムでは、調理後の料理を温蔵して保存する。

Q3 セントラルキッチンシステムには、学校給食の共同調理場が該当する。

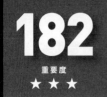

給食の栄養管理と健康増進法

問1 健康増進法に基づく特定給食施設に該当する施設である。正しいのはどれか。

(2010年・問171「1C 給食施設の特徴と関連法規」)

(1) 3〜5歳児の各年齢入所定員が25名の保育所
(2) 入寮定員が80名の大学学生寮
(3) 収容定員が70名の会社の宿泊付き研修施設
(4) 入所定員が60名の介護老人福祉施設
(5) 各学年の児童数が30名の小学校

問2 特定給食施設における栄養管理の留意事項に関する記述である。**誤っているのはどれか。1つ選べ。**

(2014年・問174「1C 給食施設の特徴と関連法規」)

(1) 食事提供の計画は、利用者の状況を把握して行う。
(2) 栄養の情報提供は、媒体活用等により行う。
(3) 栄養管理の評価に必要な情報は、適正に管理する。
(4) 栄養管理報告書は、医師の指示に基づき作成する。
(5) 災害に備え、体制の整備に努める。

問題のポイント

特定給食施設の定義、管理栄養士必置施設、栄養管理基準については頻出項目です。しっかりと覚えましょう。特定給食施設は、健康増進法第20条および健康増進法施行規則第5条に規定されています。「特定かつ多数の者に対して継続的に食事を供給する施設のうち栄養管理が必要なものとして厚生労働大臣が定めるもの」とされ、具体的には「継続的に1回100食以上または1日250食以上の食事を供給する施設」です。

解答 → 問1 (5)　問2 (4)

問1 (1)、(2)、(3)、(4) × 健康増進法に基づく特定給食施設の定義に該当しません。

(5) ○ 各学年の児童数が30名の小学校は、6学年で合計180名となり、特定給食施設に該当します。

問2 (1) ○ 食事提供の計画は、利用者の状況を把握して行います。

(2) ◯ 栄養の情報提供は、媒体活用等により行います。
(3) ◯ 栄養管理の評価に必要な情報は、適正に管理する必要があります。
(4) ✕ 栄養管理報告書はすべての特定給食施設が給食の実施状況（人員、食数、給与栄養量、栄養指導件数等）を定期的に保健所に提出する書類で医師の指示は不要です。
(5) ◯ 災害に備え、体制の整備に努めます。

ここだけ丸暗記

☑ 管理栄養士必置施設の定義

種類	内容
1号施設	医学的な管理を必要とする者に食事を提供する特定給食施設（病院または介護老人保健施設）で継続的に1回300食以上または1日750食以上の食事を供給するもの
2号施設	管理栄養士による特別な栄養管理を必要とする施設で、継続的に1回500食または1日1500食以上の食事を供給するもの ※事業所等給食施設では、事業所等で勤務または居住する者のおおむね8割以上が当該給食施設で喫食する場合は2号施設としてみなされる

+One 健康増進法施行規則に示されている栄養管理基準

第九条　法第二十一条第三項の厚生労働省令で定める基準は、次のとおりとする。
一　当該特定給食施設を利用して食事の供給を受ける者（以下「利用者」という。）の身体の状況、栄養状態、生活習慣等（以下「身体の状況等」という。）を定期的に把握し、これらに基づき、適当な熱量及び栄養素の量を満たす食事の提供及びその品質管理を行うとともに、これらの評価を行うよう努めること。
二　食事の献立は、身体の状況等のほか、利用者の日常の食事の摂取量、嗜好等に配慮して作成するよう努めること。
三　献立表の掲示並びに熱量及びたんぱく質、脂質、食塩等の主な栄養成分の表示等により、利用者に対して、栄養に関する情報の提供を行うこと。
四　献立表その他必要な帳簿等を適正に作成し、当該施設に備え付けること。
五　衛生の管理については、食品衛生法（昭和22年法律第233号）その他関係法令の定めるところによること。

解いてみよう

Q1 特定給食施設において、献立表には食物繊維の量について表示を行う必要がある。

Q2 625人の勤務する企業の事業所給食で8割以上が喫食する場合、管理栄養士必置施設である。

183 学校・児童福祉施設の給食運営

重要度 ★★★

問1 「学校給食法(平成20年改正)」における学校給食の目標に関する記述である。誤っているのはどれか。　(2011年・問189「1C　給食施設の特徴と関連法規」)

(1) 適切な栄養の摂取により、学力の維持・向上を図る。
(2) 学校生活を豊かにし、明るい社交性を養う。
(3) 食料の生産、流通及び消費について、正しい理解に導く。
(4) 生命及び自然を尊重する精神を養う。
(5) 優れた伝統的な食文化についての理解を深める。

問2 保育所において調理業務を外部委託する場合に、あわせて委託してもよい給食業務である。正しいのはどれか。1つ選べ。　(2013年・問173「1C　給食施設の特徴と関連法規」)

(1) 献立作成基準に基づく献立の作成
(2) 提供する給食の検食
(3) 喫食状況の把握
(4) 嗜好調査の実施
(5) 栄養指導の実施

問題のポイント

学校給食法と児童福祉施設における調理業務の問題です。頻出項目ですので、よく理解しておきましょう。**問1**は「学校給食法(平成27年改正)」における学校給食の目標に関する問題で、目標は7項目です。**問2**は保育所での外部委託の問題です。

解答 ➡　問1 (1)　問2 (1)

問1 (1) × 第1の目標は、適切な栄養の摂取による健康の保持増進を図ることです。
(2) ○ 第3の目標は、学校生活を豊かにし、明るい社交性および協同の精神を養うことです。
(3) ○ 第7の目標は、食料の生産、流通および消費について、正しい理解に導くことです。
(4) ○ 第4の目標は、食生活が自然の恩恵の上に成り立つものであることにつ

いての理解を深め、生命および自然を尊重する精神ならびに環境の保全に寄与する態度を養うことです。
- (5) ○ 第6の目標は、わが国や各地域の優れた伝統的な食文化についての理解を深めることです。

問2 (1) ○ 保育所の場合は、施設が作成した献立作成基準に基づく献立の作成業務は、委託可能です。
- (2) × 提供する給食の検食は、施設側に実施義務があります。
- (3) × 喫食状況の把握は、施設側が行います（受託業者も参加）。
- (4) × 嗜好調査の実施は、施設側が行います（受託業者も参加）。
- (5) × 栄養指導の実施は、施設側に実施義務があります。

ここだけ丸暗記

☑ 学校給食法（平成27年改正）の第2条に基づく学校給食の目標

> 第二条　学校給食を実施するに当たっては、義務教育諸学校における教育の目的を実現するために、次に掲げる目標が達成されるよう努めなければならない。
> 一　適切な栄養の摂取による健康の保持増進を図ること。
> 二　日常生活における食事について正しい理解を深め、健全な食生活を営むことができる判断力を培い、及び望ましい食習慣を養うこと。
> 三　学校生活を豊かにし、明るい社交性及び協同の精神を養うこと。
> 四　食生活が自然の恩恵の上に成り立つものであることについての理解を深め、生命及び自然を尊重する精神並びに環境の保全に寄与する態度を養うこと。
> 五　食生活が食にかかわる人々の様々な活動に支えられていることについての理解を深め、勤労を重んずる態度を養うこと。
> 六　我が国や各地域の優れた伝統的な食文化についての理解を深めること。
> 七　食料の生産、流通および消費について、正しい理解に導くこと。

＋One　保育所の設備

☑ 保育所では、満3歳以上の幼児食のみ外部搬入することが可能ですが、保育所には調理設備は必要です。「児童福祉施設の設備および運営に関する基準」によって制定されていますので確認しましょう。

解いてみよう

Q1 学校給食法による学校給食の目標として、日常生活における食事について正しい理解を深めることがあげられる。

Q2 保育所の設置においては、調理施設は必要としない。

184 医療施設の給食運営

重要度 ★★★

問1 入院時食事療養の実施に関する記述である。正しいのはどれか。1つ選べ。

(2014年・問173「1C 給食施設の特徴と関連法規」)

(1) 入院時食事療養費は、介護保険から給付される。
(2) 食事療養部門の指導者は、非常勤の管理栄養士が就任できる。
(3) 食事の提供たる療養の費用は、1日につき算定する。
(4) 食事療養標準負担額は、療養環境の事項を含む。
(5) 特別メニューの食事提供は、医師の確認を得る。

問2 「入院時食事療養及び入院時生活療養の食事の提供たる療養の基準等（平成20年改正）」に関する記述である。正しいのはどれか。

(2011年・問187「1C 給食施設の特徴と関連法規」)

(1) 入院時食事療養は、病棟を単位として行う。
(2) 常勤の管理栄養士が、食事提供部門の責任者となっている。
(3) 患者の年齢・病状によらず、内容が一定の食事を提供する。
(4) 適時の食事の提供として、夕食を午後5時に行う。
(5) 適温の食事の提供として、冷めた食事を電子レンジで再加熱する。

問題のポイント

入院時食事療養および入院時生活療養に関する設問です。入院時食事療養Ⅰおよび入院時生活療養Ⅰの届け出基準や、実施上の留意事項については正確に覚えましょう。
問1は「入院時食事療養費に係る食事療養及び入院時生活療養に係る実施上の留意事項について（2012.3.26保医発0326第6号　課長通知）」、問2は「**入院時食事療養及び入院時生活療養の食事の提供たる療養の基準等に係る届出に関する手続きの取扱いについて（2016.3.4保医発0304第4号　課長通知）**」に関する問題です。

解答 →　問1 (5)　問2 (2)

問1 現基準は、「入院時食事療養費に係る食事療養及び入院時生活療養費に係る生活療養の実施上の留意事項について（2016.3.4保医発0304第5号　課長通知）」ですので、確認しておきましょう。

(1) × **入院時食事療養費**は、**医療保険**から給付されます。
(2) × 食事療養部門の指導者は、**常勤の管理栄養士または栄養士**のみ就任できます。
(3) × 食事の提供たる療養の**費用**は、1食ごとに1日3回まで算定します。
(4) × **食事療養標準負担額**に、**療養環境の事項は含みません**。療養環境の事項を標準負担額に含むのは入院時生活療養です。
(5) ○ **特別メニュー**の食事を提供する場合は、当該患者の療養上支障がないことについて、当該患者の診療を担う**保険医の確認**を得る必要があります。

問2 (1) × 基準では、「原則として、**当該保険医療機関を単位として行う**」、通知では、「届出は、当該保険医療機関の**全病棟について包括的に**行うことを原則とする」とされています。
(2) ○ 通知では「**常勤の管理栄養士又は栄養士**が入院時食事療養及び入院時生活療養の食事の提供たる療養部門の指導者又は責任者となっていること」とされています。常勤の栄養士でも基準に合致しており、届出が可能となります。
(3) × 基準では「患者の年齢、病状によって適切な栄養量及び内容の入院時食事療養及び入院時生活療養の食事の提供たる療養が適時に、かつ適温で行われていること」とされています。
(4) × 通知では、「夕食に関しては**午後6時以降**に提供されていること」です。
(5) × 通知では、「適温の食事の提供のために、保温・保冷配膳車、保温配膳車、保温トレイ、保温食器、食堂のいずれかを用いており、入院患者全員に適温の食事を提供する体制が整っていること。なお、**電子レンジ等で一度冷えた食事を温めた場合は含まない**」とされています。

ここだけ丸暗記

☑ 食事療養等の実施上の留意事項

①食事療養の質が担保される場合、**保険医療機関の最終的責任の下で第三者に委託可能**。
②一般食を提供している患者の栄養補給量は、原則として患者個々に算定された**医師の発行する「食事せん」による栄養補給量**または「**栄養管理計画**」に基づく栄養補給量を用いる。
③一般食患者の推定エネルギー必要量および栄養素は、食事摂取基準の数値を適切に用いる。
④嗜好品(病状に影響しない程度の果物類、菓子類等)以外の飲食物の摂取(補食)は原則的に認められない。
⑤食事の提供に使用する食器等の消毒は必須事項。

9 給食経営管理論

⑥食事療養の内容は、当該保険医療機関の医師を含む会議（栄養委員会等）での検討が必要。
⑦1食単位の評価のため、食事提供数は入院患者ごとに実際に提供された食数の記録が必要。
⑧医師、管理栄養士または栄養士が検食を毎食実施し、所見を検食簿に記入する義務がある。
⑨特別食は、医師の発行する「食事せん」に基づく適切な特別食の提供と献立表の作成が必要。
⑩医師の指示の下、医療の一環として、患者に十分な栄養指導を行うこと。
⑪特別食が算定できる食種は、治療食、無菌食および特別な場合の検査食を指す。治療食として認められるのは、腎臓食（心臓疾患、妊娠高血圧症候群含む）、肝臓食（肝庇護食、肝炎食、肝硬変食、閉鎖性黄疸食（胆石症及び胆嚢炎による閉鎖性黄疸の場合も含む。）等）、糖尿病食、胃潰瘍食（十二指腸潰瘍、侵襲の大きな消化管手術の術後において胃潰瘍食に準ずる食事、クローン病、潰瘍性大腸炎に対する低残渣食を含む）、貧血食、膵臓食、脂質異常症食、痛風食、てんかん食、フェニールケトン尿症食、楓糖尿症食、ホモシスチン尿症食、ガラクトース血症食および治療乳をいうが、胃潰瘍食については流動食を除くものを指す。
⑫経管栄養のための濃厚流動食は、特別食加算は算定不可能。
⑬食堂加算は、療養病棟に入院している患者を除き、食事の提供が行われたときに1日につき、病棟または診療所単位で算定。食堂の床面積は、病床1床あたり0.5m²以上。
⑭特別メニューの提供では、患者ごとに栄養記録を作成し、医師との連携の下に管理栄養士または栄養士による個別的な医学的・栄養学的管理の実施が望ましく、また、毎年7月1日現在で、その内容および料金等を入院時食事療養および入院時生活療養に関する報告とあわせて地方厚生局長等に報告する。

+One 入院時食事療養Ⅰおよび入院時生活療養Ⅰを算定する場合

☑ 地方厚生局長への届け出が必要となります。届け出の条件は、管理栄養士または栄養士が食事療養部門の指導者または責任者であって、適時（夕食6時）適温および、適切な栄養量と内容の食事の提供が1か月以上実施されている場合です。

☑ 届け出を行わない場合は、入院時食事療養Ⅱまたは入院時生活療養Ⅱを算定します。

☑ 関係帳簿（提供食数（日報、月報）、食事せん、献立表、患者入退院簿、食料品消費日計表等）の整備、職員食が同一の組織で実施されている場合は帳票等の明確な区分が必要です。

解いてみよう

Q1 摂食・嚥下機能の低下した患者に対して、患者の摂食・嚥下機能に適した食事を提供した場合には、特別食加算を算定することが可能である。

Q2 食堂加算は、救急病棟などの食堂の設置されていない病棟に入院した患者も算定することが可能である。

Q3 入院時食事療養Ⅰおよび入院時生活療養Ⅰを算定する場合、食事療養部門の責任者は、医師である必要がある。

185 介護保険制度と栄養関連サービス

重要度 ★★★

問 栄養ケア・マネジメントを実施している介護保険施設において作成を省略できない帳票である。正しいのはどれか。

(2011年・問190「1C　給食施設の特徴と関連法規」)

(1) 入所者年齢構成表
(2) 食料品消費日計
(3) 喫食調査結果
(4) 食事せん
(5) 検食簿

問題のポイント

介護保険施設における栄養マネジメント加算算定施設での栄養部門の運営に関する問題です。介護保険施設においては、**個別の栄養管理**が平成17年10月に**栄養マネジメント加算**として介護報酬で算定可能となりました。栄養マネジメント加算を算定している施設では、従来から作成されている**給食管理に関する帳票類の省略**が認められていますので、しっかりと覚えておきましょう。

解答 → (4)

介護保険施設の**栄養マネジメント加算算定施設**では、「栄養ケア・マネジメントの実施に伴う帳票の整理について（健習発、老老発第0907001号　平成17年9月7日）」の通知に基づき、**食事せんと献立表以外の集団としての栄養・食事管理を行う上で必要な帳票については、作成不要**とされました。ただし、栄養マネジメント加算を算定していない施設においては、引き続きこれらの帳票（検食簿、喫食調査結果、入所者などの入退所簿、食料品消費日計表など）の作成を必要とします。

(1) × 省略可能な書類です。
(2) × 省略可能な書類です。
(3) × 省略可能な書類です。
(4) ○ 必要な書類です。
(5) × 省略可能な書類です。

ここだけ丸暗記

☑ 栄養マネジメント加算を算定している施設の場合、個別の高齢者の栄養状態に着目した栄養管理が行われるので、給食管理に関する**帳票作成が必要なのは「食事せん」と「献立表」のみ**です。検食簿、喫食調査結果、入所者の入退院簿、食料品消費日計等の食事関連書類、入所者年齢構成表、給与栄養目標量に関する帳票作成は省略可能となります。

+One 帳票類の作成

平成21年老企第40号通知において作成することとされてきた帳票類	栄養ケア・マネジメント	
	実施	未実施
1 整備しなければならない帳票書類		
・検食簿	不要	要
・喫食調査結果	不要	要
・食事せん	要	要
・献立表	要	要
・入所(院)者等の入退所(院)簿	不要	要
・食料品消費日計	不要	要
2 必要に応じ(少なくとも6月に1回)作成しておくもの		
・入所(院)者年齢構成表	不要	要
・給与栄養目標量に関する帳票	不要	要

☑ 入所(院)者年齢構成表と給与栄養目標量に関する帳票は、少なくとも6か月に1回は作成する必要があることも、併せて覚えておきましょう。

解いてみよう

Q1 栄養マネジメント加算を算定していない介護保険施設では、給与栄養目標量に関する帳票は作成する必要がある。

Q2 栄養マネジメント加算を算定していない介護保険施設では、入所者等の入退所(院)簿を6か月に1回は作成する必要がある。

Q3 療養食加算を算定する場合には、医師の食事せんによる発行と献立表の作成が必要となる。

186 給食業務の外部委託と院外調理

重要度 ★★★

問1 特定給食施設における献立作成基準に関する記述である。正しいのはどれか。1つ選べ。

(2015年・問177「2B 経営管理の概要」)

(1) 事業開始時の届出事項である。
(2) 保育所では、管理栄養士が作成しなければならない。
(3) 病院の治療食では、該当しない。
(4) 病院の一般食では、調理業務の受託会社が作成する。
(5) 事業所給食の経営合理化に活用できる。

問2 食事の提供業務を委託している病院自らが実施しなければならない業務である。正しいのはどれか。1つ選べ。

(2012年・問175「2B 経営管理の概要」)

(1) 献立表の作成
(2) 献立表の確認
(3) 作業計画書の作成
(4) 食材の発注
(5) 調理従事者の勤務表の作成

問題のポイント

給食施設の業務委託に関する基本的なルールと病院給食業務の外部委託を行う場合の問題です。

解答 → 問1 (5)　問2 (2)

問1
(1) × 献立作成基準は、事業開始時の届出事項ではありません。
(2) × 保育所では、栄養士配置規定がないため、行政や他施設を連携して作成します。
(3) × 献立作成基準の作成は、病院の治療食でも該当します。
(4) × 病院の一般食では、給食を委託している場合も病院が献立作成基準を作成することとされています。
(5) ○ 事業所給食の経営合理化に活用できます。

問2
(1) × 献立表の作成は、委託側（病院）、受託側のどちらが行っても構いません。

(2) ○ 献立表の作成を受託業者に委託した場合、病院は、献立作成基準（病院が作成）通りに作成されているか、献立表の確認を行う義務があります。

(3) × 病院は、受託業者が作成した作業計画書の確認を行う義務があります。

(4) × 発注書の作成は、通常受託業者が行いますが、食材の点検と食材の使用状況の確認は病院が行うべき業務です。

(5) × 調理従事者の勤務表の作成は受託業者が行いますが、業務分担・従事者配置表の確認は病院が行うべき業務です。

ここだけ丸暗記

- すべての給食施設において、食事提供に関する最終責任は委託元である施設側にあります。
- リスク管理として、食事提供前に食事を喫食して検査する検食、原材料および調理後の料理を50gずつ採取し−20℃以下で2週間冷凍保存する検食（検査用保存食）の管理は施設側が行います。
- 施設の給食提供方針と給与栄養目標量を反映した食種や食品構成が示されている献立作成基準の作成は施設側が行います。

＋One 病院給食で委託可能な業務

- 医療法施行規則で「食材の調達、調理、盛付け、配膳、下膳及び食器の洗浄並びにこれらの業務を行うために必要な構造設備の管理に加えて、食器の手配、食事の運搬等」と規定されており、病院自らが実施すべき業務も規定されています。

☑ 別表　病院自ら実施すべき業務

区分	委託可能な業務内容	備考
栄養管理	・病院給食運営の総括 ・栄養管理委員会の開催、運営 ・院内関係部局との連絡・調整 ・献立作成基準の作成、献立表の確認 ・食数の注文・管理、食事せんの管理 ・嗜好調査・喫食調査等の企画実施 ・検食の実施・評価 ・関係官庁等に提出する給食関係の書類等の確認・提出	受託責任者等の参加を求めること 治療食等を含む 受託責任者等の参加を求めること
調理管理	・作業仕様書の確認 ・作業実施状況の確認 ・管理点検記録の確認	治療食の調理に対する指示を含む
材料管理	・食材の点検 ・食材の使用状況の確認	病院外の調理加工施設を用いて調理する場合を除く
施設等管理	・調理加工施設、主要な設備の設置・改修 ・使用食器の確認	病院内の施設、設備に限る
業務管理	・業務分担・従事者配置表の確認	
衛生管理	・衛生面の遵守事項の作成 ・衛生管理簿の点検・確認 ・緊急対応を要する場合の指示	
労働衛生管理	・健康診断実施状況等の確認	

出典：平成26年3月31日医政発0331第4号　医療法の一部を改正する法律の一部の施行について

解いてみよう

Q1 病院給食を業務委託する場合でも、嗜好調査・喫食調査は施設側が企画実施しなければならない。

Q2 献立作成基準の作成は、業務委託する場合でも施設側が作成しなければならない。

Q3 給食業務を委託する場合において、検食は受託側も実施する必要がある。

187 給食経営管理の概要

重要度 ★★☆

問 経営管理のプロセスとその内容の組合せである。正しいのはどれか。1つ選べ。

(2014年・問176「2B 経営管理の概要」)

(1) 計画 ―――――― 実施活動の指導・制限
(2) 組織化 ―――――― 必要な計画の是正
(3) 指揮 ―――――― 業務分担の明確化
(4) 調整 ―――――― 計画と実施の適合性の確認
(5) 統制 ―――――― 経営戦略の立案

問題のポイント

経営管理のプロセスに関する問題です。この分野の問題の出題頻度は多くはありませんが、マネジメントを実践していく上で重要な理論ですので、しっかりと理解を深めましょう。

解答 → (4)

(1) × 計画とは、目標や方針を設定するための情報収集、分析、代替案、予測を立てることです。
(2) × 組織化とは、職務分担、権限や責任を明確にし、効率化を図ることです。
(3) × 指揮とは、適切な指揮・指導、動機づけ、自主的な行動力を高めることです。
(4) ○ 調整とは、計画と実施の適合性を確認し、ずれが生じている場合に調整することです。
(5) × 統制とは、実施活動の実績を測定し、計画に適合しているかをチェックし、分析評価の上、必要な是正を行うことです。

ここだけ丸暗記

☑ 管理過程論は、ファヨール（フランス）が提唱した理論です。ファヨールは、経営体が管理活動を行う際の5つの要素として、「計画」「組織化」「指揮」「調整」「統制」をあげています。

機能項目	機能内容
計画（Planning）	計画の目標を設定し、それに向けた具体的な実行計画を企画すること
組織化（Organizing）	計画を実行するために業務を分担し、権限、責任を明らかにすること
指揮・命令（Directing）	目標達成のために、行動を起こさせること
調整（Coordinating）	目標に向け、全体として円滑に動けるようにすること
統制（Controlling）	計画の進捗状況を確認し、必要があれば修正すること

+One 組織化における原則

☑ マネジメントの第2プロセスである組織化における原則も覚えておきましょう。

原則	内容
スカラーの原則	・組織の階層構造についての原則 ・組織をトップから底辺までいくつかの層に分け、各階層ごとに責任や権限を明らかにし、それによって命令がトップから底辺まで一貫して流れるようにする
専門化の原則	・組織を構成するメンバーの1人ひとりが専門化された業務活動を担当できるような組織形態にする
命令一元化の原則	・組織のメンバーは複数の上司から命令を受けるべきではない ・1人の部下の上司は1人とする。
管理範囲の原則	・統制範囲（スパン・オブ・コントロール）ともいう ・1人の上司が監督する部下には適正な人数があり、一般には8～15人とされている。
権限移譲の原則	・日常繰り返して起こる問題や仕事の処理は定型化された手続きによって行われるべきで、これらの意思決定は部下に移譲すべきである ・上司はより重要な問題や繰り返し性のない例外事項について意思決定すべきである

解いてみよう

Q1 管理活動を行う際には、計画、組織化、指揮・命令、調整、統制の順に行う。
Q2 命令一元化の原則とは、部下は1人の上司から指示を受けるというものである。

9 給食経営管理論

マーケティングの原理と活用

問 事業所給食におけるマーケティング・ミックスの4Pとその内容の組合せである。正しいのはどれか。1つ選べ。

(2016年・問168「2C 給食とマーケティング」)

(1) プロダクト（Product）　―――――― 価格の均一化
(2) プライス（Price）　―――――――― 社内イントラネットでの広報
(3) プレイス（Place）　―――――――― 提供コーナーの変更
(4) プロモーション（Promotion）―――― テイクアウト弁当の販売場所
(5) プロモーション（Promotion）―――― ヘルシーメニューの開発

問題のポイント

マーケティングに関する問題です。**マーケティング**とは、消費者（Consumer）である顧客（Customer）の真のニーズとウォンツに創造的に応えて、**顧客満足度**（CS：Customer Satisfaction）を向上させるための、市場調査、製品計画、販売、物的配送、コミュニケーション、サービスに関する一連の企業活動を指します。

マーチャンダイジング（Merchandising）とは、商品やサービスを開発し、市場に供給するまでの一連の流れに関する計画と管理をいいます。

ニーズとは、人や集団がもつ欠乏感のことであるのに対し、**ウォンツ**は欠乏感を満たすための具体的な商品やサービスへの欲求を意味しています。

解答 ➡ (3)

(1) ✕ 価格の均一化は**プライス（Price）**に該当します。
(2) ✕ 社内イントラネットでの広報は、**プロモーション（Promotion）**に該当します。
(3) ◯ 提供コーナーの変更は、**プレイス（Place）**に該当します。
(4) ✕ テイクアウト弁当の販売場所は、**プレイス（Place）**に該当します。
(5) ✕ ヘルシーメニューの開発は、**プロダクト（Product）**に該当します。

ここだけ丸暗記

☑ **マーケティング・ミックス**は、マーケティング戦略において、望ましい反応を市場から引き出すためにマーケティングの手法を組み合わせることをいい、「マーケティングの4P」が代表的なものとして挙げられます。

☑ **マーケティングの4P**は、1961年にアメリカの学者であるE.J.マッカーシーが提案しました。しかし、現在では顧客主導の視点である**マーケティングの4C**も併用されています。

4P	4C
生産計画 (Product Planning) 品質、ラインナップ、ブランド名、サービス、保証体制、パッケージデザイン	顧客価値 (Customer Value) 顧客が感じる価値
価格設定政策 (Price) 価格、割引、支払い条件、信用取引	顧客コスト (Customer Cost) 顧客の購買価格、値ごろ感
販売促進の宣伝 (Promotion) 広報、広告、販売促進、人的販売	コミュニケーション (Communication) ユーザーの対話継続
販売流通の経路 (Place) 流通範囲、品揃え、場所、在庫、輸送	利便性 (Convenience) 顧客が感じる利便性

+One 栄養や食事への応用

☑ マーケティングの考え方を栄養や食事に取り入れた場合、**Product**には新メニューの開発、イベント食、季節メニュー、選択食などが該当します。

☑ **Price**には価格設定の検討、イベント食の価格設定などが該当します。

☑ **Place**には食堂、イス、テーブル、食器、植物、BGMなどの食環境整備が該当します。

☑ **Promotion**にはサンプルメニュー、モデル献立などの充実、卓上メモ、ポスターなどによる栄養情報の提供などが該当します。

解いてみよう

Q1 卓上メモは、マーケティングの4PではProductに該当する。

Q2 季節のメニューは、マーケティングの4PではProductに該当する。

Q3 食堂や椅子などの食環境は、マーケティングの4PではPlaceに該当する。

189 給食経営と組織管理

重要度 ★★★

問 病院における組織に関する記述である。正しいのはどれか。1つ選べ。

(2013年・問176「2D　給食経営と組織」)

(1) 食事療養部門が事務部門の下に組織されている場合は、ライン組織である。
(2) 食事療養部門が診療部門の下に組織されている場合は、マトリックス組織である。
(3) 栄養サポートチーム(NST)は、ライン・アンド・スタッフ組織である。
(4) 食事療養部門の調理業務を外部委託している場合は、事業部制組織である。
(5) 食事療養部門を業務の専門に分けて組織する場合は、ファンクショナル組織である。

問題のポイント

組織の形態に関する問題です。この問題では病院を想定しています。組織は、経営活動を主体とする最高経営層、管理活動を主体とする管理層、業務管理を主体とする監督層、作業活動を主体とする作業層に大きく分けられます。その組織がどのような形態で成り立っているのかは、大変重要ですので、覚えておきましょう。

解答 → (5)

(1) ×　食事療養部門が事務部門の下に組織されている場合は、ライン組織ではありません。ライン組織とは、最上位層から最下位層まで指示命令系統が1つのラインで結ばれる組織をいいます。

(2) ×　食事療養部門が診療部門の下に組織されている場合は、マトリックス組織ではありません。マトリックス組織は、複数の異なる組織構造をタテ・ヨコの関係にかけ合わせ、多元的な指揮命令系統のもとで双方の機能や利点を同時に実現しようとする組織形態です。

(3) ×　栄養サポートチーム(NST)は、ライン・アンド・スタッフ組織ではありません。ライン・アンド・スタッフ組織とは、ラインとスタッフから構成されます。スタッフは助言者であり、原則的にラインに対して命令権を持ちません。

(4) ×　食事療養部門の調理業務を外部委託している場合は、事業部制組織ではありません。事業部制組織は、事業運営に関する責任・権限を本社部門が事業部に委

譲することで、本社部門の経営負担を軽減するとともに、各事業の状況に応じた的確で迅速な意思決定を促進しようとする組織形態です。

(5) ○ 食事療養部門を業務の専門に分けて組織する場合は、ファンクショナル組織（職能別組織）です。

ここだけ丸暗記

☑ 経営組織の基本形態として、次の３つが挙げられています。

①ライン組織（直系組織）
その業務の全体に能力がある上司が部下を指揮し管理する形態で、「命令一元化の原則」、「管理範囲の原則」で組織が運営されます。

②ライン・アンド・スタッフ組織（直系参謀組織）
ライン組織を基礎として、専門知識による助言・補佐を目的とするスタッフを置いた組織。スタッフは、通常ライン組織への直接的な命令権限をもちません。

③ファンクショナル組織（職能組織）
製造、営業、経理などの職能別に上位層が下位層に指示・命令しながら職務を遂行する組織。下位層は、複数の上位層から指示・命令され、1人の部下と複数の上司で構成されます。

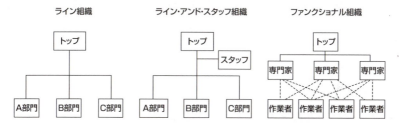

+One　経営組織の応用形態

☑ ①事業部制組織（独立採算制の原則）
製品別・地域別といった事業単位ごとに、個別の利益責任をもつ組織。事業部ごとに業務遂行に必要な職能をもち、発展するとミニカンパニー制、分社化となります。

☑ ②プロジェクト組織
特定の課題を達成するために一時的に設置される組織。通常、社内の各部署から必要な人材が抜擢されて課題に取り組み、終了時点で解散します。タスク・フォースに比べ、長期間に渡る大きな課題を扱います。

③タスク・フォース
特定の課題を達成するために一時的に設置される組織で、特別作業班とも呼ばれます。通常、メンバーは組織内の各部署から横断的に抜擢され、課題を達成したらその時点で解散します。

④マトリックス組織
複数の目標を同時に実現するための組織形態。1人が複数の部門に同時に所属し、複数の上司が存在するシステムです。

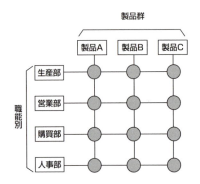

解いてみよう

Q1 日本における栄養サポートチーム（NST）はライン・アンド・スタッフ組織である。

Q2 プロジェクト組織とタスク・フォースでは、プロジェクト組織の方が長期間に渡る大きな課題を扱う。

Q3 マトリックス組織やファンクショナル組織では、複数の上司が存在する。

給食の栄養・食事管理

問 昼食を提供する従業員食堂における利用者の食事計画に必要な項目と、その調査内容の組合せである。**誤っているのはどれか。**1つ選べ。

(2013年・問177「3A 栄養・食事のアセスメント」)

(1) 食生活状況の把握 ──── 朝食の摂取頻度の調査
(2) 身体活動レベルの把握 ──── 年齢階級別人数の調査
(3) 食事提供量の設定 ──── BMIの調査
(4) 献立計画 ──── 性別人数の調査
(5) 嗜好の把握 ──── 料理別売上の調査

問題のポイント

アセスメントに必要な項目を問う問題です。給食施設で提供される食事は、安全で喫食対象者の健康の維持・増進、生活習慣病の一次予防を目指したものでなければなりません。品質管理においては、マネジメントサイクル（PDCAサイクル）を取り入れ、提供する食事の量と質について計画を立て、計画通りに調理・提供が行われたかを評価し、評価に基づき食事の品質を改善することが求められます。

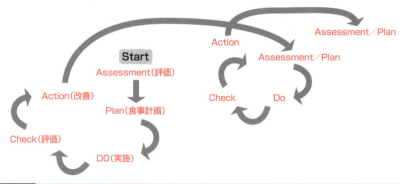

解答 → (2)

(1) ○ 食生活状況の把握として、朝食の摂取頻度の調査の実施は適切です。
(2) × 身体活動レベルの把握は、従業員の身体活動に関連する業務内容の把握が必要です。
(3) ○ 食事提供量の設定には、従業員のBMIを調査し、分布を考慮することが必要です。
(4) ○ 献立計画には、性別人数の調査も有効です。

(5) ◯ 嗜好の把握には、料理別売り上げの調査も有効です。

ここだけ丸暗記

☑ **給食管理**とは、一定の集団に対する食事計画とそれに基づく適切な品質管理による継続的な食事の提供および摂取状況等の評価をいいます。

☑ 給食管理のおもな目的に、**健康の維持・増進**、小児の場合は**健全な発育、生活習慣病の一次予防**があげられます。

☑ 食事摂取基準を参考に献立を作成・管理することが必要です。現在使用されている「日本人の食事摂取基準(2015年版)」では、給食管理を目的とした活用の理論は、削除されてしまいましたが、2010年版の手順を参考に覚えましょう。

PDCAサイクル	基本事項	作業手順の基本的な考え方
Assessment	①食事を提供する対象集団の決定と特性の把握	[集団特性の把握] 性・年齢階級・身体特性(身長・体重・BMI)、身体活動レベルの分布を把握または推定
	②食事摂取量の評価	対象者の食事摂取量をすべての食事を対象として評価。困難な場合は一部でも可
Plan	③食事計画の決定	①、②に基づき食事摂取基準を用いて食事計画(提供する食種の数や給与栄養素量)を決定
	④予定献立の作成	③に基づき、具体的な予定献立を作成
Do	⑤品質管理・食事の提供	④に従い、適切な品質管理で調整された食事を提供
Check	⑥食事摂取量の把握	対象者が摂取した食事量を把握
Action	⑦食事計画の見直し	一定期間ごとに⑥の結果と①を見直し、③を確認、見直し

+One 提供される食事の評価項目と評価手段の例

☑ 栄養・食事管理の評価では、提供した食事と摂取の実態から、目標の達成度を調べその後の目標設定に役立てることが必要となります。

提供される食事の評価項目	評価手段の例
食事量	食事の盛付量、残菜量
熱量および栄養素の量	給与栄養目標量と給与栄養量の比較 食品構成表と栄養出納表の比較(荷重平均成分表を使用)
温度	「大量調理施設衛生管理マニュアル」関連帳票類の温度記録のチェック
形状	盛り付けの状態、対象者に合わせた形態調節、検食簿の所見

解いてみよう

Q1 検食簿の所見は、提供された食事の評価手段にはならない。

Q2 給食管理においても、PDCAサイクルを用いた運用を行い、業務改善を図ることが重要である。

191 食事摂取基準と給食・栄養計画

重要度 ★★★

問1 成人を対象とする特定給食施設における、日本人の食事摂取基準(2010年版)に基づく1日当たりの給与目標量の設定に関する記述である。正しいのはどれか。1つ選べ。

(2014年・問178「3B 栄養・食事の計画」)

(1) エネルギーは、推定エネルギー必要量(EER)より多くする。
(2) たんぱく質は、推定平均必要量(EAR)とする。
(3) 脂肪エネルギー比率は、30%を下回らないようにする。
(4) 炭水化物エネルギー比率は、50%を超えないようにする。
(5) 鉄は男女が混在する施設では、女性の基準を適用する。

問2 給食管理を目的とした「日本人の食事摂取基準(2010年版)」の適用による食事計画に関する記述である。**誤っている**のはどれか。

(2011年・問174「3B 栄養・食事の計画」)

(1) BMIが正常範囲に留まる者の割合を維持することを目的として、目標となるエネルギー給与量を決定する。
(2) 栄養素摂取不足からの回避を目的として、推定平均必要量に近くなるよう目標となる給与量を決定する。
(3) 栄養素過剰摂取の回避を目的として、耐容上限量を超える者がでないように献立を立案する。
(4) 生活習慣病の一次予防を目的として、目標量を逸脱した摂取量の者ができるだけ少なくなるように献立を立案する。
(5) 推奨量を算定できない栄養素については、目安量に近づくように目標となる給与量を決定する。

問題のポイント

給与栄養量の設定に関する問題です。**問1**は「日本人の食事摂取基準(2010年版)」に基づく給与目標量の設定に関する問題で、**問2**は特定給食施設における「日本人の食事摂取基準(2010年版)」の活用についての問題です。食事摂取基準の各指標の理解とともに、ある程度の数値を覚えておく必要があります。また、各栄養素でどのような指標が策定されているかについても理解しておきましょう。

2015年版に基づいて解説します。

解答 ➡ 問1 (5) 問2 (2)

問1 (1) × エネルギーは、体重の増減が起こらないように推定エネルギー必要量（EER）とします。BMIの変化に基づいたエネルギー量の設定をします。

(2) × たんぱく質は、推奨量（RDA）以上とし、2015年版で定められた目標量（DG：13～20% E）に沿って設定します。

(3) × 脂肪エネルギー比率は、2015年版では目標量（DG）の20～30% Eとします。

(4) × 炭水化物エネルギー比率は、2015年版では目標量（DG）50～65% Eとします。

(5) ○ 鉄は推奨量、推定平均必要量の基準は月経ありの女性が男性より高く、耐容上限量は男性より女性が低いので、男女が混在する施設では、女性の基準を適用します。

問2 (1) ○ 性・年齢階級、身体活動レベル別の分布、BMIの分布、体重変化量の評価結果から推定エネルギー必要量を算出し、目標の給与エネルギー量を設定します。

(2) × 栄養素摂取不足からの回避を目的とする場合、推奨量または目安量に近くなるよう目標となる給与量を決定します。

(3) ○ 栄養素過剰摂取の回避を目的とする場合、耐容上限量を超える者がでないように献立を立案します。

(4) ○ 生活習慣病の一次予防を目的とする場合、目標量を逸脱した摂取量の者ができるだけ少なくなるように献立を立案します。

(5) ○ 推奨量を算定できない栄養素については、目安量に近づくように目標となる給与量を決定します。

ここだけ丸暗記

☑ 給食における食事計画は、対象者の特性や食事摂取量に関する情報に基づき、食事摂取基準を用いて決定します。

☑ すべての食事を提供するのか、一部を提供するのかも考慮します。

☑ 給食管理の目的で食事摂取基準を用いる場合、対象集団を評価し、食事計画を立案します。

	対象集団の評価	食事計画の決定
エネルギー収支バランス	BMI、体重変化量	推定エネルギー必要量
栄養素摂取不足からの回避	推定平均必要量、目安量	推定平均必要量、推奨量、目安量
栄養素過剰摂取からの回避	耐容上限量	耐容上限量
生活習慣病の一次予防	目標量	目標量

+One

☑ 栄養素摂取不足からの回避においては、食事摂取量等を勘案し給与栄養量の設定を行う必要がありますが、おおむね**推奨量以上、目安量以上を目指す**ことが必要となります。

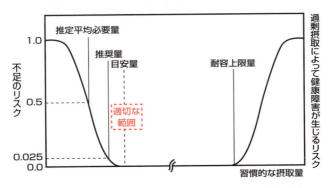

目標量は、ほかの概念と方法によって決められるため、ここには図示できない

解いてみよう

Q1 エネルギーの設定においては、BMIや体重変化量を評価した上で設定することが必要である。

Q2 栄養素摂取不足の回避を目的とした場合、耐容上限量を目指して設定する。

Q3 男女が混在する集団の場合、推定平均必要量や推奨量が策定されている栄養素では、最も基準値の高いものを基準にして栄養素の給与栄養量を設定する。

192 給食の品質管理・品質保証

重要度 ★★★

問 提供した食事の品質評価に関する組合せである。正しいのはどれか。

(2011年・問183「4A 品質と標準化」)

(1) 献立の栄養素量の計算 ———————— 適合品質
(2) 出来上がり量の測定 ———————— 設計品質
(3) 出来上がりの塩分濃度の測定———— 適合品質
(4) 盛り付け量の測定 ———————— 設計品質
(5) 喫食者の嗜好調査 ———————— 適合品質

問題のポイント

品質管理に関する問題です。「品質」は、顧客の支払う対価に対する価値を意味し、現在は「消費者（顧客）に満足感を与えるものは品質が高い」とされています。顧客の求める品質の製品、特に食事をつくるためには、品質管理の概念に基づく設計と製造が求められます。

解答 → (3)

顧客満足度の向上を目標として、設計品質（ねらいの品質）と適合品質（製造品質・出来栄えの品質）の品質改善により、総合品質の向上を目指します。

(1) × 献立の栄養素量の計算は、設計品質に該当します。
(2) × 出来上がり量の測定は、適合品質に該当します。
(3) ○ 出来上がりの塩分濃度の測定は、適合品質に該当します。
(4) × 盛り付け量の測定は、適合品質に該当します。
(5) × 喫食者の嗜好調査は、設計品質に該当します。喫食者の満足度評価は総合品質です。

ここだけ丸暗記

☑ 品質は次のように分類されます。

①設計品質（ねらいの品質）

設計段階で意図された品質。給食施設では、アセスメントに基づいた給与栄養目標量の設定、食品構成の設定、季節や原価・調理設備・技術・時間・人員・適切な調味・

衛生管理などを考慮して作成した献立などが該当します。

②適合品質（製造品質・出来ばえの品質）
設計品質を目指して実際に製造された物（料理）の品質。設計品質の実現を目指した生産工程、計量・計測、記録とともに、従業員の教育・訓練などが必要となります。

③総合品質
顧客満足度の向上を目指して、設計品質と適合品質の両方を高めて生み出された品質を指します。

☑ 品質管理では、総合品質の向上を目指して、設計品質と適合品質の管理が必要となります。

☑ 給食管理では、料理の適合品質が、献立という設計品質に適合し、総合品質が向上するように、生産（調理）工程の標準化が必要です。適合品質のばらつきに影響する要素を管理して、作業や工程を標準化することで、業務の定型化、効率化、リスクの低減化、料理の仕上がりの均質化が可能となります。

+ One

☑ 総合品質は、設計品質と適合品質の積で表現されるといわれています。どちらかの品質が0（ゼロ）では総合品質は向上しません。

総合品質	=	設計品質	×	適合品質（製造品質）
利用者満足度の向上 給与栄養目標量の設定		献立作成基準の作成 生産工程書の適切な運用 献立表やレシピの作成 生産工程管理書の作成		献立表に沿った計量調理 衛生管理手順の順守と記録

解いてみよう

Q1 総合品質は設計品質と適合品質によって構成されている。

Q2 設計品質を向上しても、適合品質を向上させないままでは総合品質は向上しない。

Q3 喫食者の嗜好や満足度は総合品質に分類される。

193 給食の原価管理と財務諸表

重要度 ★★★

問1 給食原価の構成に関する記述である。正しいのはどれか。1つ選べ。

(2013年・問182「4B 原価」)

(1) 調理従事者の福利厚生費は、経費である。
(2) 調理従事者の細菌検査費用は、人件費である。
(3) 調理機器の減価償却費は、経費である。
(4) 食器の洗剤費用は、材料費である。
(5) メニューのサンプル展示にかかる費用は、材料費である。

問2 給食における原価に関する記述である。正しいのはどれか。1つ選べ。

(2015年・問180「4B 原価」)

(1) 総原価とは、食事の生産にかかる費用を金額で表したものである。
(2) 総原価は、経費と利益で構成される。
(3) 直接製造費は、材料費と労務費で構成される。
(4) 直接経費には、調理従事者の健康管理費が含まれる。
(5) 販売価格は、総原価に販売経費を加えた金額である。

問題のポイント

給食の運営では、経営管理上、原価管理がとても重要です。費用の項目、そして原価の構造についても学んでおくことが必要です。

解答 → 問1 (3) 問2 (4)

問1
(1) × 調理従事者の福利厚生費は、人件費です。
(2) × 調理従事者の細菌検査費用は、経費です。
(3) ○ 調理機器の減価償却費は、経費です。
(4) × 食器の洗剤費用は、経費です。
(5) × メニューのサンプル展示にかかる費用は、経費です。

問2 (1) ✗ 総原価とは、食事の生産にかかる費用（直接費）と間接費により示されます。
(2) ✗ 総原価は、製造原価に販売経費と一般管理費を加えたものです。利益は含みません。
(3) ✗ 直接製造費は、材料費と労務費と経費で構成されます。
(4) ○ 直接経費には、調理従事者の検便費用などの健康管理費が含まれます。
(5) ✗ 販売価格は、総原価に利益を加えた金額です。

ここだけ丸暗記

☑ 原価の費用項目

材料費	食材料費
労務費	調理担当者の賃金（賞与引当金、退職金引当金、福利厚生費含む）
経費	調理に使用した光熱費（電気代、ガス代）、水道料など 調理担当者の検便費用など衛生管理費、貸与作業衣の購入費用、洗濯料など

+One 原価の構造

●原価の構造（1項目100円でモデル表記）

700円	700円	600円	400円	300円	700円
販売価格	利益				利益 100円
	総原価 （600円）	一般管理費			間接費 300円
		販売経費			
		製造原価 （400円）	製造間接費		
			製造直接費 （直接原価） （300円）	材料費	直接費 300円
				労務費	
				経費	

解いてみよう

Q1 総原価には、一般管理費と販売経費、製造原価が含まれる。
Q2 販売価格には利益は含まれていない。

194 損益分岐点分析と費用

重要度 ★★★

問1 損益分岐点の把握における給食費用の固定費と変動費に関する記述である。正しいものの組合せはどれか。
(2014年・問186「4B　原価」)

a 主食の購入費用は、固定費に計上する。
b 卓上サービスの調味料は、変動費に計上する。
c 調理従事者の退職給与引当金は、固定費に計上する。
d 短期的業務量の増加に伴う時間労働者の賃金は、固定費に計上する。

(1) aとb　　(2) aとc　　(3) aとd　　(4) bとc　　(5) cとd

問2 損益分岐点分析に関する記述である。正しいのはどれか。1つ選べ。
(2012年・問182「4B　原価」)

(1) 売上高線と固定費線の交点で示される。
(2) 販売価格の設定に活用できる。
(3) 損益分岐点が高い場合は、経営効率が良い。
(4) 食材料費の抑制は、損益分岐点を高くする。
(5) 調理従事者の人件費の抑制は、損益分岐点を高くする。

問題のポイント

損益分岐点に関する問題です。損益分岐点とは、売上と費用が等しくなる（利益も損失も出ないプラス・マイナス0）売上高をいいます。損益分岐点よりも売上が多ければプラスであり利益を生じ、反対に売上が少なければマイナスであり損失が生じます。

解答 →　問1 (4)　問2 (2)

損益分岐点分析において、固定費は売上がゼロでも必要な費用として正社員の人件費や各種基本料金等があり、変動費は売上の増減により変動する費用となります。

問1
a × 主食の購入費用は、変動費に計上します。
b ○ 卓上サービスの調味料は、変動費に計上します。
c ○ 調理従事者の退職給与引当金は、固定費に計上します。
d × 短期的業務量の増加に伴う時間労働者の賃金は、変動費に計上します。

問2 (1) ✕ 売上高線と費用線の交点で示されます。
(2) ○ 販売価格の設定に活用できます。
(3) ✕ 損益分岐点が高い場合は、経営効率が低いと評価します。
(4) ✕ 食材料費（変動費）の抑制は、損益分岐点を低くします。
(5) ✕ 調理従事者の人件費（固定費）の抑制は、損益分岐点を低くします。

ここだけ丸暗記

まずは、売り上げの構造を覚えておきましょう。

売上高	変動費	
	限界利益	固定費
		利益

+One

☑ 損益分岐点の計算式

計算式：損益分岐点 ＝ 固定費 ÷（1－変動費率）
　　　　変動費率 ＝ 変動費 ÷ 売上高

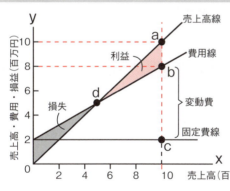

a：売上高
b：費用（固定費＋変動費）
c：固定費
d：損益分岐点
a－b：利益または損失
b－c：変動費

解いてみよう

Q1 損益分岐点より売上高が高くなれば、損失を生じる。
Q2 損益分岐点は、固定費と変動費、売上高がわかれば計算することができる。
Q3 費用とは、固定費と変動費を合計したものである。

195 食材の流通と購買管理

重要度 ★★★

問1 随意契約方式での購入が適する食品である。正しいのはどれか。1つ選べ。

(2012年・問183「4C　食材」)

(1) 総購入費が大きい米
(2) 価格変動が大きい生野菜
(3) 使用頻度が高い卵
(4) 年間の使用量が多い調味料
(5) 危機管理対策用の備蓄用食品

問2 学校給食における食材料管理に関する記述である。正しいのはどれか。1つ選べ。

(2013年・問183「4C　食材」)

(1) 発注量の算出は、1人分の純使用量に食数を乗じて求める。
(2) 生鮮食材料の納期は、使用日の当日とする。
(3) 期間中の食材料費は、期間支払金額から在庫金額を差し引いて求める。
(4) 検収は、すべての食品の納品完了後に一括して行う。
(5) 生鮮魚介類の保管は、10℃以下を維持する。

問題のポイント

問1は、食材取扱業者との契約方法についての問題です。食品の購入に際し、通常は業者間に競争をさせるため、相見積（あいみつもり）による単価契約方式や入札方式が用いられます。随意契約は、入札等の方式を取らずに業者間の競争をさせることなく、任意に相手方を選定することによって行われる契約のため、限定した状況で用いられます。

問2は、在庫食品の適切な管理についての問題です。一定期間の食材使用量と食材料費の算出もできるようにしておきましょう。

解答 ➡ 問1 (2)　問2 (2)

問1 (1) × 入札方式や相見積による単価契約方式が適します。
(2) ○ 価格変動が大きい生野菜は相見積による短期の単価契約方式や随意契約方式が適します。
(3) × 入札方式や相見積による単価契約方式が適します。

(4) × 入札方式や相見積による単価契約方式が適します。
(5) × 入札方式や相見積による単価契約方式が適します。

問2 (1) × 発注量の算出は、「1人分の純使用量×100／可食部率」に食数を乗じて求めます。
(2) ○ 生鮮食材料の納期は、使用日の当日とします。
(3) × 期間中の食材料費は、「期首在庫金額＋期間支払金額－期末在庫金額」により求めます。
(4) × 検収は、個々の食品の納品時に実施します。納品完了後に一括して行うことはありません。
(5) × 生鮮魚介類の保管は、5℃以下を維持します。

ここだけ丸暗記

☑ 食材の購入業者との契約では、品質の良い衛生的で安全な食品を、指定した日時に適正な価格で確実に納品が可能な業者を選定する必要があります。

☑ 栄養部門も監査の対象となり、公正な取引契約がなされているかチェックを受けるので、契約の方法や取引価格の決定等には十分注意する必要があります。

☑ ①随意契約方式
契約相手（業者）を限定しないで、任意に契約し購入する方法です。業者間の競争が生じにくいので、特殊食品の取り扱い業者などの特別な場合にのみ限定しないと、外部から公正な取引であると評価されにくく、注意が必要です。

☑ ②相見積による単価契約方式
品名、規格、予定数量を複数の業者に提示し、各業者から見積書を提出させて、品目ごとに適切な業者と契約する方式です。契約までの期間が短いため、生鮮食品にも向きます。

☑ ③指名競争入札方式
複数の業者を決め、提示した品目、規格等の納入条件について同時に入札させ、最も低下価格の業者を契約する方法です。価格変動が少なく、規格の定まった備蓄食品などに向く方式で、生鮮食品には不適です。

☑ ④一般競争入札方式
提示した品目、規格等の納入条件および入札日を広く公開し、入札に参加したい業者は、すべて参加可能な方式です。最も低価格の業者と契約します。価格変動が少なく、規格の定まった備蓄食品などに向く方式で、公正な取引が期待できます。

9 給食経営管理論

+One

- ☑ 在庫食品の管理は、「**先入れ先出し**」が原則です。
- ☑ **1日ごとの使用量**を「**食品受払簿**」に記録し、**毎月月末に棚卸**を実施し、在庫量を記録します。
- ☑ 毎月の食材料費の算出は、先月の在庫（期首在庫金額）に今月の購入量（期間中購入金額）を加え、今月末の棚卸金額（期末在庫金額）を減じて算出します。

計算式

　　一定期間の食材料費の算出＝期首在庫金額＋期間中購入金額－期末在庫金額

●食品受払い簿の例（食品ごとに通常1か月単位で作成します）

食品名	年月日	入庫 数量	入庫 金額	出庫 数量	出庫 金額	在庫 数量	在庫 金額	
米	XXXX.4.30					15.0	7,500	← 期首在庫金額
	XXXX.5.1	30.0	15,000	8.5	4,250	36.5	18,250	
	XXXX.5.2			9.0	4,500	27.5	13,750	
	XXXX.5.3	20.0	10,000	8.6	4,300	38.9	19,450	
	途中省略							
	XXXX.5.31			8.5	4,250	17.5	8,750	← 期末在庫金額
	合計	180.0	90,000	177.5	88,750	20.0	10,000	

　　　　　　　　　　↑ 期間中購入金額

解いてみよう

Q1 相見積による単価契約方式では、複数の業者から見積もりを提出させて、適切な業者と契約する方式である。

Q2 一般競争入札では、最も低価格の業者と契約を結ぶ。

196 給食の生産管理

重要度 ★★★

問 給食施設における食材とその保管管理の組合せである。正しいのはどれか。1つ選べ。
（2015年・問181「4C　食材」）

(1) 野菜類　——————　納入業者に下処理室へ搬入させる。
(2) 果物類　——————　検収後、納入時の容器で冷蔵する。
(3) 生鮮魚介類　————　納入時の品温が10℃であることを確認する。
(4) 冷凍食品　—————　納入時の品温が−10℃であることを確認する。
(5) 調味料　——————　適正在庫量の範囲内で納入させる。

問題のポイント

原材料の取り扱いと保管方法に関する問題です。大量調理施設衛生管理マニュアルに基づき、原材料の取り扱いと保管方法について、しっかりと覚えておきましょう。

解答 → (5)

大量調理施設衛生管理マニュアル（厚生労働省）の内容で解説します。

(1) × 野菜類は、検収後、専用の容器に移し替えて施設職員が保管庫や冷蔵庫に搬入します。
(2) × 果物類は、検収後、専用の容器に移し替えて施設職員が保管庫や冷蔵庫に搬入します。
(3) × 生鮮魚介類は、納入時の品温が5℃以下であることを確認します。
(4) × 冷凍食品は、納入時の品温が−15℃以下であることを確認します。
(5) ○ 常温倉庫管理の調味料は、適正在庫の範囲内で購入します。

ここだけ丸暗記

☑ 給食では、安全で適切な栄養管理による食事を適温で適時に提供するために、HACCPの考え方に基づいた衛生管理を盛り込んだ生産工程書を作成し、確実に運用し、評価します。

☑ 大量調理施設衛生管理マニュアルの適用は、同一メニューを1回300食以上または1日750食以上提供する調理施設です。

9 給食経営管理論

453

+One 大量調理施設衛生管理マニュアルに基づく、原材料の取り扱いと保管

●大量調理施設衛生管理マニュアル

記録事項	品名、仕入元の名称と所在地、生産者（製造または加工者含む）の名称と所在地、ロットが確認可能な情報（年月日表示またはロット番号）、仕入れ年月日を記録
食品の検査結果	納入業者が定期的に実施する微生物と理化学検査の結果を提出させること
検収	調理従事者等が必ず立合い、検収場で品質、鮮度、品温、異物の混入等につき、点検を行い、結果を記録
生鮮食品の仕入れ	1回で使い切る量を調理当日に仕入れる
生食用野菜・果物	流水で十分洗浄し、必要に応じて殺菌を行ったあと、十分な流水ですすぎ洗いを行う

●原材料、製品等の保存温度

食品名	保存温度
穀類加工品（小麦粉、デンプン）、砂糖、液状油脂、乾燥卵、清涼飲料水	室温
バター、チーズ、練乳、ナッツ類、チョコレート	15℃以下
食肉（製品）、鯨肉（製品）、ゆでだこ、生食用かき、魚肉ソーセージ、魚肉ハムおよび特殊包装かまぼこ、固形油脂（ラード、マーガリン、ショートニング、カカオ脂）、殻付卵、生鮮果実、野菜、乳・濃縮乳、脱脂乳、クリーム	10℃以下
液卵	8℃以下
生鮮魚介類（生食用鮮魚介類を含む）	5℃以下
細切りした食肉・鯨肉を凍結したものを包装容器に入れたもの、冷凍食肉製品、冷凍鯨肉製品、冷凍ゆでだこ、生食用冷凍かき、冷凍食品、冷凍魚肉ねり製品	－15℃以下
凍結卵	－18℃以下

解いてみよう

Q1 液卵の保存温度は、10℃以下である。

Q2 凍結卵の保存温度は－15℃以下である。

Q3 生鮮食品は1回で使い切る量を調理当日に仕入れる必要がある。

197 給食施設と設備管理

重要度 ★★☆

問1 大量調理施設衛生管理マニュアルに基づいた施設設備の衛生管理に関する記述である。正しいのはどれか。1つ選べ。

(2013年・問187「6A 生産(調理)施設・設備設計」)

(1) ねずみ、こん虫の駆除は、1年に1回実施する。
(2) 貯水槽設置施設では、使用水の遊離残留塩素を0.01mg/L以上とする。
(3) 器具・容器等の洗浄・殺菌は、食品が調理場から搬出された後に始める。
(4) 便所の消毒には、70%アルコール溶液を用いる。
(5) まな板は、換気のよい場所に並べて保管する。

問2 特定給食施設における調理室の設備に関する記述である。正しいのはどれか。1つ選べ。

(2013年・問189「6A 生産(調理)施設・設備設計」)

(1) 室温を30℃以下に保つことができるように空調システムを整備する。
(2) 湿度を85%以下に保つことができるように空調システムを整備する。
(3) 汚染作業区域から非汚染作業区域へ空気が流れるように換気システムを整備する。
(4) 作業動線が2方向となるように機器を配置する。
(5) 排水溝の閉塞を防止するためにグリストラップを設ける。

問題のポイント

施設・設備の管理についての問題です。大量調理施設衛生管理マニュアルに基づく問題が出題されます。大量調理施設衛生管理マニュアルは、平成28年7月1日（生食発0701第5号）に改正されていますので、内容を確認しましょう（厚生労働省HP）。

解答 → 問1 (3) 問2 (5)

問1
(1) × ねずみ、こん虫の駆除は、半年に1回以上実施（発生を確認した場合はそのつど実施）します。
(2) × 貯水槽設置施設では、使用水の遊離残留塩素を0.1mg/L以上であることを、毎日始業前および調理終了後に検査します。
(3) ○ 器具・容器等の洗浄・殺菌は、食品が調理場から搬出された後に始めます。

(4) ✗ 便所の消毒には、業務開始前、業務中および業務終了後等定期的に清掃および殺菌剤（平成24年5月改正部分）による消毒を行って衛生的に保つこととされており、使用する殺菌剤は、ノロウイルスの不活化に有効な次亜塩素酸ナトリウム等を使います。

(5) ✗ まな板は、全面を流水で洗浄し、さらに80℃、5分間以上またはこれと同等の効果を有する方法で十分殺菌した後、乾燥させ、清潔な保管庫を用いるなどして衛生的に保管換気のよい場所に並べて保管することとされています。

問2 (1) ✗ 室温を25℃以下に保つことができるように、空調システムを整備します。

(2) ✗ 湿度を80％以下に保つことができるように、空調システムを整備します。

(3) ✗ 非汚染作業区域から汚染作業区域へ空気が流れるように、換気システムを整備します。

(4) ✗ 交差汚染を防止するため、作業動線が一方向となるように、機器を配置します。

(5) ○ グリストラップ設置の目的は、油脂の浮上分離の原理を用いて下水道に直接油脂が流出するのを防ぐことで、排水溝の閉塞を防止する効果もあります。業務用の調理施設では、設置が義務づけられています。

ここだけ丸暗記

☑ 大量調理施設衛生管理マニュアルの施設管理における重要項目です。しっかりと復習しましょう。

汚染作業区域	検収場、原材料の保管場、下処理場
準清潔作業区域	調理場
清潔作業区域	放冷・調製場、製品の保管場（明確に区分）
手洗い設備	各作業区域の入り口手前に設置
床面に水を使用する部分	適当な勾配（100分の2程度）および排水溝（100分の2から4程度の勾配を有するもの）を設ける
便所、休憩室および更衣室	調理場等から3m以上離れた場所が望ましい 便所：専用の手洗い設備、専用の履物が必要。調理従事者等専用が望ましい
施設	ドライシステム化を積極的に図る

＋One　大量調理施設衛生管理マニュアルの設備等の管理における重要項目

清掃	内壁の床面から1mまでの部分および手指の触れる場所：1日に1回以上 施設の天井・内壁のうち床面から1m以上の部分：1月に1回以上清掃
ねずみ、昆虫	発生状況：1月に1回以上巡回点検 駆除　：半年に1回以上（発生を確認したときにはそのつど）実施、記録
調理場の環境	湿度80％以下、温度は25℃以下に保つことが望ましい
井戸水等の水の使用	公的検査機関、厚生労働大臣の登録検査機関等に依頼し、年2回以上水質検査を実施
貯水槽	専門の業者に委託して、年1回以上清掃
利用者等の嘔吐物	殺菌剤を用いて迅速に処理を実施
便所の清掃と消毒	業務開始前、業務中および業務終了後等定期的に清掃および殺菌剤による消毒を行って衛生的に保持
廃棄物	ア　廃棄物容器は、作業終了後にはすみやかに清掃する イ　返却された残渣は非汚染作業区域に持ち込まない ウ　廃棄物は、適宜集積場に搬出し、作業場に放置しない エ　廃棄物集積場は、周囲の環境に悪影響を及ぼさないよう管理する

解いてみよう

Q1　ねずみや昆虫が発生した場合にはそのつど駆除を実施し、記録を保管する必要がある。

Q2　内壁の床面から50cmまでの部分、手指の触れる場所は1日に1回以上清掃する必要がある。

Q3　便所、休憩室および更衣室は調理場等から3m以上離れた場所での設置が望ましい。

給食の安全・衛生管理

> **問** 大量調理施設衛生管理マニュアルにおける調理従事者等の衛生に関する記述である。正しいのはどれか。1つ選べ。
>
> (2014年・問186「5B 安全・衛生の実際」)
>
> (1) 2か月に1回検便を受ける。
> (2) 化膿創がある場合は、使い捨て手袋を着用して盛り付けする。
> (3) 下痢または嘔吐の症状がある場合は、直ちに医療機関を受診させる。
> (4) 臨時職員は、定期健康診断の対象外である。
> (5) 帽子、外衣は、2日に1回交換する。

問題のポイント

調理従事者の衛生に関する問題です。**調理従事者の検便検査**は、通常は**月1回**、学校給食では**月2回**実施します。

解答 → (3)

(1) × 調理従事者は、**1か月に1回の検便**を受けます。
(2) × **化膿創**がある場合は、調理作業に従事させてはいけません。
(3) ○ **下痢または嘔吐の症状**がある場合は、直ちに医療機関を受診させます。
(4) × 臨時職員も、**定期健康診断および検便**の対象です。
(5) × 帽子、外衣は、**毎日清潔なものに**交換します。

ここだけ丸暗記

☑ 調理従事者等の衛生管理（大量調理施設衛生管理マニュアル）

衛生管理	定期的な健康診断および月に1回以上の検便を受ける。 検便検査には、腸管出血性大腸菌の検査を含める。また、必要に応じ10月から3月にはノロウイルスの検査を含めることが望ましい
有症状時、怪我等	下痢、発熱等の有症状時、手指等に化膿創がある時は調理作業に従事しない
ノロウイルス感染と診断された従事者等	リアルタイムPCR法等高感度の検便検査でウイルスを未保有の確認まで、食品に直接触れる調理作業を控えるなど適切な処置をとることが望ましい
調理従事者等の食事	原則として、当該施設で調理された食品を喫食しない。ただし、原因究明に支障を来さないための措置（毎日の健康調査および検便検査等）が講じられている場合はこの限りでない

+One　衛生管理体制の整備（大量調理施設衛生管理マニュアル）

施設の運営管理責任者	施設の運営管理責任者（以下「責任者」）は、施設の衛生管理に関する責任者（以下「衛生管理者」という）を指名し、衛生管理者に別紙点検表に基づく点検作業を行わせる。 そのつど点検結果を報告させ、適切に点検が行われたことを確認する。 共同調理施設等で調理された食品を受入れ、提供する施設でも同様
責任者の有病者への対応	下痢または嘔吐等の症状がある調理従事者等について、直ちに医療機関を受診させ、感染性疾患の有無を確認する
献立の作成	施設の人員等の能力に余裕をもった献立作成を行う
献立ごとの調理工程表の作成	・調理従事者等の汚染作業区域から非汚染作業区域への移動を極力行わない ・調理従事者等の1日ごとの作業の分業化を図ることが望ましい ・調理終了後のすみやかな喫食を工夫する。衛生管理者は調理工程表に基づき、調理従事者等と作業分担等について事前に十分な打合せを行う
定期的な指導、助言	施設に所属する医師、薬剤師等専門的な知識を有する者の定期的な指導、助言を受ける
高齢者や乳幼児が利用する社会福祉施設、保育所等	平常時から施設長を責任者とする危機管理体制を整備し、感染拡大防止のための組織対応を文書化するとともに、具体的な対応訓練を行っておくことが望ましい。 また、従業員・利用者の下痢・嘔吐症の発生を迅速に把握するために、定常的に有症状者数を調査・監視することが望ましい

解いてみよう

Q1 ノロウイルス感染と診断された従事者は、検便検査でウイルス未保有の確認ができるまで、食品に直接触れる調理作業を控える必要がある。

Q2 調理従事者等の食事は、原則として当該施設で調理された食品を喫食してはならない。

Q3 10月から3月にはノロウイルスの検便検査を含めることが望ましい。

199 危機管理と事故・災害対策

重要度 ★★☆

問1 給食施設におけるインシデントである。正しいのはどれか。1つ選べ。
(2014年・問187「5A 安全・衛生の概要」)

(1) 揚げ物調理時に、揚げ油が炎上した。
(2) 利用者が、みそ汁の中に金属片を発見した。
(3) ガス釜点火の際、調理従事者がやけどをした。
(4) 調理室の清掃中、床に髪の毛を発見した。
(5) 床にこぼれた水で、利用者が転倒した。

問2 病院給食施設の災害時対策に関する記述である。誤っているのはどれか。1つ選べ。
(2013年・問188「5A 安全・衛生の概要」)

(1) 発災時に備え、他施設や企業等と協力支援体制を整備する。
(2) 発災時のマンパワー確保のため、緊急連絡網を整備する。
(3) 災害のための備蓄食品は、日常の献立にも使用する。
(4) 災害のための備蓄食品は、患者用として1日分を整備する。
(5) ライフラインが断たれることを想定し、熱源は複数を備える。

問題のポイント

インシデントとは、アクシデントには至らないが、ヒヤリとしたりハッとしたりする偶発的な事故や事件のことをいいます。アクシデントは直接的に利用者に被害が及んだ場合をいいます。きちんと区別して覚えておきましょう。

解答 →　問1 (4)　問2 (4)

問1 (1) × 揚げ物調理時に揚げ油が炎上したのは、アクシデントです。
(2) × 利用者がみそ汁の中に金属片を発見したのは、アクシデントです。
(3) × ガス釜点火の際に調理従事者がやけどをしたのは、アクシデントです（労働災害）。
(4) ○ 調理室の清掃中に床に髪の毛を発見したのは、インシデントです。
(5) × 床にこぼれた水で利用者が転倒したのは、アクシデントです。

問2 (1) ○ 発災時に備え、他施設や企業等と協力支援体制を整備します。
(2) ○ 発災時のマンパワー確保のため、緊急連絡網を整備します。
(3) ○ 災害のための備蓄食品は、日常の献立にも使用し、廃棄しないように工夫します。
(4) × 病院給食施設としては、災害のための備蓄食品や飲料水、使い捨ての食器や食具は、患者用として3日分程度は必要です。一般の食事のほか、治療食、嚥下障害食、離乳食、ミルク、経腸栄養剤等が必要です。また、危機管理として、別予算で従業員用や外来患者や家族分等を想定して整備します。
(5) ○ ライフラインが断たれることを想定し、熱源はガス、電気、蒸気等複数を備えます。

ここだけ丸暗記

☑ 危機管理は、事故の予防と事故発生時の対応の両面の準備が必要です。
☑ 事故発生の考え方として、「1件の重大事故の背後に29件の軽度の事故があり、300件のインシデントが潜んでいる」というハインリッヒの法則が有名です。
☑ 危機管理では、「人はミスをする」ことを前提に、インシデント（ヒヤリ・ハット）、アクシデント情報を収集・分析して、個人の責任追及ではなく、問題を共有し組織全体で再発防止を重視した危機管理体制を構築します。

+One

☑ 給食施設では、従業員も含めて3日間程度、食事提供が継続できるよう非常用備蓄食品や飲料水、使い捨て食器、簡易調理器等を購入し、日頃から緊急時対応マニュアルを作成し、他部門と連携して定期的な訓練を実施しておくことが大切です。
☑ 特に医療施設や高齢者施設、児童福祉施設で3食提供している場合は、嚥下障害や食事療法用の特殊食品、アレルギー対応食品、経管経腸栄養剤、乳児用粉ミルクなどを施設の状況に合わせて備蓄し、期限切れを起こさないように管理します。

解いてみよう

Q1 利用者が主食の中に髪の毛を発見したのは、アクシデントである。
Q2 災害のための備蓄食品は、おおむね3日分を目安に準備が必要である。
Q3 ライフラインが断たれることを想定して、IH機器だけではなく、ガスコンロなど、他の熱源の調理機器も用意する。

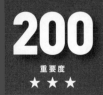

給食施設の人事・労務管理

問1 調理従事者の教育訓練の内容である。OJT（on the job training）として、正しいのはどれか。1つ選べ。　　　　　　　　　　　　　　（2012年・問190「7A　人事」）
(1) 勤務終了後の新メニュー作成のための自主勉強会の開催
(2) 保健所の主催する衛生管理講習会への参加
(3) 厨房メーカー主催のモデル展示場における調理講習会での学習
(4) 作業業務を伴う調理機器の取り扱い方法の習得
(5) 休日を利用した有料の厨房機器展の見学

問2 特定給食施設における構成員と、その構成員が受ける教育訓練の内容との関係である。正しいものの組合せはどれか。　　　　　　　（2009年・問177「7A　人事」）
　a　新規採用調理従事者　──────── 部門間調整の技術
　b　ローワーマネジメントを行う管理栄養士　──── 業務の基本的知識
　c　ミドルマネジメントを行う管理栄養士　──── 部下の指導方法
　d　施設長　──────────────── 戦略的思考
　(1) aとb　(2) aとc　(3) aとd　(4) bとc　(5) cとd

問題のポイント

人事・労務管理の1つとして、従業員の教育方法について理論立てて覚えておきましょう。OJT（on the job training）は職場内教育訓練で、自分の担当する業務を上司や先輩についてトレーニングを行うことです。

解答 →　問1 (4)　問2 (5)

問1 (1) ✕　勤務終了後の新メニュー作成のための自主勉強会の開催は、自己啓発です。
　　(2)、(3) ✕　保健所の主催する衛生管理講習会への参加や厨房メーカー主催のモデル展示場における調理講習会での学習は、OJTには該当しません。
　　(4) ○　作業業務を伴う調理機器の取り扱い方法の習得はOJTに該当します。
　　(5) ✕　休日を利用した有料の厨房機器展の見学は、自己啓発です。
問2 a ✕　新入職員は、ワーカーとして業務の基本的知識と技術をOJTで教育します。
　　b ✕　ローワーマネジメントを行う管理栄養士は監督層であり、日常業務の指

導・監督を行うことから、部下の指導方法の教育が必要です。
c ○ 栄養部門の責任者としてミドルマネジメントを行う管理栄養士は管理層であり、部下の指導方法とともに、部門間調整の技術も必要です。
d ○ 施設長にはトップマネジメントとして、中・長期的なビジョンの戦略的思考が必要です。

ここだけ丸暗記

☑ 従業員の教育訓練方法
①職場内教育（OJT：on the job training）
職場の仕事に必要な能力を高めるため、実際の職場の仕事を通じて上司が部下に、先輩が後輩に指導する教育。社員教育の基本となっています。
②職場外教育訓練（集合教育）（Off-JT：off the job training）
入社時の新人教育のように、部門横断的に従業員を研修所等に集め実施する教育。
③自己啓発（SD：self development）
従業員自身の意思により、業務に必要な専門知識を得るため、研修会やセミナーへの参加、上位資格取得、個々に設定した目標に向けた勤務時間外の活動。

+One 組織の4階層と管理者に必要なスキル

☑ 管理者には、どの階層でも必要になるヒューマンスキル（対人関係能力）、テクニカルスキル（職務遂行能力）のほかに、コンセプチュアルスキル（概念化能力、組織運営・問題解決能力）が求められます。

活動	4階層	役割分担	該当役職の例	給食施設の例	求められるスキルの割合		
経営活動	最高経営層（トップマネジメント）	最高の意思決定（経営方針・経営戦略・財務・重要人事・重要契約等）	CEO、COO、CFO、会長・社長・副社長・専務・常務・取締役・監査役	施設長 事務局長	コンセプチュアルスキル	ヒューマンスキル	テクニカルスキル
管理活動	管理層（ミドルマネジメント）	企業の実質的経営管理	部長・次長・課長	栄養部門責任者（部長、科長、課長、室長）			
業務管理	監督層（ローワーマネジメント）	管理層の方針・計画を日常業務に結びつけて作業層を指揮監督する	係長・主任・副主任	栄養係長・栄養主任、調理主任			
作業活動	作業層（ワーカー）	上司の指示を受けて日常業務を行う	一般従業員	管理栄養士・栄養士・調理師・調理員			

解いてみよう

Q1 ワーカーには、ヒューマンスキルは必要ない。
Q2 資格取得のための自主的な勉強は、Off-JTである。

9章 解いてみよう 解答・解説

181 ① 〇　② × クックチルシステムでは、調理後の料理を冷蔵（チルド）して保存します。　③ 〇

182 ① × 特定給食施設では、献立表に食物繊維の量を表示する必要はありません。
② 〇　625人 × 80% ÷ 100 ＝ 500食となる。

183 ① 〇　② × 保育所の設置において、調理施設は必要です。

184 ① 〇　② × 食堂加算は、病棟単位で食堂を設置している場合に算定可能です。
③ × 入院時食事療養Ⅰおよび入院時生活療養Ⅰを算定する場合、食事療養部門の責任者は、管理栄養士または栄養士である必要があります。

185 ① 〇　② × 栄養マネジメント加算を算定していない介護保険施設では、入所（院）者年齢構成表は6か月に1回作成する必要があります。　③ 〇

186 ① 〇　② 〇　③ × 給食業務を委託する場合、受託側には検食の実施は必要ありません。

187 ① 〇　② 〇

188 ① × 卓上メモは、Promotionに該当します。　② 〇　③ 〇

189 ① × 日本における栄養サポートチーム（NST）は、プロジェクト組織に該当します。
② 〇　③ 〇

190 ① × 検食簿の所見は、提供された食事の評価手段となります。　② 〇

191 ① 〇　② × 栄養素摂取不足の回避を目的とした場合、推奨量以上または目安量以上を目指して設定します。　③ 〇

192 ① 〇　② 〇　③ 〇

193 ① 〇　② × 利益は販売価格に含まれます。

194 ① × 損益分岐点より売上高が高くなれば、利益が生じます。　② 〇　③ 〇

195 ① 〇　② 〇

196 ① × 液卵の保存温度は、8℃以下です。
② × 凍結卵の保存温度は－18℃以下です。　③ 〇

197 ① 〇　② × 内壁の床面から1mまでの部分、手指の触れる場所は1日に1回以上清掃する必要があります。　③ 〇

198 ① 〇　② 〇　③ 〇

199 ① 〇　② 〇　③ 〇

200 ① × ワーカーにも、ヒューマンスキルを必要とします。
② × 資格取得のための自主的な勉強は、自己啓発（SD）です。

索引

数字・記号

1号施設	421
1日摂取許容量	179, 181
1秒率	345
1類感染症	45
2号施設	421
2類感染症	45
3類感染症	44
6W1H	297
6つの基礎食品	293
24時間食事思い出し法	403
$β_3$-アドレナリン受容体遺伝子	207
$β$-クリプトキサンチン	153
$β$酸化	83, 221

A〜E

ADI	179, 181
ADL	307
ANP	110
ASPENのガイドライン	320
Atwater係数	160
AV値	171
BMI	243, 365
BOD	21
CA貯蔵	192
CKD	336
CKDに対する食事療法基準2014	337
COPD	344
DNA	92
EBM	26

F〜N

FAO	399
FOOD ACTION NIPPON	383
GFO療法	323
HACCP	181, 453
HACCPシステム	180
HMG-CoA還元酵素	84
ICD	40
iPS細胞	65
ISO	181
JSPENのガイドライン	320
K値	171
LL牛乳	154
MA包装	193
MRSA	142
n-3系脂肪	186
NOAEL	179
NPC/N	359
NST	307
N-ニトロソアミン	177

O〜S

ODA	399
Off-JT	463
OJT	463
PDCAサイクル	377, 439
PEM	329
POMR	326
POS	326
POV値	171
PPAR$γ$遺伝子	207
PTH	229
QOL	275
RCT	27, 59
RNA	92
ROC曲線	33
RQ	235, 317
SD	463
SGA	314

465

SNP …………………………………… 207
SOAP方式 …………………………… 327

T～W

TCA回路 ……………………………… 80
TMA値 ……………………………… 171
UCP遺伝子 ………………………… 206
UNDP ……………………………… 399
VBN値 ……………………………… 171
WBGT ………………………………… 21
WFP ………………………………… 399
WHO ………………………………… 399

あ行

アイソザイム ………………………… 86
相見積による単価契約方式 ……… 451
アウトカム評価 …………………… 411
アウトプット評価 ………………… 411
あく ………………………………… 198
アクシデント ……………………… 460
悪性貧血 …………………………… 140
アクリルアミド …………………… 177
揚げる ……………………………… 200
アシドーシス ……………… 104, 233
アセチルCoAカルボキシラーゼ …… 84
アッセンブリーシステム ………… 419
アディポサイトカイン ……… 66, 122
アドヒアランス …………………… 283
アドレナリン ……………………… 119
アナフィラキシー ………………… 351
アニサキス ………………………… 174
アフラトキシンB_1 ……………… 177
アポトーシス ……………………… 127
アミノカルボニル反応 …………… 165
アミノ基 ……………………………… 71
アミノ酸価 ………………………… 215
アミノ酸スコア ……… 152, 163, 215
アミノ酸の異化 …………………… 215
アミノ酸の代謝 ……………………… 77
アミノ酸プール ……………………… 77
アミノ酸捕捉効果 ………………… 214

アルカローシス …………… 104, 233
アルツハイマー病 …… 138, 139, 341
アルドステロン ……… 103, 104, 110
アルファー化米 …………………… 153
アレルギー表示 …………………… 182
アロステリック効果 ………………… 87
アンギオテンシン ………………… 110
安全・衛生管理 …………………… 458
案分比率 …………………………… 390
胃酸分泌 ……………………………… 69
萎縮 ………………………………… 127
胃食道逆流症 ……………………… 133
異性化糖 …………………………… 191
胃切除後合併症 …………………… 145
胃切除後症候群 …………………… 357
イタイイタイ病 ……………………… 19
委託可能な業務内容 ……………… 431
炒める ……………………………… 200
一塩基多型 ………………………… 207
一次予防 ………………………17, 274
一般飲食物添加物 ………………… 179
一般管理費 ………………………… 447
一般競争入札方式 ………………… 451
一般治療食 ………………………… 319
一般的予防 …………………………… 17
胃底腺 ………………………………… 69
遺伝子組換え食品 ………………… 188
遺伝子多型 ………………………… 206
イニシエーション過程 …………… 207
医療計画 ……………………………… 47
いわゆる健康食品 ………………… 166
院外調理 …………………………… 429
インクレチン ……………………… 121
インシデント ……………………… 460
飲酒 …………………………………… 35
陰性反応的中度 ……………………… 32
イントロン …………………………… 93
インフォームドコンセント ……… 307
ウイルス性腸炎 …………………… 353
ウエスト周囲長 …………………… 316
ウェルニッケ・コルサコフ症候群 … 248
ウェルニッケ脳症 ………………… 138
ウォンツ …………………………… 434

右冠状動脈……………………………102
うっ血性心不全………………………134
売上高…………………………………449
影響評価………………………………411
エイコサノイド………………………83
栄養……………………………………204
栄養・食事管理………………………439
栄養アセスメント……………………239
　　── の情報収集……………………289
　　── の評価項目……………………241
栄養疫学………………………………400
栄養管理………………………………310
栄養管理基準…………………………420
栄養管理報告書………………………421
栄養関連法規…………………………275
栄養機能食品…………………………186
栄養機能表示…………………………186
栄養教育マネジメントサイクル……299
栄養ケア・マネジメント…………239, 314
栄養ケア計画…………………………239
栄養ケアプラン………………………315
栄養サポートチーム…………………307
栄養サポートチーム加算……………311
栄養士・管理栄養士の定義…………389
栄養指導………………………………308
栄養士法………………………………388
栄養スクリーニング…………………239
栄養摂取状況調査……………………391
栄養素密度法…………………………405
栄養マネジメント加算………………313
エキソン………………………………93
壊死……………………………………127
エストロゲン………………99, 117, 261
エネルギー産生栄養素バランス……243
エネルギー調整………………………405
エリスロポエチン……………………110
嚥下……………………………………360
　　── メカニズム……………………361
嚥下障害………………………………265
炎症性腸疾患…………………………132
エンパワメント（エンパワーメント）……285
横隔膜…………………………………114
黄体形成ホルモン……………112, 117

横断研究…………………………28, 401
オキシトシン…………………………251
オゾン層破壊…………………………19
オッズ比…………………………29, 400
オペラント強化法……………………281
オポムコイド…………………………155
オリゼニン……………………………162

か行

介護認定………………………………49
介護報酬………………………………312
介護保険法……………………………387
介護予防事業……………………43, 49
外挿法…………………………………243
解糖……………………………………80
潰瘍性大腸炎…………………………333
外来栄養食事指導料…………………309
外肋間筋………………………………114
カウプ指数……………………………256
カウンセリングマインド……………283
核酸……………………………………92
学習方法………………………………295
学習目標………………………………291
核小体…………………………………64
学童期…………………………………301
学童期肥満……………………………258
学童期貧血……………………………258
獲得免疫………………………………97
過形成…………………………………127
陰膳法…………………………………403
加工助剤………………………………178
過剰症…………………………………205
ガストリン………………………108, 121
化生……………………………………127
画像検査………………………………129
下腿周囲長……………………………316
片麻痺…………………………………340
学校給食………………………………458
学校給食法……………………………387
学校教育法……………………………387
学校保健………………………………56
活性汚泥法……………………………20

467

活性メチレン基	156
カットオフ値	33
過程評価	411
カビ毒	176
カミサリーシステム	419
カリウム	245
カリキュラム	297
カルシウム	229
カルシウム蓄積速度	259
カルシトニン	99, 117
カルボキシル基	71
加齢による変化	369
カロリーベース自給率	383
がん	144, 354
簡易MA貯蔵	193
環境保全	19
環境目標	291
肝硬変	371
間細胞	112
感作リンパ球	68
乾式加熱	196
患者調査	23
関節	100
間接費	447
感染経路	143
感染症	44
感染症法	44
がん対策基本法	39
顔面神経	123
管理栄養士・栄養士養成制度	388
管理過程論	433
管理範囲の原則	433
緩和ケア	307
緩和療法	129
偽陰性率	32
危害分析重要管理点	181
規格基準型	185
期間別目標	291
期限表示	182
基質特異性	86
寄生虫	175
寄生虫症	174
基礎代謝基準値	256

喫煙	35
喫食調査結果	428
機能性表示食品	186
揮発性塩基窒素量	170
キモシン	191
客観的データ評価	316
客観的評価指標	314, 316
キャッスル内因子	69
キャリーオーバー	178
急性胆のう炎	352
吸啜刺激	250
休養	37
給与栄養目標量	428
給与栄養量	441
脅威	276
強化要因	409
教材	293
狭心症	135
行政栄養士	412
偽陽性率	32
寄与危険	29, 400
局所的栄養感覚	208
巨赤芽球性貧血	140
キラーT細胞	68
キロミクロン	83
筋収縮	94
グアニル酸	200
偶然誤差	403
空腹感	208
空腹時の糖質変化	213
クエン酸回路	80
クックサーブ	419
クックチルシステム	419
クックフリーズシステム	419
クッシング症候群	338
グリアジン	162
グリコーゲン	217
グリコーゲン合成	81
グリコーゲン分解	81
クリニカルパス	307
グループダイナミクス	285
グルカゴン	117
グルクロン酸経路	80

グルコース-アラニン回路	78	欠乏症	205
グルタミン・ファイバー・オリゴ糖療法	323	ケト原性アミノ酸	77
グルテニン	162	ケトン体	83
グルテリン	162	下痢性貝毒	173
グルテン	153, 163	限界利益	449
グレージング	193	原価管理	446
クレチン病	362	権限移譲の原則	433
グレリン	121	肩甲骨下部皮下脂肪厚	316
クローン病	333	健康寿命	377
クワシオルコール(クワシオルコル)	257, 329	健康増進法	385, 420
		健康づくりのための身体活動基準2013	37, 267
くん煙	193	健康づくりのための睡眠指針2014	37
経過一覧表	327	健康日本21(第2次)	394
経過評価	411	健康日本21(第2次)目標項目・目標値	395
経過目標	291	検食	426
経管経腸栄養法	318	検食簿	428
経口移行加算	313	倹約遺伝子	206
経口維持加算(Ⅰ)	313	高エネルギーリン酸化合物	89, 90
経口維持加算(Ⅱ)	313	高温環境	271
経口栄養法	318	公害	18
警告反応期	268	交感神経	103, 123
経静脈栄養法	318, 322	後期ダンピング症候群	356
形成的評価	299	合計特殊出生率	23
傾聴	283	高血圧症	261
経腸栄養法	320	高血圧治療ガイドライン	335
系統誤差	403	抗原提示	68
系統的文献レビュー	27	こうじかび	190
頸動脈小体	116	甲状腺機能低下症	339
経費	447	甲状腺刺激ホルモン	117
ケーシング	195	甲状腺ホルモン	117
ケースコントロールスタディ	401	酵素	86
下水道	21	構造評価	411
血圧	334	抗体産生細胞	68
血圧の調節	105	後天的遺伝子変異	207
血液腫瘍マーカー	355	行動置換法	281
結果期待	279	行動能力	279
結果評価	411	行動変容段階モデル	277
結果目標	291	行動目標	291
結果予測	279	更年期	260
結合水	164	購買管理	450
血行性転移	355	後負荷	334
血糖値	217	酵母	191
血糖調節ホルモン	218		

交絡因子	400
抗利尿ホルモン	104, 119, 271
高齢期	303
高齢者の医療の確保に関する法律	48, 387, 415
誤嚥	265
コーディックス委員会	168, 181, 399
顧客満足度	434
呼吸商	235, 345
呼吸性アシドーシス	345
呼吸中枢	116
国際栄養会議	399
国際疾病・傷害及び死因の統計分類	40
国際標準化機構	181
国際連合食糧農業機関	399
国際連合世界食糧計画	399
国勢調査	23
国民医療費	47
国民皆保険制度	46
国民健康・栄養調査	378, 391
国民生活基礎調査	41
穀類	162
国連開発計画	399
国連総会ミレニアムサミット	399
国連ミレニアム開発目標	57
個人間変動	403
個人内変動	403
骨格筋	64, 99
骨吸収	349
骨強度	349
骨形成	349
骨粗鬆症	42, 98, 247, 265, 348
骨粗鬆症検診	43
骨端軟骨	99
骨軟化症	99
骨密度	349
固定費	449
コドン	93
個別目標	291
コホート研究	28, 401
コミュニティ	377
米麹	158
コラーゲン	155
コリ回路	78
コレシストキニン	121
コレシストキニン・パンクレオチミン	108, 121
根拠に基づいた医療	26
献立作成基準	429
献立表	428
コンベンショナルシステム	419

さ行

サーカディアンリズム	209
災害性腰痛	54
再興感染症	143
最大無毒性量	179
サイトカイン	66
細胞性免疫	68, 97
材料費	447
左冠状動脈	102
先入れ先出し	452
座談会	295
サプリメント	166
サルコペニア	369
酸価	170
酸化・還元反応	90
残差法	405
三次機能とその成分	167
三色食品群	293
三次予防	17, 274
酸性雨	19
酸素解離曲線	115
酸素化ヘモグロビン	115
参与観察	406
残留塩素	21
死因順位別死亡数	40
死因統計	40
塩味閾値	247
自記式・自計調査	407
糸球体	109
事業実施量評価	411
事業部制組織	437
刺激伝導系	102
事故・災害対策	460

自己監視	281	受療率	25
自己啓発	463	純再生産率	23
自己効力感	281	準備要因	409
脂質	75	障がい者	303
脂質異常症診断基準	331	消化管	107
脂質代謝	219	消化器疾患	332
歯周疾患	43	消化態栄養剤	321
思春期	301	条件付き特定保健用食品	185
思春期スパート	259	少子化対策	53
システマティック・レビュー	26	上水道	21
自然免疫	97	小児1型糖尿病	365
市町村保健センター	50	消費期限	183
膝下高	316	傷病者	303
湿球黒球温度	21	情報提供	415
実現要因	409	情報伝達物質	95
湿式加熱	196	情報へのアクセス	287
疾病別分類	319	賞味期限	183
疾病リスク低減型	185	症例研究	59
指定添加物	179	症例対照研究	28, 59, 401
児童福祉施設	422	上腕筋面積	316
自閉症	363	上腕三頭筋部皮下脂肪厚	316
脂肪エネルギー比率	330	上腕周囲長	316
指名競争入札方式	451	食育基本法	385
社会技術訓練	281	食育推進基本計画	396
習慣拮抗法	281	食育推進基本計画の目標項目	397
集合管	109	食環境の整備	287
集合教育	463	職業性疾患	55
集合法	407	食事摂取基準	442
重症熱傷	358	食事せん	428
自由水	164	食事バランスガイド	392
重曹	199	食事療養標準負担額	425
重層扁平上皮	64	食生活指針	392
従属人口指数	22	褥瘡	247
重大性	276	食中毒	172
集団栄養食事指導料	309	食中毒原因菌	173
修復	92	食道がん	133
重量ベース自給率	383	職能組織	437
主観的規範	279	職場外教育訓練	463
主観的包括的アセスメント	314	職場内教育	463
主観的包括的栄養評価	316	食品安全委員会	169
主成分別分類	319	食品安全基本法	168
受動輸送	210	食品受払簿	452
受容体	95	食品衛生監視員	168

食品成分表	160
食品添加物	178
食品と医薬品の相互作用	324
食品の変質	170
食品表示法	183
食品ロス	150
植物性自然毒	172
食物アレルギー	350
食物アレルギーの分類	351
食物摂取頻度調査法	403
食物繊維	245
食物ベースの食生活指針の作成	393
食物へのアクセス	287
食欲	208
食料需給表	382
食料品消費日計	428
叙述的記録	327
ショック相	269
初乳	251
心筋	64
心筋梗塞	135
真空調理システム	419
神経性食欲不振症	342
新興感染症	143
人工肛門	354
人口静態統計	23
人口動態統計	23
人事・労務管理	462
腎小体	109
新生児ビタミンK欠乏性出血症	255
新生児マススクリーニング	52
新生児メレナ	255
身体活動	36
身体状況調査	391
人畜共通感染症	175
浸透圧の調節	105
腎不全	136
心房性ナトリウム利尿ペプチド	110
シンポジウム	295
診療報酬	308
唇裂口蓋裂	363
随意契約方式	451
膵液分泌	108
推奨量	243
錐体外路症状	340
推定平均必要量	243
水分活性	164
睡眠	37
スカラーの原則	433
スキャモンの発育曲線	247
スクリーニングレベル	33
ストラクチャー評価	411
ストレス	268
スパン・オブ・コントロール	433
スポーツ性貧血	267
スマート・ライフ・プロジェクト	394
生活習慣調査	391
生活習慣病	39
生活の質	275
生活保護	47
制限アミノ酸	163
生産・食材管理システム	419
生産額ベース自給率	383
生産管理	453
成熟乳	251
成人期	303
性腺刺激ホルモン	113, 117
製造間接費	447
製造原価	447
製造直接費	447
製造品質	445
生態学的研究	28
整腸作用	167
成長ホルモン	119
静的栄養アセスメント指標	241
静的栄養評価指標	316
精白米	162
政府開発援助	399
生物化学的酸素要求量	21
生物濃縮	150
成分栄養剤	321
生命の維持	275
生理的燃焼値	235
世界食料サミット	399
世界保健機関	399
セカンドメッセンジャー	95

脊髄神経	123
セクレチン	121
舌咽神経	123
積極的支援	415
赤筋繊維	266
設計品質	444
赤血球指数	346
摂食障害患者入院医療管理加算	311
設備管理	455
節約遺伝子	206
セルトリ細胞	112
セルフエフィカシー	281
全国がん登録	39
全身的栄養感覚	208
前提要因	409
先天性代謝異常	255
セントラルキッチンシステム	419
前負荷	334
専門化の原則	433
総括的評価	299
早期ダンピング症候群	356
総原価	447
総合衛生管理製造過程	180
総合品質	445
総再生産率	23
相対危険	29, 400
総たんぱく質値	240
ソーシャルキャピタル	285
ソーシャルサポート	279
ソーシャルマーケテング	285
組織管理	436
粗死亡率	24
咀しゃく機能	253
速筋繊維	266
損益分岐点分析	448

た行

ターミナルケア	307
第1号被保険者	49
第一制限アミノ酸	153
第2次性徴	259
第3次食育推進基本計画	397

体液性免疫	68, 97
代謝疾患	130
体循環	102
体性神経	123
大動脈小体	116
耐容上限量	243
対流熱	196
大量調理施設衛生管理マニュアル	453, 455
ダウン症候群	362
他記式・他計調査	407
タスク・フォース	438
脱共役	89
脱共役たんぱく質遺伝子	206
脱水	233
脱炭酸反応	77
多糖類	73
たばこ規制枠組み条約	35
多量ミネラル	230
短期目標	291, 409
胆汁酸	211
胆汁分泌	108
単純脂質	75
単純多糖	73
炭水化物	244
炭水化物エネルギー比率	331
単糖	73
たんぱく質合成	92
たんぱく質の構造	71
たんぱく質の分類	71
たんぱく質漏出性胃腸症	333
たんぱく尿	136
ダンピング症候群	356
地域医療支援病院	47
地域相関研究	401
地域包括ケアシステム	413
地域包括支援センター	49
地域保健	51
地域保健法	50, 386
地域密着型サービス	49
地球温暖化	19
遅筋繊維	266
地産地消	150
窒素出納	215

窒素－たんぱく質換算係数	160
中間水分食品	165
中期目標	291, 409
中心静脈栄養法	323
中枢神経	123
中枢性化学受容器	116
腸肝循環	211
長期目標	291, 409
直接費	447
直系参謀組織	437
直系組織	437
通院者率	25
低圧環境	271
低温環境	271
定期予防接種	44
抵抗期	269
低出生体重児	246, 363
低たんぱく質栄養症	263
ディベートフォーラム	295
適合品質	445
出来ばえの品質	445
テストステロン	112
鉄欠乏性貧血	141
鉄の吸収と代謝	347
デュラムセモリナ	152
電磁調理器	197
電子伝達系	89, 90
転写	92
電子レンジ	197, 201
伝導熱	196
天然香料	179
電話法	407
動機づけ支援	415
糖原性アミノ酸	77
糖脂質	75
糖質コルチコイド	119
糖質代謝	216
糖新生	81
統制観察	406
透析患者	336
糖定常説	209
動的栄養アセスメント指標	241
動的栄養評価指標	316
糖尿病性腎症	136
糖尿病透析予防指導管理料	309
トータルペイン	307
特異的予防	17
特異度	32
特殊健康診断	54
特定機能病院	47
特定給食施設	420
特定健康診査	415
特定健康診査・特定保健指導	303, 414
特定原材料	183
特定保健指導	415
特定保健用食品	184, 185
特発性ビタミンK欠乏性出血症	255
特別食	426
特別治療食	319
特別用途食品	184, 185
独立採算性の原則	437
閉ざされた質問	283
留め置き法	407
ドライウェイト	337
ドライシステム	456
トランス脂肪酸	171
トランスフェリン	240
トリグリセリド値	240
ドリップ	193
トリメチルアミン	170
トレーサビリティ	151
トレーサビリティシステム	383

な行

ナイアシン	226, 245
ナトリウム	245
ニーズ	434
ニーズアセスメント	297
肉芽組織	126
肉腫	126
二条大麦	152
二次予防	17, 274
日内リズム	209
日本食品標準成分表2015年版	160
日本人の食事摂取基準(2010年版)	441

日本人の食事摂取基準(2015年版)	242
入院栄養食事指導料1	309
入院栄養食事指導料2	309
入院時食事療養	424
入院時生活療養	424
乳酸アシドーシス	323
乳酸菌	191
乳児ビタミンK欠乏性出血症	255
入所(院)者等の入退所(院)簿	428
入所(院)者年齢構成表	428
乳清たんぱく質	155, 251
乳糖	154
乳幼児期	301
尿細管	109
尿失禁	265, 368
煮る	200
妊産婦の食生活指針	367
妊娠・授乳期	301
妊娠悪阻	249
妊娠高血圧症候群	249
妊娠時貧血	249
妊娠糖尿病	249
妊娠糖尿病の診断基準	366
認知行動療法	343
認知再構成法	281
認知症	341
熱中症	21
熱伝導率	197
ネフローゼ症候群	137
ネフロン	109
ねらいの品質	444
年少人口	379
年齢調整死亡率	24
年齢別死因順位	41
脳血管性認知症	139
脳神経	123
脳性麻痺	363
能動輸送	210
ノーマライゼーション	303
ノルアドレナリン	119
ノロウイルス	458

は行

パーキンソン病	138, 139, 340
パーシャルフリージング	192
パーセンタイル曲線	257
肺	114
バイアス	27, 58, 400
肺循環	101
ハイリスクアプローチ	377
ハインリッヒの法則	461
バクテリアル・トランスロケーション	323
白内障	265
播種性転移	355
バズセッション	295
バセドー病	338
バソプレシン	104, 119, 271
発汗	271
白筋繊維	266
発酵	159
発酵茶	157
パツリン	177
パネルディスカッション	295
パラソルモン	229
バリアンス	307
半消化態栄養剤	321
反ショック相	269
汎適応症候群	269
パントテン酸	226
反応妨害法	281
販売価格	447
非汚染作業区域	459
ビオチン	227
非参与観察	406
肥大	127
ビタミンA	223
ビタミンB_1	216, 226, 244
ビタミンB_2	226
ビタミンB_6	226
ビタミンB_{12}	226
ビタミンC	227
ビタミンD	110, 223
ビタミンE	223
ビタミンK	224

非たんぱくカロリー／窒素比	359	不顕性誤嚥	247
必須脂肪酸	220	物理的燃焼値	234
非統制観察	406	不発酵茶	157
ヒト絨毛性ゴナドトロピン	249	不飽和脂肪酸	171
疲はい期	269	プライマリヘルスケア	17
非ヘム鉄	229	ブランチング	193
肥満	130	プリシード・プロシードモデル	407
肥満細胞	64	古漬	158
肥満の診断	365	フレイルティ	265, 369
評価	239	ブレインストーミング	295
標準化死亡比	24	プレバイオティクス	167
標準体重	330	プログレッション過程	207
秤量法	403	プロゲステロン	113, 117
日和見感染	142	プロジェクト組織	437
開かれた質問	283	プロセス評価	411
微量ミネラル	231	プロバイオティクス	167
比例案分法	390	プロモーション過程	207
敏感度	32	プロラクチン	251
貧血	140	分岐鎖アミノ酸	345
貧血症	346	分別生産流通管理	188
貧血の分類	141	平滑筋	64
品質	444	閉経	260
品質管理	439	ペクチン	198
品質保証	444	ペットボトル	195
ファーストメッセンジャー	95	ペプチド結合	70
ファヨール	433	ヘム鉄	229
ファンクショナル組織	437	ヘモグロビン(Hb)量	346
不安定狭心症	135	ヘリコバクター・ピロリ菌	353
フィードバック	239	ヘルスビリーフモデル	276
フィードバック制御	87	ヘルスプロモーション	377
フイッシャー比	214	ヘルパーT細胞	68, 97
フードバランスシート	382	変形性膝関節症	43, 247
フードマイレージ	150, 383	ベンゾピレン	177
フェリチン結合鉄	229	変動費	449
フォーカスグループインタビュー	289	変動費率	449
フォローアップミルク	253	ペントースリン酸回路	80
副交感神経	103, 123	放射性セシウムの基準値	189
複合脂質	75	放射性物質	189
副甲状腺機能低下症	338	放射熱	197
複合多糖	73	包装方法の特徴	195
副腎髄質ホルモン	104	ボウマン嚢	109
副腎皮質ホルモン	117	飽和脂肪酸	245, 330
複製	92	保健機能食品	184, 185

保健所	51, 412
保健センター	412
母子健康手帳	53
ポジティブリスト制度	180
母子保健事業	53
母子保健法	387
母乳性黄疸	254
哺乳反射	253
ポピュレーションアプローチ	377
ホモゲンチジン酸	198
翻訳	93

ま行

マーケティング	434
マーケティング・ミックス	434
マーケティングの4C	435
マーケティングの4P（マーケティング・ミックスの4P）	285, 435
マーチャンダイジング	434
マイコトキシン	177
膜消化	107
マクロファージ	68
末梢静脈栄養法	323
末梢神経	123
マトリックス組織	438
マネジメント	432
マネジメントサイクル	439
麻痺性貝毒	173
マラスムス	257, 329
慢性腎臓病	336
慢性ヒ素中毒症	19
慢性閉塞性肺疾患	344
ミカエリス定数	86
味覚閾値	247
水の出納	232
ミトコンドリア	64, 65, 89
水俣病	19
みょうばん	198
無作為化比較試験	59
無作為割付	27
無作為割付臨床試験	401
むし歯	258
蒸す	200
無髄神経	125
迷走神経	123
メイラード反応	159
命令一元化の原則	433
メタアナリシス	26
メタボリックシンドローム	261, 379
メタボリックシンドロームの診断基準	131, 241
目安量	243
免疫	67, 96
免疫応答	97
免疫グロブリン	97
面接法	407
目標	239
目標量	243
モニタリング	239
問題志向型システム	326
問題志向型診察録	326
モントリオール議定書	19

や行

有髄神経	125
郵送法	407
有訴者率	25
誘導脂質	75
誘導糖	73
ゆでる	200
溶血性尿毒症症候群	353
溶血性貧血	140
葉酸	227
陽性反応的中度	32
ヨウ素価	156
四日市喘息	19
予防接種法	44

ら行

ライディッヒ細胞	112
ライフステージ	301
ライン・アンド・スタッフ組織	437
ライン組織	437

ラクトトリペプチド	166
ラクトフェリン	250
ラポールの形成	282
ラミネートフィルム	194
ランダム化比較試験	27, 28
卵胞刺激ホルモン	112, 117
リアルタイムPCR法	458
利益	447
理学療法	129
罹患性	276
リスクアナリシス	169
リスク因子	38
リスクコミュニケーション	169
リソソーム	65
律速酵素	87
離乳食	252
リフィーディング症候群	328, 343
リポキシゲナーゼ	156
リポたんぱく質	83, 220
リポたんぱく質リパーゼ	220
利用可能炭水化物	161
療養食加算	313
リン酸カルシウム	99
リン脂質	75
臨床検査	129
リンパ	101
リンパ管	103
レクチャーフォーラム	295
レシチン	155
レスポンデント反応	280
レチノール活性当量	160
レディフードシステム	419
レニン	103, 110
レニン・アンギオテンシン・アルドステロン系	106
労働安全衛生法	55
労働衛生の3管理	54
老年症候群	368
老年人口	379
労務費	447
ローレル指数	256
六条大麦	152
ロコモティブシンドローム	267

わ行

ワークショップ	295
ワイン	158

著者紹介

●**小林　順**（こばやし　じゅん）　城西大学薬学部医療栄養学科・教授
　第2章、第7章を分担執筆。専門は小児科学、循環器病学。医師。

●**津田　整**（つだ　ただし）　城西大学薬学部医療栄養学科・教授
　第1章を分担執筆。専門は薬理学、生薬学。薬剤師。

●**日比野　康英**（ひびの　やすひで）　城西大学薬学部医療栄養学科・教授
　第2章を分担執筆。専門は生化学、分子生物学。薬学博士、薬剤師。

- ●**真野　博**（まの　ひろし）　城西大学薬学部医療栄養学科・教授
  第3章を分担執筆。専門は食品機能学、細胞生物学。博士（農芸化学）。
- ●**内田　博之**（うちだ　ひろゆき）　城西大学薬学部医療栄養学科・准教授
  第1章、第2章を分担執筆。専門は予防医学、健康科学。衛生検査技師、日本公衆衛生学会認定専門家。
- ●**神内　伸也**（かみうち　しんや）　城西大学薬学部医療栄養学科・准教授
  第2章を分担執筆。専門は分子生物学、細胞生物学。薬剤師。
- ●**山王丸　靖子**（さんのうまる　やすこ）　城西大学薬学部医療栄養学科・准教授
  第6章を執筆。専門は栄養教育論、公衆栄養学。管理栄養士。
- ●**清水　純**（しみず　じゅん）　城西大学薬学部医療栄養学科・准教授
  第3章を分担執筆。専門は食品化学、食品機能学。管理栄養士。
- ●**須永　克佳**（すなが　かつよし）　城西大学薬学部医療栄養学科・准教授
  第4章を分担執筆。専門は薬理学、食品医薬品相互作用学。薬剤師。
- ●**堀　由美子**（ほり　ゆみこ）　城西大学薬学部医療栄養学科・准教授
  第8章を執筆。専門は公衆栄養学、生薬学。管理栄養士、健康運動実践指導者。
- ●**井口　毅裕**（いぐち　たけひろ）　城西大学薬学部医療栄養学科・助教
  第1章、第3章を分担執筆。専門は微生物学。薬剤師、臨床検査技師。
- ●**伊東　順太**（いとう　じゅんた）　城西大学薬学部医療栄養学科・助教
  第2章を分担執筆。専門はスポーツ栄養学、解剖生理学。管理栄養士。
- ●**加藤　勇太**（かとう　ゆうた）　城西大学薬学部医療栄養学科・助教
  第9章を執筆、第7章を分担執筆。専門は給食経営管理論、臨床栄養学。管理栄養士。
- ●**菊地　秀与**（きくち　ひでとも）　城西大学薬学部医療栄養学科・助教
  第4章を分担執筆。医専門は生化学、分子生物学。薬剤師。
- ●**金　賢珠**（きむ　ひょんじゅ）　城西大学薬学部医療栄養学科・助教
  第5章を執筆。専門は脂質栄養学。
- ●**古屋　牧子**（ふるや　まきこ）　城西大学薬学部医療栄養学科・助教
  第1章、第3章を分担執筆。専門は生化学、分析化学。薬剤師。

カバーデザイン●釣巻デザイン室
カバーイラスト●山本祐司
本文デザイン・DTP●技術評論社　制作業務部

管理栄養士
[過去問] ここだけ丸暗記

2016年12月5日　初版　第1刷発行

著　者　城西大学薬学部医療栄養学科
発行者　片岡　巖
発行所　株式会社技術評論社
　　　　東京都新宿区市谷左内町21－13
　　　　電話　03-3513-6150　販売促進部
　　　　　　　03-3267-2272　書籍編集部
印刷／製本　日経印刷株式会社

定価はカバーに表示してあります

本書の一部または全部を著作権法の定める範囲を越え、無断で複写、複製、転載、あるいはファイルに落とすことを禁じます。

©2016　城西大学薬学部医療栄養学科

造本には細心の注意を払っておりますが、万一、落丁（ページの抜け）や乱丁（ページの乱れ）がございましたら、弊社販売促進部へお送りください。送料弊社負担でお取り替えいたします。

ISBN978-4-7741-8527-9 C2047
Printed in Japan

■お問い合わせについて
本書の内容に関するご質問は、下記の宛先までFAXまたは書面にてお送りください。電話によるご質問、および本書に記載されている内容以外のご質問には、一切お答えできません。あらかじめご了承ください。

宛先：〒162-0846
　　　東京都新宿区市谷左内町21-13
　　　　　株式会社　技術評論社　書籍編集部
　　　『管理栄養士[過去問]ここだけ丸暗記』
　　　質問係
　　　FAX：03-3267-2269

なお、ご質問の際に記載いただいた個人情報は質問の返答以外の目的には使用いたしません。また、質問の返答後は速やかに削除させていただきます。